高等职业教育"十四五"药品类专业系列教材

药事管理与法规

巩海涛　阮建兵　王雁群　主编

化学工业出版社

·北京·

内容简介

本教材结合高等职业教育药品类专业的特点和医药行业对从业人员的要求，考虑现阶段高等职业教育学生的实践需求，吸收近年来药品类高等职业教育药事法规教学改革的新成果编写而成。本教材分为十二章，内容涵盖药事管理与药事组织基础知识，药品管理法律法规，药学技术人员及药品的管理，药品的研制、生产、经营、使用四大环节的药事管理知识，以及特殊药品、中药、医疗器械的管理知识等。本教材有三大特色和亮点：一是根据课程特点，着力强化案例式教学，以案例说法、释法，教育性强，警示作用突出，便于引起学生的关注和共鸣，同时调动学生的学习积极性。二是适应1+X证书试点工作需要，将药物制剂生产、药品购销等职业技能等级标准的有关内容及要求融入教材，书证融通、课证融通，注重培养学生的实践技能。三是融入了课程德育元素，落实党的二十大报告中强化食品药品安全监管的要求，注意培养学生合规守法意识和诚实守信品质，充分发挥教材的立德树人教育职能。

本书可作为全国高等职业教育药品类专业教材，也可作为医药卫生行业从业人员继续教育和培训用书。

图书在版编目（CIP）数据

药事管理与法规/巩海涛，阮建兵，王雁群主编 . —北京：化学工业出版社， 2023.8（2025.2重印）
ISBN 978-7-122-43434-0

Ⅰ.①药… Ⅱ.①巩…②阮…③王… Ⅲ.①药政管理-高等职业教育-教材②药事法规-高等职业教育-教材 Ⅳ.①R95

中国国家版本馆 CIP 数据核字（2023）第 080355 号

责任编辑：王　可　蔡洪伟　王　芳　　　文字编辑：丁　宁　陈小滔
责任校对：边　涛　　　　　　　　　　　　装帧设计：关　飞

出版发行：化学工业出版社
　　　　　（北京市东城区青年湖南街 13 号　邮政编码 100011）
印　　装：大厂回族自治县聚鑫印刷有限责任公司
889mm×1194mm　1/16　印张 17½　彩插 1　字数 530 千字
2025 年 2 月北京第 1 版第 2 次印刷

购书咨询：010-64518888　　　　　　售后服务：010-64518899
网　　址：http://www.cip.com.cn
凡购买本书，如有缺损质量问题，本社销售中心负责调换。

定　　价：49.80 元　　　　　　　　　　　版权所有　违者必究

为了更好地贯彻《国家职业教育改革实施方案》，落实教育部《"十四五"职业教育规划教材建设实施方案》（教职成厅〔2021〕3号），做好职业教育药品类、药学类专业教材建设，化学工业出版社组织召开了职业教育药品类、药学类专业"十四五"教材建设工作会议，共有来自全国各地120所高职院校的380余名一线专业教师参加，围绕职业教育的教学改革需求、加强药品和药学类专业"三教"改革、建设高质量精品教材开展深入研讨，形成系列教材建设工作方案。在此基础上，成立了由全国药品行业职业教育教学指导委员会副主任委员姚文兵教授担任专家顾问，全国石油和化工职业教育教学指导委员会副主任委员张炳烛教授担任主任的教材建设委员会。教材建设委员会的成员由来自河北化工医药职业技术学院、江苏食品药品职业技术学院、广东食品药品职业学院、山东药品食品职业学院、常州工程职业技术学院、湖南化工职业技术学院、江苏卫生健康职业学院、苏州卫生职业技术学院等全国30多所职业院校的专家教授组成。教材建设委员会对药品与药学类系列教材的组织建设、编者遴选、内容审核和质量评价等全过程进行指导和管理。

本系列教材立足全面贯彻党的教育方针，落实立德树人根本任务，主动适应职业教育药品类、药学类专业对技术技能型人才的培养需求，建立起学校骨干教师、行业专家、企业专家共同参与的教材开发模式，形成深度对接企业标准、行业标准、专业标准、课程标准的教材编写机制。为了培育精品，出版符合新时期职业教育改革发展要求、反映专业建设和教学创新成果的优质教材，教材建设委员会对本系列教材的编写提出了以下指导原则。

(1) 校企合作开发。本系列教材需以真实的生产项目和典型的工作任务为载体组织教学单元，吸收企业工作人员深度参与教材开发，保障教材内容与企业生产实践相结合，实现教学与工作岗位无缝衔接。

(2) 配套丰富的信息化资源。以化学工业出版社自有版权的数字资源为基础，结合编者自己开发的数字化资源，在书中以二维码链接的形式或与在线课程、在线题库等教学平台关联建设，配套微课、视频、动画、PPT、习题等信息化资源，形成可听、可视、可练、可互动、线上线下一体化的纸数融合新形态教材。

(3) 创新教材的呈现形式。内容组成丰富多彩，包括基本理论、实验实训、来自生产实践和服务一线的案例素材、延伸阅读材料等；表现形式活泼多样，图文并茂，适应学生的接受心理，激发学习兴趣。实践性强的教材开发成活页式、工作手册式教材，把工作任务单、学习评价表、实践练习等以活页的形式加以呈现，方便师生互动。

(4) 发挥课程思政育人功能。教材需结合专业领域、结合教材具体内容有机融入课程思政元素，深入推进习近平新时代中国特色社会主义思想进教材、进课堂、进学生头脑。在学生学习专业知识的同时，润物无声，涵养道德情操，培养爱国精神。

(5) 落实教材"凡编必审"工作要求。每本教材均聘请高水平专家对图书内容的思想性、科学性、先进性进行审核把关，保证教材的内容导向和质量。

本系列教材在体系设计上，涉及职业教育药品与药学类的药品生产技术、生物制药技术、药物制剂技术、化学制药技术、药品质量与安全、制药设备应用技术、药品经营与管理、食品药品监督管理、药学、制药工程技术、药品质量管理、药事服务与管理专业；在课程类型上，包括专业基础课程、专业核心课程和专业拓展课程；在教育层次上，覆盖高等职业教育专科和高等职业教育本科。

本系列教材由化学工业出版社组织出版。化学工业出版社从 2003 年起就开始进行职业教育药品类、药学类专业教材的体系化建设工作，出版的多部教材入选国家级规划教材，在药品类、药学类等专业教材出版领域积累了丰富的经验，具有良好的工作基础。本系列教材的建设和出版，不仅是对化工社已有的药品和药学类教材在体系结构上的完善和品种数量上的补充，在体现新时代职业教育发展理念、"二教"改革成效及教育数字化建设成果方面，更是一次全面的升级，将更好地适应不同类型、不同层次的药品与药学类专业职业教育的多元化需求。

本系列教材在编写、审核和使用过程中，希望得到更多专业院校、更多一线教师、更多行业企业专家的关注和支持，在大家的共同努力下，反复锤炼，持续改进，培育出一批高质量的优秀教材，为职业教育的发展做出贡献。

本系列教材建设委员会

编审人员名单

主　编：巩海涛　阮建兵　王雁群

副主编：王丽娜　刘永俊　张静静　邱　敏　刘　博　常树春

编　者：（以姓氏笔画为序）

于　丽（黑龙江职业学院）

王丽娜（山东药品食品职业学院）

王雁群（山东药品食品职业学院）

田　真（山东药品食品职业学院）

刘永俊（山东药品食品职业学院）

阮建兵（武汉软件工程职业学院）

巩海涛（山东药品食品职业学院）

刘　博（黑龙江农垦职业学院）

邱　敏（山东药品食品职业学院）

张静静（潍坊职业学院）

曹思思（哈尔滨职业技术学院）

常树春（邹平市医疗保障局）

主　审：贾　雷（淄博职业学院）

前言

2019 年我国对《中华人民共和国药品管理法》进行了全面修订，颁布施行了《中华人民共和国疫苗管理法》，将我国的药品管理水平提升到一个前所未有的高度。本教材及时跟进药事管理最新进展，使学生能掌握到最新的药事信息。医疗器械虽不是药品，但同药品一样，也是用于人类疾病预防、诊断、治疗、监护的特殊产品，并且在现代医疗服务中占有越来越重要的地位，本教材也一并讲解。

"药事管理与法规"是高职药品类专业的核心课程，本教材是学生掌握药事管理基础理论、基本知识和专业技能的必备教材。通过本课程的学习，学生可掌握我国现行药品监督管理体制机制以及相关法律法规等要求，培养学生的行为规范，使其具备运用药事管理知识解决药学实践问题的能力，为知法、守法、依法从业打下良好的基础。

本教材着重体现了高职人才培养教育特色，注重理论与实践的紧密结合，学练结合，着力培养学生分析和解决实际问题的能力，努力培养高素质技术技能型人才。本教材按照药事管理内在逻辑关系，将全书内容分成十二个教学章节，涵盖药事管理与药事组织、药品管理法律法规、药学技术人员管理、药品管理、药品研制与注册管理、药品生产管理、药品经营管理、医疗机构药事管理、药品上市后管理、特殊药品的管理、中药管理，最后讲解了与大健康产业密切相关的医疗器械相关知识。对于行业内近期重大工作，例如仿制药质量一致性评价、两票制、药品集中招标采购、药物警戒制度等，在教材中都有所介绍。本教材根据行业企业生产经营实际，在部分对技能性要求较高的教学章节后，设置了针对性实训内容，进一步强化学生行业技能及岗位素质的培养。

为提高教材的生动性和学习的趣味性，本教材在编写体例上力求灵活生动，正文前设置"内容简介""学习要求""1＋X证书拓展""案例导入""学习目标""药事火花"，文中有"知识链接""课堂互动""案例分析""案例链接"，文后设置"实训""知识导图""课后检测"等板块，使教材好教、好用、易学、易掌握。

本教材有三大特色和亮点：一是根据"药事管理与法规"的课程特点，着力强化案例式教学。全书共收集了行业内典型案例 20 多个，以案例说法、释法，以鲜活的案例调动学生的学习积极性。在教学内容前，首先进行典型案例引导，在内容中也不时穿插近年来行业内发生的真实案例，教育性强，警示作用突出，便于引起学生的关注和共鸣。二是适应 1＋X 证书试点工作需要，将职业技能等级标准的有关内容及要求融入教材，书证融通、课证融通。学习药事管理课程，重在实践、贵在应用。为此，本教材在具体内容展现上充分考虑了多数就业岗位对学生药事技能的要求，相关章节前设置"1＋X证书拓展"板块，与药物制剂生产、药品购销等职业资格要求的内容对接，做到产教融合、校企合作。章节后设计典型实训项目，注重培养学生的实践技能，精选了在药品生产、经营、使用等工作岗位上常见、常用的药事技能，汇总提炼成典型实训项目，项目导向、任务驱动，促进学生实践技能的提升。三是融入了德育元素，充分发挥教材立德树人教育职能。本教材通过在相关章节中插入介绍相关的人物专家、重大发明、重大项目、传统文化等，将人民至上、生命至上、工匠精神、奉献精神、诚信意识、敬业精神、遵纪守法、质量意识、规范意识、医者仁心等元素点充分融入，注意培养学生合规守法意识和诚实守信品质。

本教材由巩海涛、阮建兵、王雁群担任主编，负责全书的统稿和审定工作。具体编写分工如下：第一章、第二章由刘博编写，第三章由邱敏、田真编写，第四章由张静静编写，第五章、第六章由阮建兵编写，第七章由王丽娜编写，第八章由曹思思编写，第九章由于丽编写，第十章由刘永俊编写，第十一章由巩海涛、常树春编写，第十二章由王雁群编写，常树春负责部分材料的收集整理和编写。本教材由贾雷主审。

由于编者水平所限，书中难免有不当之处，敬请读者及使用该教材的师生批评指正。

编　者

2022 年 9 月

目录

第五章　药品研制与注册管理 / 083

第六章　药品生产管理 / 107

第七章　药品经营管理 / 133

第八章　医疗机构药事管理 / 161

第一章　药事管理与药事组织

[内容简介]

　　药事管理是医药卫生活动中的重要组成部分，药事组织机构围绕药品开展各项工作，保证公众用药安全、有效、经济、合理，在我国药学事业发展的各个方面均起到不可替代的作用。本章着重介绍了药事管理的目的和特点，以及药事组织、药品监督行政机构、药品监督技术机构、医药行业组织等内容。

[学习要求]

1. **掌握**　药事概念、药事组织类型及各药事组织的职能。
2. **熟悉**　药事职能，药事管理概念、意义与特点。
3. **了解**　药事管理的内容、药事管理体制。

案例导入

国家药监局调研督导药品安全专项整治工作

　　按照国家药品监督管理局（以下简称国家药监局）和国家市场监督管理总局（以下简称国家市场监管总局）的统一部署，福建省药监局与市场监管局、公安局、医保局联合印发《福建省深入开展药品安全专项整治行动实施方案》，重拳出击，协同打击药品违法犯罪行为。截至 2022 年 6 月底，共查处案件 740 起，涉案金额 4925 万元，罚没金额 1758 万元。安徽省药监局保持高压态势，查处违法案件 2561 件，涉案金额 2398 万元，罚没金额 3100 万元，责令改正 770 余家次，捣毁制假售假窝点 4 个，移送公安机关案件 56 件。湖北省药监局坚持打击违法与风险排查一体推进，查办案件 1553 件，同比增长 126%，罚没金额 4764 万元，移送涉刑案件 14 件。江西省药监局出台重大案件查办经费补助政策，推动市县药监部门多办案、办大案、办铁案。截至 2022 年 7 月 10 日，共查处案件 1484 件，其中大案要案 41 件，移送涉刑案件 38 件。山西省药监局深化行刑衔接，严厉打击违法行为。截至 2022 年 6 月底，共查处案件 1176 件，罚没金额 2049 余万元，处罚到人 13 人次，列入经营异常名录企业 2 家。

国家药品监督管理局，2022.7.22

第一节　药事管理认知

🌐 **药事火花**

国家药监局关于表扬陕西省药监局圆满完成第十四届全国运动会药品安全保障工作的通报

第十四届全国运动会、第十一届全国残运会暨第八届特奥会（以下简称十四运会和残特奥会）于2021年在陕西省成功举办。整个赛事规格高、历时长、涉及范围广、药品安全保障任务重。

陕西省药监局以高度的责任感和使命感，精心组织，周密安排，狠抓落实。全体干部职工发扬攻坚克难、无私奉献、吃苦耐劳、连续作战的精神，冲锋在前、干在一线，深入开展含兴奋剂药品和特殊药品生产经营等环节的专项整治。对20余万从业人员开展专题业务培训120期，与16555家药品零售企业签订药品经营企业十四运会期间规范经营承诺书，印制张贴宣传海报6万余份。指导全省药品零售企业建立了含兴奋剂药品目录、设置了药品专柜、在药品营业场所安装了监控摄像头，实行全流程监管。开发"陕药通"药品清单信息管理系统，2240万条系统登记信息做到了对药品购销全过程监控。组织开展督导及暗访检查，共巡查暗访药品零售企业9995家次，对未严格落实实名销售的236家责令整改，102家停业整顿，为赛事药品安全提供了坚强保障。陕西省药监局各项保障工作深入扎实、执行有力，圆满完成了十四运会和残特奥会药品安全保障各项任务，实现了药品安全事故和药源性兴奋剂事件两个"零发生"，为两个全国重大体育赛事的圆满举办发挥了重要作用。

国家药品监督管理局，2021.12.17

一、药事

药学事业简称药事，系指一切与药品、药学有关的事项，是由若干部门（行业）构成的一个完整体系。"药事"一词在19世纪以后成为日本药品管理的法律用语，我国目前"药事"一词不是法律用语，但在药学界是常用词，如"药事组织""药事管理""药事法规""药事杂志"等。

（一）药事的内涵

如何界定药事的范围，1948年日本的《药事法》将药事定义为"与医药用品、用具，以及化妆品的制造、调剂、销售、配方相关的事项"。《中华人民共和国药品管理法》（简称《药品管理法》）的管理对象和内容包括了药品的研制、生产、经营、使用、价格、广告和监督等环节的管理，1997年颁发的《中共中央、国务院关于卫生改革与发展的决定》提出必须依法加强对药品研制、生产、流通、价格、广告及使用等各个环节的管理，严格质量监督，切实保证人民用药安全有效。根据以上叙述，本书将"药事"界定为：药事是指与药品的研制、生产、流通、使用、价格、广告、信息、监督、检验、药学教育等活动有关的事项。

（二）药事职能

药事体系中的各个部门和行业既相对独立，又密切联系，互相影响，互相促进，为药学事业服务。

药事体系的基本职能有三点：①培养药学人才；②为人们防治疾病提供安全、有效、经济、合理的药品；③为消费者提供用药咨询服务，指导合理用药。

二、药事管理

药事管理是指对药学事业的综合管理，是运用管理学、法学、社会学、经济学的原理和方法对药事活动进行研究，总结其规律，并用以指导药事工作健康发展的社会活动。

药事管理有宏观与微观之分，宏观的药事管理是指国家对药事的监督管理，其内容包括制定和执行国家药事（品）政策与法规，建立健全药事管理体制与机构，建立药品生产、流通秩序，加强药学人员和药品监督管理人力资源管理。通过推进依法行政、科学民主决策、依靠技术支撑、实现队伍保障来实践科学监管。微观的药事管理是指药事各部门（制药企业、经营企业、医疗机构等）内部的管理，包括人员管理、财务管理、物资设备管理、药品质量管理、技术管理、药学信息管理、药学服务管理等工作。

（一）药事管理的目的

药事管理的目的是保证公众用药安全、有效、经济、合理、方便、及时，不断提高国民的健康水平，促进社会经济协调发展。

（二）药事管理的特点

1. 专业性

药事管理人员应熟悉药学和社会科学的基础理论、专业知识和基本方法，运用管理学、法学、社会学、经济学的原理与方法研究药事各环节的活动，总结其管理规律，指导其健康发展。

2. 政策性

药事管理人员按照国家药品管理政策、药事法律法规，对药事行使国家权力，主管部门及个人代表国家、政府对药品进行管理，管理过程中管理者要依据法律、政策办事，并做到公正、公平、科学、严谨。

3. 实践性

药事管理离不开实践活动，药事管理的法规、管理办法、行政规章的制定来自于药品生产、经营、使用的实践，经过总结、升华而成，用于指导实践工作，并接受实践的检验，对于不适应的部分，适时予以修订、完善，使药事管理工作不断改进、提高和发展。

4. 综合性

药事管理是一个完整的系统，涉及药学的各个方面。药事管理人员必须综合运用药学、法学、管理学、经济学、伦理学、社会学等多种学科的知识与方法，才能对药学事业进行科学有效的管理。

（三）药事管理的意义

1. 建立基本医疗卫生制度，提高全民健康水平

建立基本医疗卫生制度的目标是让人人享有基本医疗卫生服务。药品供应保障体系是基本医疗卫生制度的组成部分，享有卫生保健的公平性问题以及医疗费用的问题都涉及药品生产、供应、使用的政策和管理等药事管理的问题。建设药品供应保障体系，重点是建立国家基本药物制度，制定基本药物目录，对国家基本药物实行招标，定点生产、集中采购和统一配送，保证群众的基本用药。

2. 保证人们用药安全有效

药品是人们防治疾病、康复保健的特殊商品，直接关系着人们的身心健康和生命安危，关系着千家万户的幸福，与改善民生、社会和谐发展息息相关。因此，必须对药品质量实行严格的监督管理，加强对药品研制、生产、经营、使用诸领域的规范化要求，最终保证药品的质量，进而达到保障人们用药安全、有效、合理，维护其健康。

3. 增强医药经济在全球的竞争力

我国加入世界贸易组织（WTO）已多年，药品的进出口贸易日益增多，经济全球化中的药业竞争已十分激烈，药品企业之间的竞争逐渐转移为药品质量和质量管理的竞争、研制新药的竞争、药学服务的竞争、药业道德秩序的竞争。因此，要提高医药经济的竞争力，必须强化药事管理。

 知识链接

"十四五"国家药品安全及促进高质量发展规划（节选）

"十四五"时期主要发展目标

"十四五"期末，药品监管能力整体接近国际先进水平，药品安全保障水平持续提升，人民群众对药品质量和安全更加满意、更加放心。

支持产业高质量发展的监管环境更加优化。审评审批制度改革持续深化，批准一批临床急需的创新药，加快有临床价值的创新药上市，促进公众健康。制修订药品医疗器械化妆品标准2650项（个），新增指导原则480个。

疫苗监管达到国际先进水平。通过世界卫生组织疫苗国家监管体系评估。

中药传承创新发展迈出新步伐。中医药理论、人用经验和临床试验相结合的审评证据体系初步建立。逐步探索建立符合中药特点的安全性评价方法和标准体系。中药现代监管体系更加健全。

专业人才队伍建设取得较大进展。培养一批具备国际先进水平的高层次审评员、检查员和检验检测领域专业素质过硬的学科带头人。药品监管队伍专业素质明显提升，队伍专业化建设取得积极成效。

技术支撑能力明显增强。全生命周期药物警戒体系初步建成。中国药品监管科学行动计划取得积极成果，推出一批监管新工具、新标准、新方法。药品检验检测机构能力明显提升。

（四）药事管理的内容

不同国家药事管理的内容有所不同。我国药事管理的内容主要包括：药事管理体制、药品管理法规制定、药品质量管理、药品注册管理、药品生产管理、药品经营管理、药品使用管理、药品包装管理、药品广告管理、药品说明书管理、药品价格管理、特殊管理药品的管理、中药管理、药学技术人员管理、药事伦理等。

1. 药事管理体制

运用社会科学的理论，通过设计、分析、比较等方法，研究药事工作的运行方式、管理制度和管理方法，建立药事组织机构设置，优化职能配置，完善运行机制，减少行业、部门之间的重叠，有效提高药事管理水平。

2. 药品管理法规制定

主要涉及国家的药品管理法律、法规、行政规章、条例、办法、标准的制定，对药品生产、经营和使用机构违法行为进行处理，针对涉及药事侵权行为，同时还包括医药知识产权、专利保护、医药商标权保护等法律问题。法制化管理是社会发展的必然，也是药学事业发展的要求。

3. 药品质量管理

由于药品的特殊性和作用的复杂性，需要国家对药品研制、生产、经营、使用全过程进行检验和监督以保障药品质量。

4. 药品注册管理

《药品注册管理办法》主要是规范药品注册行为，保证药品的安全、有效和质量可控。药品注册按照中药、化学药和生物制品等进行分类注册管理。

5. 药品生产、经营管理

运用科学管理的原理和方法，国家对药品生产企业、经营企业相关活动进行的管理和企业自身的科学管理，如药品生产许可、药品经营许可等，以指导药品生产、经营活动。

6. 药品使用管理

药品使用管理的核心是合理用药。药品使用管理重点就是以患者为中心的药学技术服务，涉及药学部门的组织架构，药师的能力、沟通方式，渠道合理性，药品分级管理、经济管理、信息管理，临床药学以及药学服务管理等。

7. 药品包装、说明书、广告及价格管理

药品包装、标签和说明书是药品基本信息的重要载体，是合理用药的认知前提。规范的包装、标签、说明书能保障药学技术人员有效地了解药品质量。

8. 特殊管理药品的管理

特殊管理药品主要是指疫苗、血液制品、麻醉药品、精神药品、医疗用毒性药品、放射性药品和药品类易制毒化学品等。特殊药品滥用会产生药物依赖等危害身体健康甚至危害社会的行为。加强对特殊管理药品的管制，可以更好地维护患者用药安全，维护社会安全。

9. 中药管理

中药是中华民族的瑰宝，在治疗疾病方面独具特色和优势。当前存在的中药材质量下降等问题，影响了中医药疗效，制约了中医药发展。加强中药管理，科学种植，规范生产，保护中药品种，对充分发挥中医药作用意义重大。

10. 药学技术人员管理

药师作为药事活动中最活跃的因素，在药事管理中起着纽带的作用，如果缺乏对药师的管理，合理用药难以保证。

11. 药事伦理

药事伦理反映的是药品研发、生产、经营、使用等传统流程中从业人员的行为规范及准则等问题。药事伦理可解决药学服务中不同价值冲突的矛盾。在药事领域中应把法治建设与道德规范结合起来，建立基于人权保障的药事伦理关系。

（五）药事法规

药事法规是药学领域的一个重要组成部分。它涉及药学事业的各个层面，与药学活动有紧密的联系。缺乏药事法规的约束，药学活动就不能公平有序地进行。每一位药学工作者都需要学习药事管理法规，用以指导实际工作。

药事法规的普及，有利于规范药事工作，推动药事工作向制度化、规范化、法制化的目标发展，有利于保障患者的合法权益，减少药患纠纷与矛盾的发生，促进药患关系的和谐发展。

药事法规是依法管理药学事业的保证，是现代药学发展的重要特征。世界各国都非常重视通过立法程序，加强药品和药事活动的管理。

三、我国药事管理体制

药事管理体制是指在一定的社会制度下所建立的有关药事工作的机构设置、管理权限和运行机制的制度。国家通过药事管理体制的建立，规范和协调药事组织在药事活动中所形成的权利和义务关系，以促进医药事业的健康发展。

药事管理体制内涵包括：药品监督管理体制、生产与经营管理体制、药品使用管理体制、药学教育和科技管理体制。

中华人民共和国成立后，药品管理工作开始起步。1950年国家卫生部成立了第一届《中华人民共和国药典》（以下简称《中国药典》）编纂委员会，1953年组织编印了第一部《中国药典》。

1963年颁布了综合性药政管理行政法规《关于药政管理的若干规定》，对药厂进行了第一次全国范围的大整顿。改革开放以后，医药购销政策放开，生产流通体制逐步完善，外资进入医药领域，医药领域迅猛发展，我国政府职能也不断转变，先后进行三次行政管理体制改革，组建了国家医药管理局等专业管理部门，1984年制定了《中华人民共和国药品管理法》（以下简称《药品管理法》）等法律法规，逐步规范药品管理。

1998年，我国进行了第四次行政管理体制改革。此次改革的重要措施之一是将原卫生部下属的药政管理局和原国家经贸委管理的医药管理局合并，组建国家药品监督管理局（SDA），为国务院直属机构，划入了国家质量技术监督局承担的中西药质量监督管理职能和国家中医药管理局的中药流通监管职能，负责对药品（含医疗器械）研究、生产、流通、使用全过程的监督管理，我国药品集中统一监管体制正式建立。

2000年，国务院批转药品监督管理体制改革方案，明确省级以下药品监督管理机构实行垂直管理。省、自治区、直辖市药品监督管理局领导省级以下药品监督管理机构，履行法定的药品监督管理职能。省级和省级以下药品监督管理机构所属技术机构的设置，按照区域设置、重组联合的原则，统筹规划，合理布局。

2003年，继续围绕转变政府职能这个主题，我国进行了第五次行政管理体制改革。此次改革的重点之一是加强食品安全监管体制建设，在国家药品监督管理局的基础上组建国家食品药品监督管理局（SFDA），为国务院直属机构，主要职责是继续行使药品监督管理职能，还负责对食品、保健食品、化妆品安全管理的综合监督和组织协调，依法组织开展对重大事故的查处。

2008年第十一届全国人民代表大会第一次会议审议通过的《关于国务院机构改革方案的说明》指出，食品药品直接关系人民群众的身体健康和生命安全，为进一步落实食品安全综合监督责任，理顺医疗管理和药品管理的关系，强化食品药品安全监管，这次改革明确由卫生部承担食品安全综合协调、组织查处食品安全重大事故的责任。同时将国家食品药品监督管理局改由卫生部管理，并相应对食品安全监管队伍进行整合。2008年11月，国务院办公厅印发了《关于调整省级以下食品药品监督管理体制有关问题的通知》（国办发〔2008〕123号），要求将食品药品监督管理机构省级以下垂直管理改为由地方政府分级管理，业务接受上级主管部门和同级卫生部门的组织指导和监督。

2013年，根据第十二届全国人民代表大会第一次会议批准的《国务院机构改革和职能转变方案》和《国务院关于机构设置的通知》（国发〔2013〕14号），设立国家食品药品监督管理总局（CFDA），为国务院直属机构。2013年11月《中共中央关于全面深化改革若干重大问题的决定》提出，完善统一权威的食品药品安全监管机构，建立最严格的覆盖全过程的监管制度。各省（区、市）参照中央政府机构改革和设置要求，结合各地实际，先后对省以下食品药品监管部门的职责和管理体制进行了调整。

2018年3月，中共中央印发了《深化党和国家机构改革方案》，国家组建国家市场监督管理总局（SAMR），下设国家药品监督管理局（简称国家药监局，NMPA）。国家改革市场监管体系，实行统一的市场监管。为完善市场监管体制，推动实施质量强国战略，营造诚实守信、公平竞争的市场环境，进一步推进市场监管综合执法、加强产品质量安全监管，将国家工商行政管理总局的职责、国家质量监督检验检疫总局的职责、国家食品药品监督管理总局的职责、国家发展和改革委员会（简称发改委）的价格监督检查与反垄断执法职责、商务部的经营者集中反垄断执法及国务院反垄断委员会办公室等职责整合，组建国家市场监督管理总局，作为国务院直属机构。

国家药品监督管理局主管全国药品监督管理工作，主要职责是负责药品、医疗器械、化妆品的注册并实施监督管理。国务院有关部门在各自职责范围内负责与药品有关的监督管理工作。国务院药品监督管理部门配合国务院有关部门，执行国家药品行业发展规划和产业政策。省、自治区、直辖市人民政府药品监督管理部门负责本行政区域内的药品监督管理工作。设区的市级、县级人民政府承担药品监督管理职责的部门负责本行政区域内的药品监督管理工作。县级以上地方人民政府有关部门在各自职责范围内负责与药品有关的监督管理工作，统一领导、组织、协调本行政区域内的药品监督管理工作以及药品安全突发事件应对工作，建立健全药品监督管理工作机制和信息共享机制。药品监督管理部门设置或者指定的药品专业技术机构，承担依法实施药品监督管理所需的审评、检验、核查、监测与评价等工作。

国家市场监督管理总局的主要职责是负责市场综合监督管理，统一登记市场主体并建立信息公示和共享机制，组织市场监管综合执法工作，承担反垄断统一执法，规范和维护市场秩序，组织实施质量强国战略，负责产品质量安全、食品安全、特种设备安全监管，统一管理计量、标准化、检验检测、认证认可工作，负责市场监督管理科技和信息化建设、新闻宣传、国际交流与合作等。

各级人民政府及其有关部门、药品行业协会等应当加强药品安全宣传教育，开展药品安全法律法规等知识的普及工作。新闻媒体应当开展药品安全法律法规等知识的公益宣传，并对药品违法行为进行舆论监督。有关药品的宣传报道应当全面、科学、客观、公正。药品行业协会应当加强行业自律，建立健全行业规范，推动行业诚信体系建设，引导和督促会员依法开展药品生产经营等活动。

各部门在各自范围内负责药品有关的监督管理工作，形成具有中国特色的药事管理体制。

第二节　药事组织认知

学习目标

知识目标： 1. 掌握药事组织类型及各药事组织的职能。

2. 熟悉药品监督行政机构、药品监督技术机构及其职能。

3. 了解医药行业组织。

能力目标： 1. 能够查阅国家药品监督管理局与省级药品监督管理部门的机构设置和职能。

2. 能够依据相关行政法律法规，通过有效合法途径维护企业及自身的利益和权益，解决药学实际问题。

素质目标： 具有人民至上、生命至上的医药工作者理念。

案例导入

2019 年全国各级药品监督管理部门查处制售假劣药品情况

2019 年，全国各级药品监督管理部门认真贯彻落实习近平总书记有关药品安全"四个最严"要求，组织开展对药品生产经营企业的监督检查，严厉打击制售假劣药品违法行为。2019 年全年共检查药品生产企业 22342 家次，药品批发企业 35746 家次，药品零售企业 937648 家次，责令停产停业 1394 户。共查处违反药品法律法规案件 77093 件，罚没款共计 50072.9 万元，其中生产假药案 95 件，按假药论处案 129 件，销售假药案 1099 件，按假药论处案 1210 件；生产劣药案 442 件，按劣药论处案 593 件，销售劣药案 4372 件，按劣药论处案 6101 件。吊销药品生产许可证 3 件，吊销药品经营许可证 118 件。

国家药品监督管理局，2020.7.1

问题：1. 我国药品监督管理机构的主要职责是什么？

2. 我国各级药品监督管理机构是如何设置的？

一、药事组织的概念与类型

（一）药事组织的概念

药事组织是药事组织机构、体系、体制的综合。一般来说，药事组织有狭义和广义之分。广义的药事组织是指以实现药学社会任务为共同目标的人们的集合体，是药学社会人员相互影响的社会心理系统，是运用药学知识技术的技术系统，是人们以特定形式的结构关系而共同工作的系统。狭义的药事组织是指为了实现药学社会任务所提出的目标，经人为分工形成的各种形式的组织机构的总称。

（二）药事组织的类型

药事组织机构在我国药学事业发展的各个方面均起到不可替代的作用，其机构种类主要包括以下几类。

1. 药学教育、科研组织

药学教育组织的功能主要是教育，是为维持和发展药学事业培养药师、药学家、药学工程师、药学企业家和药事管理干部。我国现代药学教育经历了百年发展，已形成由高等药学教育、中等药学教育、药学继续教育组成的多层次、多类型、多种办学形式的教育体系。

药学科研组织的主要功能是研究开发新药、改进现有药品以及围绕药品和药学的发展进行基础研究，提高创新能力，发展药学事业。我国的药学科研组织有独立的药物研究院所，以及附设在高等药学院校、大型制药企业、大型医院中的药物研究所（室）两种类型。独立的药物研究院所其行政管理隶属关系为中国科学院、中国医学科学院、中医研究院、军事医学科学院等国家和地方科学院系统以及中央和地方政府卫生行政主管部门、医药生产经营主管部门。

2. 药品生产、经营组织

药品生产企业是指生产药品的专营企业或者兼营企业。药品生产企业是依法成立的，从事药品生产活动，给社会提供药品，具有法人资格的经济组织，俗称药厂。药品生产企业根据其投资主体的不同可分为国有企业、民营企业、股份制企业、外资企业、中外合作企业等。根据所生产药品的种类不同可分为：以生产化学原料药及制剂为主的化学药品生产企业、以生产中成药为主的中药生产企业、中药饮片生产企业以及近些年发展起来的以生产基因工程产品为主的生物制药生产企业。根据药品生产企业规模的不同分为大型和中、小型药品生产企业，在我国大型药品生产企业较少，中、小型药品生产企业较多。根据药品分类管理办法可分为处方药生产企业、非处方药生产企业和综合性药品生产企业。

药品经营企业是指经营药品的专营企业或者兼营企业。根据药品销售对象不同，分为药品批发企业和药品零售企业（包括药品零售连锁企业）。根据药品经营规模不同分为大型企业、中型企业和小型企业。另外，有些药品经营企业同时还是基本医疗保险定点药店。

3. 医疗机构药事组织

医疗机构药事组织的主要功能是通过采购药品、调配处方、配制制剂、提供用药咨询等活动，保证患者安全、有效、合理用药。这类组织的基本特征是直接给患者供应药品和提供药学服务，侧重于用药的质量和合理性而不是为了盈利进行自主经营。因此，医疗机构药事组织是以患者为中心，以管理学和行为科学为基础，研究医疗机构药事管理因素、环境因素和患者安全、有效、合理地使用药品之间的关系。

4. 药品管理行政组织

药品管理行政组织是指政府机构中管理药品和药学企事业组织的国家行政机构。它代表国家对药品和药学事业组织进行监督管理，制定宏观政策，对药事组织发挥引导作用，以保证国家意志的执行。

药品监督管理机构的主要功能是以法律授予的权力，对药品运行全过程的质量进行监督管理，确保向社会提供的药品合格，并依法处理违反药品管理法律、法规和规章的行为。

5. 药学社团组织

在药学工作中，药学社团组织发挥了统一协调规范、监督管理、对外联系、协调等作用。20世纪以来，政府加强了对药品和药学事业的法律控制以后，药学社团组织成为药学企事业组织、药学人员和政府机构联系的纽带，发挥着协助政府管理药事的服务作用。

我国的药学社会团体主要包括中国药学会和与药学有关的各种协会（如中国药师协会、中国医药教育协会等）。

（1）中国药学会　成立于 1907 年，是我国近代成立最早的学术团体之一，是全国药学工作者自愿组成并依法登记成立、具有法人资格的全国性、学术性、非营利性社会组织。现有 15 个工作委员会，37 个专业委员会，主办 25 种学术期刊，3 个经济实体。现为中国科协团体会员，国际药学联合会、亚洲药物化学联合会成员。学会主要任务是开展药学科学技术的国际、国内交流，编辑出版发行药学学术期刊、书籍，发展同世界各国及地区药学团体、药学工作者的友好交往与合作；举荐药学人才，表彰奖励在科学技术活动中取得优异成绩的会员和药学工作者；组织开展对会员和药学工作者的继续教育培训；开展药学以及相关学科科学技术知识的普及推广工作；反映会员和药学工作者的意见和要求，维护会员和药学工作者的合法权益；建立和完善药学科学研究诚信监督机制；组织会员和药学工作者参与国家有关的科学论证以及科技与经济咨询；组织开展团体标准制定等相关工作；开展医药科研成果中介服务；组织医药产品展览、推荐及宣传活动；接受政府委托，承办与药学发展及药品监督管理等有关事项；承担会员和药学工作者服务相关工作等。

（2）中国药师协会　中国执业药师协会成立于 2003 年 2 月。2014 年 5 月，经民政部批准，正式更名为中国药师协会。中国药师协会是全国执业药师以及药品生产、经营、使用单位，医药教育机构，地方药师协会等相关单位自愿结成的专业性、全国性、非营利的社会团体。中国药师协会为我国人民的健康服务，致力于加强执业药师队伍建设与管理，维护执业药师的合法权益；增强执业药师的法律、道德和专业素质，提高执业药师的执业能力；保证药品质量和药学服务质量，保证公众合理用药。

（3）中国医药教育协会　是经民政部批准的国家一级协会，成立于 1992 年 7 月，是全国医药教育学术性社团组织，其主管部门是国务院国有资产监督管理委员会。其宗旨是全面贯彻国家医药教育、药品监管、医药卫生等工作方针和政策、法规，坚持以教育为本的科学理念，组织会员及其单位不断创新，开拓进取，共同发展医药教育事业，提高医药从业人员的素质，为实现医药教育现代化服务。中国医药教育协会的业务范围是：医药教育管理、业务培训、学术交流、健康教育、展览展示、书刊编辑、咨询服务、国际合作等。

二、我国药品监督行政机构

（一）我国现行药品监督管理行政机构设置

1. 国家药品监督管理局

内设综合和规划财务司、政策法规司、药品注册管理司（中药民族药监督管理司）、药品监督管理司、医疗器械注册管理司、医疗器械监督管理司、化妆品监督管理司、人事司、科技和国际合作司（港澳台办公室）、机关党委、离退休干部局等 11 个职能司室。

2. 省、自治区、直辖市药品监督管理局

省级药品监督管理局是省、自治区、直辖市人民政府工作部门，履行法定的药品监督管理职能。

3. 地市级市场监督管理局

各地市场监督管理局根据需要设置药品监管机构。

4. 区县级市场监督管理局

县（区）市场监督管理局根据工作需要设置药品监督管理机构及乡（镇、街道）分支派出机构（市场监督管理所），履行区域内的药品监管工作。

（二）药品监督行政机构的职责

国家药品监督管理局（NMPA）是国务院综合监督药品、医疗器械、化妆品安全管理和主管药品监督的直属机构，负责药品、医疗器械、化妆品监管制度，负责药品、医疗器械、化妆品研制环节的许可、检查和处罚。

1. 国家药品监督管理局的主要职责

（1）负责药品（含中药、民族药，下同）、医疗器械和化妆品安全监督管理。拟订监督管理政策规划，组织起草法律法规草案，拟订部门规章，并监督实施。研究拟订鼓励药品、医疗器械和化妆品新技术新产品的管理与服务政策。

（2）负责药品、医疗器械和化妆品标准管理。组织制定、公布国家药典等药品、医疗器械标准，组织拟订化妆品标准，组织制定分类管理制度，并监督实施。参与制定国家基本药物目录，配合实施国家基本药物制度。

（3）负责药品、医疗器械和化妆品注册管理。制定注册管理制度，严格上市审评审批，完善审评审批服务便利化措施，并组织实施。

（4）负责药品、医疗器械和化妆品质量管理。制定研制质量管理规范并监督实施。制定生产质量管理规范并依职责监督实施。制定经营、使用质量管理规范并指导实施。

（5）负责药品、医疗器械和化妆品上市后的风险管理。组织开展药品不良反应、医疗器械不良事件和化妆品不良反应的监测、评价和处置工作。依法承担药品、医疗器械和化妆品安全应急管理工作。

（6）负责执业药师资格准入管理。制定执业药师资格准入制度，指导监督执业药师注册工作。

（7）负责组织指导药品、医疗器械和化妆品监督检查。制定检查制度，依法查处药品、医疗器械和化妆品注册环节的违法行为，依职责组织指导查处生产环节的违法行为。

（8）负责药品、医疗器械和化妆品监督管理领域对外交流与合作，参与相关国际监管规则和标准的制定。

（9）负责指导省、自治区、直辖市药品监督管理部门工作。

（10）完成党中央、国务院交办的其他任务。

2. 省级药品监督管理部门的职责

（1）负责药品（含中药、民族药，下同）、医疗器械和化妆品安全监督管理。拟订监督管理政策规划，组织起草地方性法规、省政府规章草案并贯彻实施。贯彻落实药品、医疗器械和化妆品新技术新产品的管理与服务政策。

（2）负责监督执行国家药典等药品、医疗器械和化妆品标准，监督实施分类管理制度。组织制定地方药品标准。配合实施国家基本药物制度。

（3）负责药品、医疗器械注册、备案管理和国产普通化妆品备案管理。组织实施注册管理制度，完善审评审批服务便利化措施并组织实施。

（4）负责药品、医疗器械和化妆品质量管理。监督实施生产质量管理规范，依职责监督实施或者指导实施经营、使用质量管理规范。

（5）负责药品、医疗器械和化妆品上市后风险管理。组织开展药品不良反应、医疗器械不良事件和化妆品不良反应的监测、评价和处置工作。依法承担药品、医疗器械和化妆品安全应急管理工作。

（6）负责执业药师资格准入管理。依职责落实执业药师资格准入制度，监督指导执业药师注册工作。

（7）负责组织指导药品、医疗器械和化妆品监督检查。贯彻落实检查制度，依法查处药品、医疗器械注册、生产环节的违法行为，依法查处或者指导查处经营、使用环节的违法行为。

（8）负责指导市（地）药品监督管理工作。

（9）完成省委、省政府交办的其他任务。

（三）药品监督管理相关部门

1. 中华人民共和国国家卫生健康委员会

2018年3月，根据第十三届全国人民代表大会第一次会议批准的国务院机构改革方案，设立中华人民共和国国家卫生健康委员会（简称国家卫健委）。

国家卫生健康委员会贯彻落实党中央关于卫生健康工作的方针政策和决策部署，在履行职责过程中坚持和加强党对卫生健康工作的集中统一领导。主要职责如下。

（1）组织拟订国民健康政策，拟订卫生健康事业发展法律法规草案、政策、规划，制定部门规章和标准并组织实施。统筹规划卫生健康资源配置，指导区域卫生健康规划的编制和实施。制定并组织实施推进卫生健康基本公共服务均等化、普惠化、便捷化和公共资源向基层延伸等政策措施。

（2）协调推进深化医药卫生体制改革，研究提出深化医药卫生体制改革重大方针、政策、措施的建议。组织深化公立医院综合改革，推进管办分离，健全现代医院管理制度，制定并组织实施推动卫生健康公共服务提供主体多元化、提供方式多样化的政策措施，提出医疗服务和药品价格政策的建议。

（3）制定并组织落实疾病预防控制规划、国家免疫规划以及严重危害人民健康和公共卫生问题的干预措施，制定检疫传染病和监测传染病目录。负责卫生应急工作，组织指导突发公共卫生事件的预防控制和各类突发公共事件的医疗卫生救援。

（4）组织拟订并协调落实应对人口老龄化政策措施，负责推进老年健康服务体系建设和医养结合工作。

（5）组织制定国家药物政策和国家基本药物制度，开展药品使用监测、临床综合评价和短缺药品预警，提出国家基本药物价格政策的建议，参与制定国家药典。组织开展食品安全风险监测评估，依法制定并公布食品安全标准。

（6）负责职责范围内的职业卫生、放射卫生、环境卫生、学校卫生、公共场所卫生、饮用水卫生等公共卫生的监督管理，负责传染病防治监督，健全卫生健康综合监督体系。牵头《烟草控制框架公约》履约工作。

（7）制定医疗机构、医疗服务行业管理办法并监督实施，建立医疗服务评价和监督管理体系。会同有关部门制定并实施卫生健康专业技术人员资格标准。制定并组织实施医疗服务规范、标准和卫生健康专业技术人员执业规则、服务规范。

（8）负责计划生育管理和服务工作，开展人口监测预警，研究提出人口与家庭发展相关政策建议，完善计划生育政策。

（9）指导地方卫生健康工作，指导基层医疗卫生、妇幼健康服务体系和全科医生队伍建设。推进卫生健康科技创新发展。

（10）负责中央保健对象的医疗保健工作，负责党和国家重要会议与重大活动的医疗卫生保障工作。

（11）管理国家中医药管理局，代管中国老龄协会，指导中国计划生育协会的业务工作。

（12）完成党中央、国务院交办的其他任务。

2. 中医药管理部门

国家中医药管理局负责拟定中医药和民族医药事业发展的规划、政策和相关标准；负责指导中药及民族药的发掘、整理、总结和提高；负责中药资源普查，促进中药资源的保护、开发和合理利用。

3. 发展和改革宏观调控部门

国家发展和改革委员会负责拟订并组织实施国民经济和社会发展战略、中长期规划和年度计划。统筹提出国民经济和社会发展主要目标，监测预测预警宏观经济和社会发展态势趋势，提出宏观调控政策建议。指导推进和综合协调经济体制改革有关工作，提出相关改革建议。

国家发展和改革委员会成立了价格司。监测预测预警价格变动，提出价格调控目标和政策建议。推进重要商品、服务和要素价格改革。组织起草有关价格和收费法规草案和政策。组织拟订少数由国家管理的重要商品和服务价格、重要收费政策，调整中央政府管理的商品和服务价格、收费标准。组织重点行业、重要农产品、重要商品和服务的成本调查，按规定承担政府定价项目成本监审。

4. 人力资源和社会保障部门

人力资源和社会保障部门统筹建立覆盖城乡的社会保障体系。负责统筹拟订医疗保险、生育保险政策、规划和标准；拟订医疗保险、生育保险基金管理办法；组织拟订定点医疗机构、药店的医疗保险服务和生育保险服务管理、结算办法及支付范围等工作，包括制定并发布《国家基本医疗保险、工伤保险和生育保险药品目录》。

5. 工商行政管理部门

工商行政管理部门负责药品生产、经营企业的工商登记、注册，负责查处无照生产、经营药品的行为；负责药品广告监督，处罚发布虚假违法药品广告的行为。

6. 工业和信息化管理部门

工业和信息化部门负责拟定和实施生物医药产业的规划、政策和标准，承担医药行业管理工作；承担中药材生产扶持项目管理和国家药品储备管理工作。同时，配合药监部门加强对互联网药品广告的整治。

7. 商务管理部门

商务部作为药品流通行业的管理部门，负责研究制定药品流通行业发展规划、行业标准和有关政策，配合实施国家基本药物制度，提高行业组织化程度和现代化水平，逐步建立药品流通行业统计制度，推进行业信用体系建设，指导行业协会实行行业自律，开展行业培训，加强国际合作与交流。

8. 海关

海关负责药品进出口口岸的设置；药品进口与出口的监管、统计与分析。

9. 新闻宣传部门

新闻宣传部门负责加强药品安全新闻宣传和舆论引导工作。

10. 公安部门

公安部门负责组织指导食品药品犯罪案件侦查工作。与国家药品监督管理局建立行政执法和刑事司法工作衔接机制。

11. 监察部门

监察部门负责调查处理药品监督管理人员违反行政纪律的行为；依法加强监督，对拒不执行国家法律法规、违法违规审批，以及制售假劣药品和医疗器械问题严重的地区和部门严肃追究有关领导和人员的责任。

📖 **知识链接**

国外药事管理机构

1. 美国药品监督管理机构

美国食品和药物监督管理局（简称 FDA）为直属美国健康及人类服务部管辖的联邦政府机构，其主要职能为负责对美国国内生产及进口的食品、膳食补充剂、药品、疫苗、生物医药制剂、血液制剂、医学设备、放射性设备、兽药和化妆品进行监督管理，同时也负责执行公共健康法案的第 361 号条款，包括公共卫生条件及洲际旅行和运输的检查、对于诸多产品中可能存在的疾病的控制等。

2. 日本药品监督管理机构

厚生劳动省隶属日本中央省厅的部门，是日本负责医疗卫生和社会保障的主要部门，厚生劳动省设有 11 个局，主要负责日本的国民健康、医疗保险、医疗服务提供、药品和食品安全、社会保险和社会保障、劳动就业、弱势群体社会救助等。

三、我国药品监督管理技术机构

药品监督管理技术机构主要是指国家药品监督管理部门设置的药品检验机构和省区级人民政府药品监督管理部门设置的药品检验机构，以及国家和省级直属的负责技术业务工作的事业单位，为药品行政监督提供技术支撑与保障。

1. 中国食品药品检定研究院（国家药品监督管理局医疗器械标准管理中心，中国药品检验总所）

中国食品药品检定研究院的前身系中国药品生物制品检定所，最初是由原中央人民政府卫生部药物食品检验所和生物制品检定所于 1961 年合并成立的卫生部药品生物制品检定所，1986 年更名为中国药品生物制品检定所，对外使用"中国药品检验总所"的名称。2010 年 9 月 26 日，更名为中国食品药品检定研究院，是国家药品监督管理局的直属事业单位，是国家检验药品、生物制品质量的法定机构和最高技术仲裁机构。

中国食品药品检定研究院的主要职责如下。

（1）承担食品、药品、医疗器械、化妆品及有关药用辅料、包装材料与容器（以下统称为食品药品）的检验检测工作。组织开展药品、医疗器械、化妆品抽验和质量分析工作。负责相关复验、技术仲裁。组织开展进口药品注册检验以及上市后有关数据收集分析等工作。

（2）承担药品、医疗器械、化妆品的质量标准、技术规范、技术要求、检验检测方法的制修订以及技术复核工作。组织开展检验检测新技术新方法新标准研究。承担相关产品严重不良反应、严重不良事件原因的实验研究工作。

（3）负责医疗器械标准管理相关工作。

（4）承担生物制品批签发相关工作。

（5）承担化妆品安全技术评价工作。

（6）组织开展有关国家标准物质的规划、计划、研究、制备、标定、分发和管理工作。

（7）负责生产用菌毒种、细胞株的检定工作。承担医用标准菌毒种、细胞株的收集、鉴定、保存、分发和管理工作。

（8）承担实验动物饲育、保种、供应和实验动物及相关产品的质量检测工作。

（9）承担食品药品检验检测机构实验室间比对以及能力验证、考核与评价等技术工作。

（10）负责研究生教育培养工作。组织开展对食品药品相关单位质量检验检测工作的培训和技术指导。

（11）开展食品药品检验检测国际（地区）交流与合作。

（12）完成国家局交办的其他事项。

课堂互动

　　大家在做实验时所用到的对照品是由哪个机构负责标定和管理的？我们检验药品所依据的药品标准是由哪个部门制定的？

2. 国家药典委员会

国家药典委员会成立于 1950 年，是法定的国家药品标准工作专业管理机构。国家药典委员会的任务和职责如下。

（1）组织编制、修订和编译《中华人民共和国药典》（以下简称《中国药典》）及配套标准。

（2）组织制定、修订国家药品标准。参与拟订有关药品标准管理制度和工作机制。

（3）组织《中国药典》收载品种的医学和药学遴选工作。负责药品通用名称命名。

（4）组织评估《中国药典》和国家药品标准执行情况。

（5）开展药品标准发展战略、管理政策和技术法规研究。承担药品标准信息化建设工作。

（6）开展药品标准国际（地区）协调和技术交流，参与国际（地区）间药品标准适用性认证合作工作。

（7）组织开展《中国药典》和国家药品标准宣传培训与技术咨询，负责《中国药品标准》等刊物编辑出版工作。

（8）负责药典委员会各专业委员会的组织协调及服务保障工作。

（9）承办国家局交办的其他事项。

3. 国家药品监督管理局药品审评中心

国家药品监督管理局药品审评中心是国家药品注册技术审评机构，是国家药品监督管理局的直属事业单位。主要职责如下。

（1）负责药物临床试验、药品上市许可申请的受理和技术审评。

（2）负责仿制药质量和疗效一致性评价的技术审评。

（3）承担再生医学与组织工程等新兴医疗产品涉及药品的技术审评。

（4）参与拟订药品注册管理相关法律法规和规范性文件，组织拟订药品审评规范和技术指导原则并组织实施。

（5）协调药品审评相关检查、检验等工作。

（6）开展药品审评相关理论、技术、发展趋势及法律问题研究。

（7）组织开展相关业务咨询服务及学术交流，开展药品审评相关的国际（地区）交流与合作。

（8）承担国家局国际人用药品注册技术协调会议（ICH）相关技术工作。

4. 国家药品监督管理局食品药品审核查验中心

食品药品审核查验中心是国家药品监督管理局的直属机构。主要职责如下。

（1）组织制定、修订药品、医疗器械、化妆品检查制度规范和技术文件。

（2）承担药物临床试验、非临床研究机构资格认定（认证）和研制现场检查。承担药品注册现场检查。承担药品生产环节的有因检查。承担药品境外检查。

（3）承担医疗器械临床试验监督抽查和生产环节的有因检查。承担医疗器械境外检查。

（4）承担化妆品研制、生产环节的有因检查。承担化妆品境外检查。

（5）承担国家级检查员考核、使用等管理工作。

（6）开展检查理论、技术和发展趋势研究、学术交流及技术咨询。

（7）承担药品、医疗器械、化妆品检查的国际（地区）交流与合作。

（8）承担市场监管总局委托的食品检查工作。

5. 国家药品监督管理局药品评价中心（国家药品不良反应监测中心）

国家药品监督管理局药品评价中心是国家药品监督管理局的直属事业单位。经中央机构编制委员会办公室批准，自 2006 年 6 月起，药品评价中心加挂"国家药品不良反应监测中心"牌子。

药品评价中心（国家药品不良反应监测中心）的主要职责如下。

（1）组织制定、修订药品不良反应、医疗器械不良事件、化妆品不良反应监测与上市后安全性评价以及药物滥用监测的技术标准和规范。

（2）组织开展药品不良反应、医疗器械不良事件、化妆品不良反应、药物滥用监测工作。

（3）开展药品、医疗器械、化妆品的上市后安全性评价工作。

（4）指导地方相关监测与上市后安全性评价工作。组织开展相关监测与上市后安全性评价的方法研究、技术咨询和国际（地区）交流合作。

（5）参与拟订、调整国家基本药物目录。

（6）参与拟订、调整非处方药目录。

（7）承办国家局交办的其他事项。

6. 国家药品监督管理局行政事项受理服务和投诉举报中心

国家药品监督管理局行政事项受理服务和投诉举报中心为国家药品监督管理局直属事业单位。主要职责如下。

（1）负责药品、医疗器械、化妆品行政事项的受理服务和审批结果相关文书的制作、送达工作。

（2）受理和转办药品、医疗器械、化妆品涉嫌违法违规行为的投诉举报。

（3）负责药品、医疗器械、化妆品行政事项受理和投诉举报相关信息的汇总、分析、报送工作。

（4）负责药品、医疗器械、化妆品重大投诉举报办理工作的组织协调、跟踪督办，监督办理结果反馈。

（5）参与拟订药品、医疗器械、化妆品行政事项和投诉举报相关法规、规范性文件和规章制度。

（6）负责投诉举报新型、共性问题的筛查和分析，提出相关安全监管建议。承担国家局执法办案、整治行动的投诉举报案源信息报送工作。

（7）承担国家局行政事项受理服务大厅的运行管理工作。参与国家局行政事项受理、审批网络系统的运行管理。承担国家局行政事项收费工作。

（8）参与药品、医疗器械审评审批制度改革以及国家局"互联网＋政务服务"平台建设、受理服务工作。

（9）指导协调省级药品监管行政事项受理服务及投诉举报工作。

（10）开展与药品、医疗器械、化妆品行政事项受理及投诉举报工作有关的国际（地区）交流与合作。

（11）承办国家局交办的其他事项。

7. 国家药品监督管理局执业药师资格认证中心

执业药师资格认证中心是国家药品监督管理局的直属事业单位。主要职责如下。

（1）开展执业药师资格准入制度及执业药师队伍发展战略研究，参与拟订完善执业药师资格准入标准并组织实施。

（2）承担执业药师资格考试相关工作。组织开展执业药师资格考试命审题工作，编写考试大纲和考试指南。负责执业药师资格考试命审题专家库、考试题库的建设和管理。

（3）组织制订执业药师认证注册工作标准和规范并监督实施。承担执业药师认证注册管理工作。

（4）组织制订执业药师认证注册与继续教育衔接标准。拟订执业药师执业标准和业务规范，协助开展执业药师配备使用政策研究和相关执业监督工作。

（5）承担全国执业药师管理信息系统的建设、管理和维护工作，收集报告相关信息。

（6）指导地方执业药师资格认证相关工作。

（7）开展执业药师资格认证国际（地区）交流与合作。

（8）协助实施执业药师能力与学历提升工程。

（9）承办国家局交办的其他事项。

四、医药行业组织

1. 中国化学制药工业协会

中国化学制药工业协会成立于1988年9月，是国家民政部核准登记的全国性社会团体法人，业务主管单位是国务院国有资产监督管理委员会。2017年5月协会进入第九届理事会工作。协会现设10个部门，20个专业委员会。

协会积极促进行业自律，加强行业诚信体系建设；按照国家发改委的授权，不断推进制药行业信用体系建设工作；受工业和信息化部的委托，组织开展化学制药行业信息化与工业化融合评估工作。协会积极组织开展国际交流活动，与美国、欧盟等国家和地区的行业协会建立了广泛的业务联系，并先后与日本、韩国、印度制药协会签署了双边合作备忘录，积极促进企业间及行业间的国际交流与合作。协会将持续为国家医药产业的健康发展贡献力量。

2. 中国医药工业协会

中国医药工业协会筹建于1987年，是我国较早筹建的医药社会团体之一，是由全国医药工业科研工作者自愿组成依法登记成立的学术性、公益性、非营利性的团体组织，是党和政府与医药工业科研工作者的桥梁和纽带，是推动医药科学技术和民族医药工业事业健康发展，为公共健康服务的重要力量。中国医药工业协会是国际医药组织和药物化学联合会成员。设有（筹）6 个专业委员会，3 个工作委员。

中国医药工业协会的主要任务是开展国内外学术交流；发展同世界各国及地区医药相关团体、工作者的交往与合作；举荐、表彰、奖励在医药工业及科学技术活动中取得优异成绩的企业及工作者；开展对会员的继续教育工作；普及相关的科学技术知识；反映会员的意见和要求，维护会员企业及个人用药的合法权益；接受政府委托，承办与医药发展及监督管理等有关事项，开展医药产品展示、提供医药技术服务与推广科研成果转化等活动；举办为会员服务的事业和活动。

3. 中国医药商业协会

中国医药商业协会是 1989 年经民政部批准成立的全国医药商业社会团体法人组织，目前共有会员单位 600 余家。作为医药流通企业的全国性行业组织，中国医药商业协会自成立以来始终坚持为会员、为行业、为政府服务的宗旨，以促进医药经济健康、稳定、可持续发展为己任，在协助政府实施行业管理、维护公平竞争的市场环境、推动医药流通体制改革、促进医药商业行业健康发展等方面发挥着重要的作用。2009 年、2015 年、2021 年中国医药商业协会被民政部授予"AAAA 级中国社会组织"称号；2010 年，被民政部评为"全国先进社会组织"。

中国医药商业协会积极参与政府决策和政策法规调研，反映企业诉求，维护行业利益和企业合法权益；开展行业自律管理和诚信建设；在行业内推动医药供应链管理；开展行业基础信息调查研究，进行医药市场发展趋势分析预测，引领行业向规模化、集约化、现代化、国际化方向发展。

实训 1　药事组织及服务功能的查询与检索

一、任务要求

1. 熟悉国家药品监督管理局网站。
2. 能熟练进行药事组织及服务功能查询。
3. 能熟练进行药事法规文件检索。

二、任务准备

学生以 5 人左右为一组，选出组长；认真学习药事管理与药事组织；准备好实训证、笔记本、白色工作服、相机等相关证明与工具。

三、任务实施

1. 登录国家药品监督管理局官方网站。

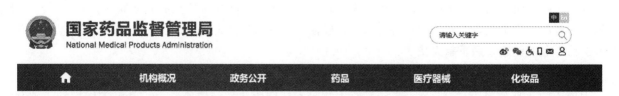

通过"政务公开"下拉菜单中的"法规文件"，进入法规文件页面，可通过搜索引擎、法规文件分类等多种方式查阅、检索现行法规文件。

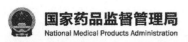
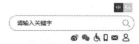

国家药品监督管理局
National Medical Products Administration

请输入关键字

| 🏠 | 机构概况 | 政务公开 | 药品 | 医疗器械 | 化妆品 |

网站首页 >> 法规文件

法规文件

法律行政法规

部门规章

工作文件

其他

法规文件　　请输入关键字　　搜索

· 国家药监局关于发布《疫苗生产流通管理规定》的公告（2022年 第55号）(2022-07-08)
· 国家药监局综合司关于开展2022年"全国医疗器械安全宣传周"活动的通知 (2022-07-01)
· 国家药监局综合司 海关总署办公厅关于增设崇左市爱店口岸药材进口边境口岸有关事项的通知 (2022-06-29)
· 国家药监局综合司关于发布《支持港澳药品上市许可持有人在大湾区内地9市生产药品实施方案》和《支持港澳医疗器械注册人在大湾区内地9市生产医疗器械实施方案》的通知 (2022-06-29)
· 关于印发《临床急需药品临时进口工作方案》和《氯巴占临时进口工作方案》的通知 (2022-06-29)

· 国家药监局关于成立中药管理战略决策专家咨询委员会的通知 (2022-06-28)
· 国家药监局综合司关于进一步加强外资企业服务工作的通知 (2022-06-27)

通过"机构概况"下拉菜单中的"内设机构""直属单位"，进入页面，熟悉药事组织及其职能。

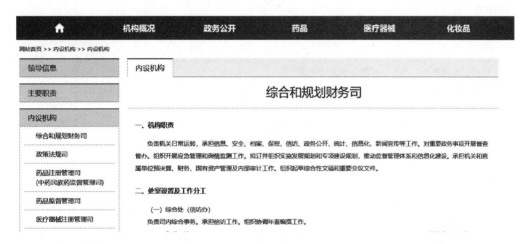

2. 熟悉网站后，完成以下实训任务。

任务一：任意查阅、检索我国现行药事法规文件。

具体要求如下。

（1）以5人为小组，登录NMPA网站，查询、检索我国现行药事法规文件，任选10个，辨别其种类、制定机关、效力范围，比较其效力等级。

（2）以图表形式进行整理、说明。

任务二：在规定时间内完成查阅检索任务。

具体要求如下。

（1）以 5 人为小组，教师给出关键词，或学生自行选择有兴趣的关键词，在规定时间内查询出所有与选词有关的法规文件。

关键词示例：药品不良反应、互联网售药、处方药与非处方药、执业药师、假药劣药等。

（2）区分所查询法规文件的效力范围、效力等级，列出法规文件目录树。

3．各小组将实训成果上交，教师予以批阅，记为过程考核成绩。

四、任务评价

实训评价表

序号	评价项目	分值	教师评价	自评
1	能够正确登录国家药品监督管理局网址	10		
2	能够熟练进行药事组织及服务功能查询	20		
3	能够熟练进行药事法规文件检索。	10		
4	能够辨别药事法规种类、制定机关、效力范围，比较其效力等级，并以图表形式进行整理、说明	20		
5	能够在规定时间内查询出所有与选词有关的法规文件	20		
6	能够区分所查询法规文件的效力范围、效力等级，列出法规文件目录树	20		
	合计	100		
点评				

知识导图

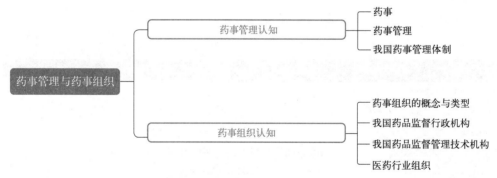

课后检测

一、单项选择题

1．制定并发布《国家基本医疗保险、工伤保险和生育保险药品目录》的部门是（　　）。

A．中华人民共和国国家卫生健康委员会　　　　B．人力资源和社会保障部

C．国家发展和改革委员会　　　　D．商务部

2．负责组织制定国家药物政策和国家基本药物制度的部门是（　　）。

A．国家卫生健康委员会　　　　B．人力资源和社会保障部

C．国家发展和改革委员会　　　　D．商务部

3．负责研究制定药品流通行业发展规划的部门是（　　）。

A．国家卫生健康委员会　　　　B．人力资源和社会保障部

C．国家发展和改革委员会　　　　D．商务部

4．我国国家药品监督管理局的英文缩写是（　　）。

A．NMPA　　　　B．CFDA　　　　C．SFDA　　　　D．SDA

5. 由国家药品监督管理部门负责监督管理的有（　　　）。

A. 药品、生物制品、医疗器械、保健食品

B. 药品、生物制品、医疗器械、化妆品

C. 药品、医疗器械、化妆品

D. 药品、生物制品、食品、保健食品、化妆品

6. 国家检验药品生物制品质量的法定机构和最高技术仲裁机构是（　　　）。

A. 中国食品药品检定研究院　　　　　　　B. 省食品药品检验所

C. 国家药品监督管理局　　　　　　　　　D. 省药品监督管理局

7. 国家药品不良反应监测中心设在（　　　）。

A. 中国食品药品检定研究院　　　　　　　B. 国家药典委员会

C. 药品审评中心　　　　　　　　　　　　D. 药品评价中心

8. 负责生产用菌毒种、细胞株的检定工作；承担医用标准菌毒种、细胞株的收集、鉴定、保存、分发和管理工作的是（　　　）。

A. 中国食品药品检定研究院　　　　　　　B. 国家药典委员会

C. 药品审评中心　　　　　　　　　　　　D. 药品评价中心

9. 对药品注册申请进行技术审评的机构是（　　　）。

A. 国家药典委员会　　　　　　　　　　　B. 中国食品药品检定研究院

C. 国家药品监督管理局药品审评中心　　　D. 国家药品监督管理局药品评价中心

10. 负责组织制定和修订国家药品标准的机构是（　　　）。

A. 国家药典委员会　　　　　　　　　　　B. 中国食品药品检定研究院

C. 国家药品监督管理局药品审评中心　　　D. 国家药品监督管理局药品评价中心

二、多项选择题

1. 药事组织的基本类型有（　　　）。

A. 药品生产、经营组织　　　B. 医疗机构药事组织　　　C. 药学教育组织

D. 药品管理行政组织　　　　E. 药事社团组织

2. 我国药品监督管理技术机构包括（　　　）。

A. 国家药典委员会　　　　　B. 各级药品检验机构　　　C. 药品审评中心和药品评价中心

D. 药品认证管理中心　　　　E. 执业药师资格认证中心

3. 我国药品监督管理行政机构分为（　　　）。

A. 国家药品监督管理局　　　B. 省级药品监督管理局　　　C. 市级市场监督管理局

D. 县级市场监督管理局　　　E. 国家技术监督管理局

4. 国家药典委员会职责包括（　　　）。

A. 编制《中国药典》及其增补本

B. 组织制定和修订直接接触药品的包装材料和容器、药用辅料的药用要求与标准

C. 负责标定国家药品标准品和对照品

D. 负责国家药品标准及其相关内容的培训与技术咨询

E. 负责药品标准信息化建设，参与药品标准的国际交流与合作

5. 国家药品监督管理局药品评价中心的职能包括（　　　）。

A. 组织开展药品不良反应、医疗器械不良事件、化妆品不良反应、药物滥用监测工作

B. 开展药品、医疗器械、化妆品的上市后安全性评价工作

C. 指导地方相关监测与上市后安全性评价工作；组织开展相关监测与上市后安全性评价的方法研究、技术咨询和国际（地区）交流合作

D. 参与拟订、调整国家基本药物目录

E. 参与拟订、调整非处方药目录

6. 中国食品药品检定研究院的职能包括（　　）。

A. 负责医疗器械标准管理相关工作

B. 承担生物制品批签发相关工作

C. 承担化妆品安全技术评价工作

D. 组织开展有关国家标准物质的规划、计划、研究、制备、标定、分发和管理工作

E. 负责生产用菌毒种、细胞株的检定工作；承担医用标准菌毒种、细胞株的收集、鉴定、保存、分发和管理工作

7. 国家药品监督管理局药品审评中心的职能包括（　　）。

A. 负责药物临床试验、药品上市许可申请的受理和技术审评

B. 负责仿制药质量和疗效一致性评价的技术审评

C. 承担再生医学与组织工程等新兴医疗产品涉及药品的技术审评

D. 参与拟订药品注册管理相关法律法规和规范性文件，组织拟订药品审评规范和技术指导原则并组织实施

E. 协调药品审评相关检查、检验等工作

8. 药事管理的特点包括（　　）。

A. 专业性　　　　　　　　　B. 政策性　　　　　　　　　C. 实践

D. 综合性　　　　　　　　　E. 权威性

9. 我国药事管理的内容主要包括（　　）。

A. 药事管理体制　　　　　　B. 药品管理法规制定　　　　C. 药品质量管理

D. 药品注册管理　　　　　　E. 药品生产管理和药品经营管理

10. 药品监督管理相关部门包括（　　）。

A. 国家卫生健康委员会　　　B. 中医药管理部门　　　　　C. 发展和改革宏观调控部门

D. 工商行政管理部门　　　　E. 工业和信息化管理部门

参考答案

一、单项选择题

1. B；2. A；3. D；4. A；5. C；6. A；7. D；8. A；9. C；10. A

二、多项选择题

1. ABCDE；2. ABCDE；3. ABCD；4. ABCDE；5. ABCDE；6. ABCDE；7. ABCDE；8. ABCD；9. ABCDE；10. ABCDE

第二章 药品管理法律法规

[内容简介]

药品管理立法是指由特定的国家机关，依据法定的权限和程序，制定、认可、修订补充和废除药品管理法律规范的活动。药品立法的目的是加强药品监督管理，保证药品质量，保障公众用药安全和合法权益，保护和促进公众健康。本章着重介绍了法的基本知识、我国药品管理法律体系、《中华人民共和国药品管理法》《中华人民共和国药品管理法实施条例》及《中华人民共和国疫苗管理法》的基本内容和要求等。

[学习要求]

1. 掌握 《中华人民共和国药品管理法》《中华人民共和国药品管理法实施条例》及《中华人民共和国疫苗管理法》的基本内容和要求，我国药品管理法律体系。

2. 熟悉 药事立法机关、法律效力及层次。

3. 了解 法律渊源、药品管理立法的含义及特征。

案例导入

国家药监局关于 2 批次药品不符合规定的通告（2021 年第 96 号）

经湖北省药品监督检验研究院和青海省药品检验检测院检验，标示为河北某公司生产的 1 批次苍术和 1 批次木香不符合规定。现将相关情况通告如下。

一、经湖北省药品监督检验研究院检验，标示为河北某公司生产的 1 批次苍术不符合规定，不符合规定项目为含量测定。

经青海省药品检验检测院检验，标示为河北某公司生产的 1 批次木香不符合规定，不符合规定项目为总灰分。

二、对上述不符合规定药品，经标示生产企业所在地省级药品监管部门核查，非该标示企业生产；药品监督管理部门已要求相关企业和单位采取暂停销售使用、召回等风险控制措施，对不符合规定原因开展调查并切实进行整改。

三、国家药品监督管理局要求相关省级药品监督管理部门依据《中华人民共和国药品管理法》，组织对上述企业和单位涉嫌生产销售假劣药品的违法行为立案调查；在立案调查工作中，相关药品监督管理部门要相互配合，彻查问题产品来源，并按规定公开查处结果。

特此通告。

国家药监局，2021.12.3

问题：1.《中华人民共和国药品管理法》属于什么层次的法？

2. 河北某公司应承担的法律责任有哪些？

第一节　药品管理立法

学习目标

知识目标： 1. 掌握我国药品管理法律体系。

2. 熟悉药事立法机关、法律效力及层次。

3. 了解法律渊源、法的含义及特征。

能力目标： 能够区分法规文件的效力大小。

素质目标： 具有自觉遵守药事管理的法律法规的法律意识。

药事火花

国家药品监督管理局表彰优秀共产党员、优秀党务工作者和先进基层党组织

国家药品监督管理局广大党员干部认真学习贯彻习近平新时代中国特色社会主义思想，讲政治、顾大局，牢固树立"四个意识"，坚定"四个自信"，做到"两个维护"，以党的政治建设为统领，以药品安全监管为中心，严格落实"四个最严"要求，勇于担当，积极作为，涌现出一批敬业奉献、成绩突出的优秀共产党员、优秀党务工作者和先进基层党组织。

在中国共产党成立100周年之际，为表彰先进，发挥典型示范引领作用，国家药监局直属机关党委决定，对46名共产党员、22名党务工作者及16个基层党组织予以表彰，分别授予"国家药品监督管理局优秀共产党员""国家药品监督管理局优秀党务工作者""国家药品监督管理局先进基层党组织"称号。

广大党员要以受表彰的优秀共产党员为榜样，坚定理想信念，牢记为民服务宗旨，不断提高政治判断力、政治领悟力和政治执行力，自觉做习近平新时代中国特色社会主义思想的坚定信仰者和忠实实践者，为药品监管事业做出新的更大贡献。

国家药品监督管理局，2021.6.29

一、法的基本知识

1. 法的概念

法，是由国家制定或者认可，体现统治阶级意志，并由国家强制力保证实施的具有普遍效力的行为规范的总称。根据《中华人民共和国宪法》（以下简称《宪法》）和《中华人民共和国立法法》（以下简称《立法法》），我国的法有宪法、法律、行政法规、地方性法规、自治条例和单行条例以及部门规章、地方政府规章几个层次。

2. 法的特征

（1）法是调整社会关系的规范，具有规范性。法的规范性是指法所具有的规定人们的行为模式、指导人们行为的性质。法所规定的行为模式包括三种：人们可以怎样行为（可为模式），人们不得怎样行为（勿为模式），人们应当或者必须怎样行为（应为模式）。

（2）法是由国家制定或者认可的，体现了国家对人们行为的评价，具有国家意志性。国家的存在是法存在的前提条件。一切法的产生，大体上都是通过制定和认可这两种途径。法的制定，是指国家立法机关按照法定程序创制规范性文件的活动。法的认可，是指国家通过一定的方式承认其他社会规范（道德、宗教、风俗、习惯等）具有法律效力的活动。

（3）法是以国家强制力为最后保障手段的规范体系，具有国家强制性。法不同于其他社会规范，它具有特殊的强制性，即国家强制性。法是以国家强制力为后盾，由国家强制力保证实施的。也就是说，不管人们的主观愿望如何，都必须遵守法，否则将招致国家强制力的干涉，受到相应的法律制裁。

（4）法在国家权力管辖范围内普遍有效，具有普遍性。法的普遍性，也称"法的普遍适用性""法的概括性"，是指法作为一般的行为规范在国家权力管辖范围内具有普遍适用的效力和特性。具体而言，它包含两方面的内容：其一，法的效力对象的广泛性。在一国范围之内，任何人的合法行为都无一例外地受法的保护；任何人的违法行为，也都无一例外地受法的制裁。法不是为特别保护个别人的利益而制定，也不是为特别约束个别人的行为而设立。其二，法的效力的重复性。这是指法对人们的行为有反复适用的效力。在同样的情况下，法可以反复适用，而不仅适用一次。

法具有普遍性，在国家权力管辖范围内普遍有效，是从法的属性上来讲的。就一个国家的具体法律的效力而言，则呈现出不同的情况，不可一概而论。有些法是在全国范围内生效的（如宪法、民法、刑法），有些则是在部分地区或者仅对特定主体生效（如地方性法规、军事法规）。而那些经国家认可的习惯法，其适用范围则可能更为有限。因此，不能将法的普遍性作片面的理解。

（5）法是有严格的程序规定的规范，具有有序性。法是强调程序、规定程序和实行程序的规范。也可以说，法是一个程序制度化的体系或者制度化解决问题的程序。程序是社会制度化的最重要的基石。

3. 法律渊源

法律渊源，也就是法的效力渊源，指一定的国家机关依照法定职权和程序制定或者认可的具有不同法律效力和地位的法的不同表现形式，即根据法的效力来源不同，而划分的法的不同形式，如制定法（包括宪法、法律、行政法规等）、判例法、习惯法、法理等。在我国，对法的渊源的理解，一般指效力意义上的渊源，主要是各种制定法。

（1）宪法　宪法是由全国人民代表大会依据特别程序制定的根本大法，具有最高效力，由全国人大及其常委会监督实施，并由全国人大常委会负责解释，对违反宪法的行为予以追究。我国现行《宪法》是1982年12月4日由第五届全国人大第五次会议通过的，此后又经历1988年、1993年、1999年、2004年、2018年五次修订。

（2）法律　法律系指全国人大及其常委会制定的规范性文件，由国家主席签署主席令公布。分为两大类：一类为基本法律，即由全国人大制定和修改的刑事、民事、国家机构和其他方面的规范性文件，例如全国人大制定的《中华人民共和国刑法》；另一类为基本法律以外的其他法律，即由全国人大常委会制定和修改的规范性文件，例如全国人大常委会制定的《中华人民共和国药品管理法》《中华人民共和国中医药法》等。在全国人大闭会期间，全国人大常委会也有权对全国人大制定的法律在不同该法律基本原则相抵触的条件下进行部分补充和修改。法律的解释权属于全国人大常委会。

（3）行政法规　行政法规是指作为国家最高行政机关的国务院根据宪法和法律所制定的规范性文件，由总理签署国务院令公布。例如，国务院令第360号发布的《中华人民共和国药品管理法实施条例》。

（4）地方性法规　地方性法规是一定的地方国家权力机关，根据本行政区域的具体情况和实际需要，依法制定的在本行政区域内具有法律效力的规范性文件。根据《立法法》的规定，省、自治区、直辖市的人民代表大会及其常务委员会根据本行政区域的具体情况和实际要求，在不同宪法、法律、行政法规相抵触的前提下，可以制定地方性法规。较大的市的人民代表大会及其常务委员会根据本市具体情况和实际需要，在不同宪法、法律、行政法规和本省、自治区的地方性法规相抵触的前提下，可以制定地方性法规，报省、自治区人民代表大会常务委员会批准后施行。

（5）民族自治条例和单行条例　根据《立法法》规定，民族自治地方的人民代表大会有权依照当地民族的政治、经济和文化的特点，制定自治条例和单行条例。自治区的自治条例和单行条例，报全国人民代表大会常务委员会批准后生效。自治州、自治县的自治条例和单行条例，报省、自治区、直辖市的人民代表大会常务委员会批准后生效。民族自治法规只在本自治区域有效。自治条例和单行条例可以依照当地民族的特点，对法律和行政法规的规定作出变通规定，但不得违背法律或者行政法规的基本原则，不得对宪法和民族区域自治法的规定以及其他有关法律、行政法规专门就民族自治地方所作的规定作出变通规定。

（6）部门规章　国务院各部、委员会、中国人民银行、审计署和具有行政管理职能的直属机构，可以根据法律和国务院的行政法规、决定、命令，在本部门的权限范围内，制定规章。

（7）地方政府规章　省、自治区、直辖市和较大的市的人民政府，可以根据法律、行政法规和本省、自治区、直辖市的地方性法规，制定规章，地方政府规章应当经政府常务会议或者全体会议决定，由省长或者自治区主席或者市长签署命令予以公布。

（8）国际条约、国际惯例　国际条约是指我国作为国际法主体同外国缔结的双边、多边协议和其他具有条约、协定性质的文件。国际惯例是指以国际法院等各种国际裁决机构的判例所体现或者确认的国际法规则和国际交往中形成的共同遵守的不成文的习惯。国际惯例是国际条约的补充。

4. 法律效力

（1）法律效力的概念　法律效力是指法律的适用范围，即法律在什么领域、什么时期和对谁有效的问题，也就是法律规范在空间上、时间上和对人的效力问题。

（2）法律效力的层次　法律效力的层次是指规范性法律文件之间的效力等级关系。法的效力层次可以概括为上位法的效力高于下位法。按《立法法》的规定，下位法违反上位法规定的，由有关机关依照该法规定的权限予以改变或者撤销。

在同一位阶的法之间，特别规定优于一般规定，新的规定优于旧的规定。《立法法》规定：同一机关制定的法律、行政法规、地方性法规、自治条例和单行条例、规章，特别规定与一般规定不一致的，适用特别规定；新的规定与旧的规定不一致的，适用新的规定。

法律之间对同一事项的，新的一般规定与旧的特别规定不一致，不能确定如何适用时，由全国人民代表大会常务委员会裁决。行政法规之间对同一事项的新的一般规定与旧的特别规定不一致，不能确定如何适用时，由国务院裁决。同一机关制定的新的一般规定与旧的特别规定不一致时，由制定机关裁决。

5. 法律责任

法律责任是指人们对自己的违法行为所应承担的带有强制性的否定法律后果。它包括：民事责任、行政责任、刑事责任。法律责任的构成有两个部分：①法律责任的前提是人们的违法行为，包括侵权行为、不履行义务行为等。法律责任总是基于一定的违法行为而产生的。②法律责任的内容是否定性的法律后果，包括法律制裁、法律负担、强制性法律义务、法律不予承认或者撤销、法律宣布行为无效。法律责任必须由司法机关或者法律授权的国家机关予以追究。

> **知识链接**
>
> **法律效力**
>
> （1）空间效力　是指法律在什么地方发生效力。由国家制定的法律经中央机关制定的规范性文件，在全国范围内生效。地方性法规只在本地区内有效。
>
> （2）时间效力　是指法律在何时生效和何时终止效力，以及新法律颁布生效之前发生的事件或者行为是否适用该项法规的问题。时间效力一般有三个原则：不溯及既往原则；后法废止前法原则；法律条文到达时间的原则。
>
> （3）对人的效力　是指法律适用于什么样的人。对人的效力又分为属地主义、属人主义和保护主义。属地主义：不论人的国籍如何，在哪国领域内就适用哪国法律。属人主义：不论人在国内或国外，是哪国公民就适用哪国法律。保护主义：任何人只要损害了本国利益，不论损害者的国籍与所在地如何，都要受到该国法律的制裁。

法律责任

根据行为人违反药品法律法规的性质和对社会危害程度的不同，可将药品安全法律责任分为民事责任、行政责任和刑事责任。

（1）民事责任　主要是产品责任，即生产者和销售者因生产销售缺陷产品致使他人遭受人身伤害、财产损失，而应承担的赔偿损失、消除危险、停止侵害等责任的特殊侵权民事责任。

（2）行政责任　主要包括行政处罚和行政处分两种。

①行政处罚的种类：警告、罚款、没收非法财物、没收违法所得、责令停产停业、暂扣或吊销有关许可证等。

②行政处分的种类：警告、记过、记大过、降级、撤职、开除六种。

（3）刑事责任　指行为人违反了药品管理法律法规，侵犯了国家的药品管理制度，侵犯了不特定多数人的健康权利，构成犯罪时，由司法机关依照《中华人民共和国刑法》的规定，对其依法追究法律责任。主刑包括管制、拘役、有期徒刑、无期徒刑和死刑，它们只能单独适用。附加刑有罚金、剥夺政治权利、没收财产，它们可以附加适用，也可以独立适用。对于犯罪的外国人，还可以独立适用或附加适用驱逐出境。

二、我国药品管理法律体系

法律体系通常是指一个国家全部现行法律规范分类组合为不同的法律部门而形成的有机联系的统一整体。简单地说，法律体系就是部门法体系。法律部门是根据一定标准、原则所制定的同类规范的总称。药品管理法律体系按照法律效力等级依次包括：法律、行政法规、部门规章、规范性文件。

1. 法律

与药品监督管理职能密切相关的法律主要有三部：《中华人民共和国药品管理法》（简称《药品管理法》）、《中华人民共和国疫苗管理法》（简称《疫苗管理法》）、《中华人民共和国中医药法》。

与药品管理有关的法律有：《中华人民共和国刑法》《中华人民共和国行政处罚法》《中华人民共和国行政复议法》《中华人民共和国产品质量法》《中华人民共和国广告法》《中华人民共和国价格法》《中华人民共和国专利法》《中华人民共和国商标法》《中华人民共和国计量法》《中华人民共和国野生动物保护法》《中华人民共和国标准化法》《中华人民共和国反不正当竞争法》等。

2. 行政法规

与药品有关的行政法规有：《中华人民共和国药品管理法实施条例》（简称《药品管理法实施条例》）《中药品种保护条例》《戒毒条例》《易制毒化学品管理条例》《麻醉药品和精神药品管理条例》《反兴奋剂条例》《血液制品管理条例》《医疗用毒性药品管理办法》《放射性药品管理办法》《野生药材资源保护管理条例》等。

3. 地方性法规

药品管理的地方性法规有：《吉林省药品监督管理条例》《江苏省药品监督管理条例》《山东省药品使用条例》《湖北省药品管理条例》《湖南省药品和医疗器械流通监督管理条例》《云南省药品管理条例》等。

4. 部门规章

药品管理的规章有：《药品注册管理办法》《药物非临床研究质量管理规范》《药物临床试验质量管理规范》《药品生产监督管理办法》《药品生产质量管理规范》《医疗机构制剂配制质量管理规范》《药品流通监督管理办法》《药品经营许可证管理办法》《药品经营质量管理规范》《中药材生产质量管理规范》《生物制品批签发管理办法》《处方药与非处方药分类管理办法》《药品进口管理办法》《直接接触药品的包装材料和容器管理办法》《药品说明书和标签管理规定》《药品不良反应报告和监测管理办法》《药品广告审查

办法》《互联网药品信息服务管理办法》《药品召回管理办法》等。

5. 地方政府规章

药品管理相关的地方政府规章有：《浙江省医疗机构药品和医疗器械使用监督管理办法》《安徽省药品和医疗器械使用监督管理办法》《福建省药品和医疗器械流通监督管理办法》《湖北省药品使用质量管理规定》《陕西省医疗机构药品和医疗器械管理办法》等。

6. 相关国际条约

中国政府承认或加入的与药品管理相关的国际条约有：《1961年麻醉品单一公约》《1971年精神药物公约》《联合国禁止非法贩运麻醉药品和精神药物公约》《反对在体育运动中使用兴奋剂国际公约》等。

 课堂互动

> 1.《中华人民共和国产品质量法》和《中华人民共和国药品管理法》对产品质量的监督管理规定不一致时，优先适用哪部法律？
>
> 2.《中华人民共和国广告法》和《中华人民共和国药品管理法》对药品广告的管理不一致时，优先适用哪部法律？

第二节 《中华人民共和国药品管理法》概述

学习目标

知识目标：1. 掌握《药品管理法》的立法宗旨，《药品管理法》中规定的药品生产、药品经营、医疗机构药剂管理、药品监督管理、药品包装、标签和说明书管理、药品价格和广告管理的主要内容。

　　　　　　2. 熟悉违反《药品管理法》应承担的法律责任。

　　　　　　3. 了解《药品管理法》对药品监督的相关规定。

能力目标：能够运用《药品管理法》相关药事法律规则分析和解决药学实践中遇到的问题。

素质目标：1. 具有自觉遵守药事法律的意识。

　　　　　　2. 具有医药工作者职业道德和严谨的工作作风。

 案例链接

沈阳某公司违反药品经营质量管理规范案

　　2021年10月，辽宁省药监局根据投诉举报线索在检查中发现，沈阳某公司存在严重违反药品经营质量管理规范的行为。经查，该公司存在未从药品上市许可持有人或者具有药品生产经营资格的企业购进"静灵口服液"药品、在计算机系统中编造购进记录、采购药品时未向供货单位索取发票、药品采购储存配送信息不可追溯等违法行为，法定代表人赵某林从未在该公司实际工作，未能履行相关管理职责。该公司上述行为违反了《药品管理法》第五十三条、第五十五条规定。2022年1月，辽宁省药监局依据《药品管理法》第一百二十六条、第一百二十九条以及《辽宁省药品监督管理局行政处罚裁量权适用规定》第十二条第一款第七项规定，符合情节严重情形，对该公司处以罚款125万元的行政处罚，处以该公司法定代表人终身禁止从事药品生产经营活动的行政处罚。

国家药品监督管理局，2022.4.20

一、《药品管理法》概述

（一）《药品管理法》的制定与颁布

《中华人民共和国药品管理法》于 1984 年 9 月 20 日由中华人民共和国第六届全国人民代表大会常务委员会第七次会议通过，自 1985 年 7 月 1 日实施。《药品管理法》的颁布实施是我国药品监督管理工作走上法制道路的里程碑。《药品管理法》是规范药品研制、生产、经营、使用和监督管理的法律，是实施药品管理的基本法律依据。作为中华人民共和国成立后我国颁布的首部管理药品的法律，《药品管理法》在保证药品质量、保障人民用药安全、有效打击制售假冒伪劣药品行为等方面发挥了重要作用。

（二）《药品管理法》的修订

2001 年 2 月 28 日，第九届全国人民代表大会常务委员会第 20 次会议审议通过了《中华人民共和国药品管理法（修订草案）》，修改后的《药品管理法》自 2001 年 12 月 1 日起施行。这次对《药品管理法》的修订全面充实，对原法大多数条文都进行了修改，同时又增加了许多新内容。

2013 年和 2015 年，《药品管理法》先后两次修正部分条款。2019 年 8 月 26 日，第十三届全国人大常委会第十二次会议进行第三次审议并表决通过，并于 2019 年 12 月 1 日施行。新修订的《药品管理法》体现了"四个最严"的要求，最严谨的标准、最严格的监管、最严厉的处罚、最严肃的问责，坚持风险管理，进一步健全了覆盖药品研制、生产、经营、使用全过程的法律制度。

二、《药品管理法》主要内容

《药品管理法》2019 年版共计 12 章 155 条，包括第一章总则（第一至十五条）；第二章药品研制和注册（第十六至二十九条）；第三章药品上市许可持有人（第三十至四十条）；第四章药品生产（第四十一至五十条）；第五章药品经营（第五十一至六十八条）；第六章医疗机构药事管理（第六十九至七十六条）；第七章药品上市后管理（第七十七至八十三条）；第八章药品价格和广告（第八十四至九十一条）；第九章药品储备和供应（第九十二至九十七条）；第十章监督管理（第九十八至一百一十三条）；第十一章法律责任（第一百一十四至一百五十一条）；第十二章附则（第一百五十二至一百五十五条）。

（一）总则

一般来讲，总则规定的是该部法律的总的原则、基本制度等，是整部法律的纲领性的规定。《药品管理法》第一章总则的主要内容如下。

1. 立法宗旨

阐明了《药品管理法》的指导思想和立法目的，即加强药品管理，保证药品质量，保障公众用药安全和合法权益，保护和促进公众健康。

2. 适用范围

在中华人民共和国境内从事药品研制、生产、经营、使用和监督管理活动，必须遵守《药品管理法》。《药品管理法》所适用的效力范围包括：①空间范围。中华人民共和国境内，不包括港澳台地区。香港、澳门两个特别行政区的药品管理立法，由这两个特别行政区立法机关自行制定。②对象范围。从事药品研制、生产、经营、使用和监督管理活动。③时间范围。自 2019 年 12 月 1 日起施行。

3. 药品的定义

药品，是指用于预防、治疗、诊断人的疾病，有目的地调节人的生理机能并规定有适应证或者功能主治、用法和用量的物质，包括中药、化学药和生物制品等。

4. 我国发展药品的方针

我国发展药品的方针，包括以下三个方面。

（1）国家发展现代药和传统药，充分发挥其在预防、医疗和保健中的作用。现代药和传统药都是我国医药事业的重要组成部分，坚持中西药并重，共同发展，是我国医药卫生工作贯彻的重要方针。

（2）国家保护野生药材资源和中药品种，鼓励培育道地中药材。保护、开发和合理利用中药材资源，是促进我国中医药事业持续发展的重要方面。国务院曾在1987年10月发布了《野生药材资源保护条例》，规定了对野生药材资源保护的具体措施。由于野生药材资源的有限性，还不能满足中医药发展对药材资源的需求。因此，在保护和合理利用野生药材资源的同时，还应积极进行中药材的人工培育。

（3）国家鼓励研究和创制新药，保护公民、法人和其他组织研究、开发新药的合法权益。加入世界贸易组织后，我国药品的研制必须从仿制走向创新，在拥有自主知识产权的新药开发方面必须加大投入，才能在竞争中立于不败之地。《药品管理法》将鼓励研究和创制新药列入总则中，进一步明确保护和鼓励公民、法人开发新药品种的积极性，充分显示我国政府在这方面的鼓励政策。

5. 建立健全相关药品管理制度

国家对药品管理实行药品上市许可持有人制度。药品上市许可持有人依法对药品研制、生产、经营、使用全过程中药品的安全性、有效性和质量可控性负责。药品上市许可持有人可以自己生产或将产品委托给不同的生产商生产，药品的安全性、有效性和质量可控性均由上市许可持有人对公众负责。

国家建立健全药品追溯制度。药品追溯制度是药品管理法的一项重要制度，指的是利用信息化手段保障药品生产经营质量的安全，防止假、劣药进入合法渠道，并且能够实现药品风险控制，精准召回。目前，国家药监局正在建立追溯协同平台、追溯监管平台，并将发布一系列追溯的技术标准，以使相关部门有一个统一的追溯标准和规范。

同时，国家建立药物警戒制度，对药品不良反应及其他与用药有关的有害反应进行监测、识别、评估和控制。药物警戒体系是一个涵盖药品整个生命周期的全方位药品安全监管体系，除关注狭义上的药品不良反应外，还关注药品误用、滥用、过量使用、药物相互作用、缺乏疗效等其他与药品有关的安全问题。实施药物警戒制度是我国提升药品安全水平的重大举措，也是强化药品全生命周期管理的重要保障。

6. 药品监督管理体制

国务院药品监督管理部门主管全国药品监督管理工作。国务院有关部门在各自职责范围内负责与药品有关的监督管理工作。

（二）药品研制和注册

鼓励创新与严格审批并重，是《药品管理法》对药品研制和审评、审批工作的要求。其主要内容如下。

1. 鼓励药物创新

国家支持以临床价值为导向、对人的疾病具有明确或者特殊疗效的药物创新，鼓励具有新的治疗机理、治疗严重危及生命的疾病或者罕见病、对人体具有多靶向系统性调节干预功能等的新药研制，推动药品技术进步。

国家鼓励运用现代科学技术和传统中药研究方法开展中药科学技术研究和药物开发，建立和完善符合中药特点的技术评价体系，促进中药传承创新。

国家采取有效措施，鼓励儿童用药品的研制和创新，支持开发符合儿童生理特征的儿童用药品新品种、剂型和规格，对儿童用药品予以优先审评审批。

2. 严格管理药品研制环节

从事药品研制活动，应当遵守药物非临床研究质量管理规范、药物临床试验质量管理规范，保证药品研制全过程持续符合法定要求。开展药物非临床研究，应当符合国家有关规定，具备相应条件。开展药物临床试验，应当经国务院药品监督管理部门批准。对临床试验审批引入到期默示许可制。

实施药物临床试验，应当获得受试者或者其监护人的知情同意书，保护受试者合法权益。药物临床试验期间，发现存在安全性问题或者其他风险的，临床试验申办者应当及时调整临床试验方案、暂停或者终止临床试验，并向国务院药品监督管理部门报告。必要时，国务院药品监督管理部门可以责令调整临床试验方案、暂停或者终止临床试验。

对正在开展临床试验的用于治疗严重危及生命且尚无有效治疗手段的疾病的药物，经医学观察可能获益，并且符合伦理原则的，经审查、知情同意后可以在开展临床试验的机构内用于其他病情相同的患者。

3. 药品注册审查的管理

在中国境内上市的药品，应当经国务院药品监督管理部门批准，取得药品注册证书；但是，未实施审批管理的中药材和中药饮片除外。申请药品注册，应当提供真实、充分、可靠的数据、资料和样品，证明药品的安全性、有效性和质量可控性。

对申请注册的药品，国务院药品监督管理部门应当组织药学、医学和其他技术人员进行审评，对药品的安全性、有效性和质量可控性以及申请人的质量管理、风险防控和责任赔偿等能力进行审查；符合条件的，颁发药品注册证书。国务院药品监督管理部门在审批药品时，对化学原料药一并审评审批，对相关辅料、直接接触药品的包装材料和容器一并审评，对药品的质量标准、生产工艺、标签和说明书一并核准。

对治疗严重危及生命且尚无有效治疗手段的疾病以及公共卫生方面急需的药品，药物临床试验已有数据显示疗效并能预测其临床价值的，可以附条件批准，并在药品注册证书中载明相关事项。

4. 国家药品标准

药品应当符合国家药品标准。国务院药品监督管理部门颁布的《中华人民共和国药典》和药品标准为国家药品标准。国务院药品监督管理部门会同国务院卫生健康主管部门组织药典委员会，负责国家药品标准的制定和修订。

国务院药品监督管理部门设置或者指定的药品检验机构负责标定国家药品标准品、对照品。列入国家药品标准的药品名称为药品通用名称。已经作为药品通用名称的，该名称不得作为药品商标使用。

（三）药品上市许可持有人

《药品管理法》第三章对持有人的条件、权利、义务、责任等作出了全面系统的规定。《药品管理法》第三十条指出，药品上市许可持有人是指取得药品注册证书的企业或者药品研制机构等。

（四）药品生产

1. 对药品生产实行许可证制度

从事药品生产活动，应当经所在地省、自治区、直辖市人民政府药品监督管理部门批准，取得药品生产许可证。无药品生产许可证的，不得生产药品。药品生产许可证应当标明有效期和生产范围，到期重新审查发证。生产范围，即允许持证企业生产药品的范围，由企业在申请许可证时申报并经省级药品监督管理部门核准。药品生产企业只能按照药品生产许可证规定的生产范围从事药品生产活动。

2. 从事药品生产必须具备的法定条件

从事药品生产活动必须具备的条件包括：①有依法经过资格认定的药学技术人员、工程技术人员及相应的技术工人；②有与药品生产相适应的厂房、设施和卫生环境；③有能对所生产药品进行质量管理和质量检验的机构、人员及必要的仪器设备；④有保证药品质量的规章制度，并符合国务院药品监督管理部门依据本法制定的药品生产质量管理规范要求。

3. 实施《药品生产质量管理规范》

从事药品生产活动，应当遵守《药品生产质量管理规范》（GMP），建立健全药品生产质量管理体系，保证药品生产全过程持续符合法定要求。药品生产企业的法定代表人、主要负责人对本企业的药品生产活动全面负责。

4. 药品生产的特定要求

（1）药品应当按照国家药品标准和经药品监督管理部门核准的生产工艺进行生产。生产、检验记录应当完整准确，不得编造。这里所讲的"生产工艺"，是指药品生产的工艺流程等对药品生产质量直接发生影响、由国务院药品监督管理部门在药品审批时一并审批的药品基本生产工艺，不是指药品生产的所有工艺操作细节。药品的生产过程直接决定药品的质量，因此药品生产记录只有完整准确，才能真实反映药品生产全过程的实际情况。

（2）中药饮片必须按照国家药品标准炮制；国家药品标准没有规定的，必须按照省、自治区、直辖市人民政府药品监督管理部门制定的炮制规范炮制。不符合国家药品标准或者不按照省、自治区、直辖市人民政府药品监督管理部门制定的炮制规范炮制的，不得出厂、销售。

（3）生产药品所需的原料、辅料，必须符合药用要求、药品生产质量管理规范的有关要求。生产药品，应当按照规定对供应原料、辅料等的供应商进行审核，保证购进、使用的原料、辅料等符合要求。

（4）药品出厂前必须进行质量检验。不符合国家药品标准的，不得出厂。药品生产企业应当建立药品出厂放行规程，明确出厂放行的标准、条件。符合标准、条件的，经质量受权人签字后方可放行。

（5）直接接触药品的包装材料和容器，应当符合药用要求，符合保障人体健康、安全的标准。对不合格的直接接触药品的包装材料和容器，由药品监督管理部门责令停止使用。

药品包装应当适合药品质量的要求，方便储存、运输和医疗使用。发运中药材应当有包装。在每件包装上，应当注明品名、产地、日期、供货单位，并附有质量合格的标志。

药品包装应当按照规定印有或者贴有标签并附有说明书。标签或者说明书应当注明药品的通用名称、成分、规格、上市许可持有人及其地址、生产企业及其地址、批准文号、产品批号、生产日期、有效期、适应证或者功能主治、用法、用量、禁忌、不良反应和注意事项。标签、说明书中的文字应当清晰，生产日期、有效期等事项应当显著标注，容易辨识。

麻醉药品、精神药品、医疗用毒性药品、放射性药品、外用药品和非处方药的标签、说明书，应当印有规定的标志。

（6）药品上市许可持有人、药品生产企业、药品经营企业和医疗机构中直接接触药品的工作人员，应当每年进行健康检查。患有传染病或者其他可能污染药品的疾病的，不得从事直接接触药品的工作。

（五）药品经营

1. 对药品经营实行许可证制度

药品经营活动包括药品批发和药品零售。①从事药品批发活动，应当经所在地省、自治区、直辖市人民政府药品监督管理部门批准，取得药品经营许可证。②从事药品零售活动，应当经所在地县级以上地方人民政府药品监督管理部门批准，取得药品经营许可证。无药品经营许可证的，不得经营药品。药品经营许可证应当标明有效期和经营范围，到期重新审查发证。药品监督管理部门实施药品经营许可，应当遵循方便群众购药的原则。

2. 从事药品经营活动必须具备的法定条件

从事药品经营活动必须具备的条件有：①有依法经过资格认定的药师或者其他药学技术人员；②具有与所经营药品相适应的营业场所、设备、仓储设施和卫生环境；③有与所经营药品相适应的质量管理机构或者人员；④有保证药品质量的规章制度，并符合药品经营质量管理规范要求。

3. 实施《药品经营质量管理规范》

从事药品经营活动，应当遵守《药品经营质量管理规范》（GSP），建立健全药品经营质量管理体系，保证药品经营全过程持续符合法定要求。国家鼓励、引导药品零售连锁经营。从事药品零售连锁经营活动的企业总部，应当建立统一的质量管理制度，对所属零售企业的经营活动履行管理责任。药品经营企业的法定代表人、主要负责人对本企业的药品经营活动全面负责。

根据国家药品监督管理局贯彻实施《中华人民共和国药品管理法》有关事项的公告，自 2019 年 12 月 1 日起，取消药品 GMP、GSP 认证，不再受理 GMP、GSP 认证申请，不再发放药品 GMP、GSP 证书。取消认证并不意味着放松监管，而是由静态的节点式监管调整为动态和全过程的监管。

4. 药品经营的特定要求

（1）国家对药品实行处方药与非处方药分类管理制度。

（2）除购进未实施审批管理的中药材之外，药品上市许可持有人、药品生产企业、药品经营企业和医疗机构应当从药品上市许可持有人或者具有药品生产、经营资格的企业购进药品。药品经营企业购进药品，应当建立并执行进货检查验收制度。药品经营企业购销药品，应当有真实、完整的购销记录。

（3）药品经营企业销售药品的基本规则主要有：①药品经营企业的销售人员应熟悉所售药品的性能、规格，向购药者正确说明药品的用法、用量及禁忌等注意事项。②在售药调配处方时，必须核对。对处方所列药品，一是不得擅自更改或者代用。二是对有配伍禁忌或者超剂量的处方，应当拒绝调配。确有必要时，应告之购药者经处方医师更正或者在原药方上重新签字后，方可调配。③销售中药材，必须标明产地。由于中药材受大气、水质、土壤及地域、海拔高度等影响，不同产地的同种药材组分和药用效果不尽相同，甚至会有较大差异，标明产地有利于消费者根据药品的产地和自己的具体情况确定所需的中药材。④依法经过资格认定的药师或者其他药学技术人员负责本企业的药品管理、处方审核和调配、合理用药指导等工作。

（4）药品经营企业应当制定和执行药品保管制度，采取必要的冷藏、防冻、防潮、防虫、防鼠等措施，保证药品质量。药品入库和出库应当执行检查制度。

（5）城乡集市贸易市场可以出售中药材，国务院另有规定的除外。新发现和从境外引种的药材，经国务院药品监督管理部门批准后，方可销售。

（6）对网络销售药品和网络交易第三方平台作出了具体规定。

（7）药品进出口管理的基本规则有：①药品应当从允许药品进口的口岸进口，并由进口药品的企业向口岸所在地药品监督管理部门备案。海关凭药品监督管理部门出具的进口药品通关单办理通关手续。无进口药品通关单的，海关不得放行。允许药品进口的口岸由国务院药品监督管理部门会同海关总署提出，报国务院批准。②口岸所在地药品监督管理部门应当通知药品检验机构按照国务院药品监督管理部门的规定对进口药品进行抽查检验。③进口、出口麻醉药品和国家规定范围内的精神药品，应当持有国务院药品监督管理部门颁发的进口准许证、出口准许证。④禁止进口疗效不确切、不良反应大或者因其他原因危害人体健康的药品。⑤医疗机构因临床急需进口少量药品的，经国务院药品监督管理部门或者国务院授权的省、自治区、直辖市人民政府批准，可以进口。进口的药品应当在指定医疗机构内用于特定医疗目的。个人自用携带入境少量药品，按照国家有关规定办理。

（8）对需要特别加强监督管理的药品，在销售前或者进口时，国务院药品监督管理部门应当指定药品检验机构进行检验；未经检验或者检验不合格的，不得销售或者进口。这些药品包括：①首次在中国境内销售的药品；②国务院药品监督管理部门规定的生物制品；③国务院规定的其他药品。

（六）医疗机构药事管理

1. 对医疗机构制剂实行许可证制度

医疗机构配制制剂，应当经所在地省、自治区、直辖市人民政府药品监督管理部门批准，取得医疗机构制剂许可证。无医疗机构制剂许可证的，不得配制制剂。医疗机构制剂许可证应当标明有效期，到期重新审查发证。

2. 从事药品生产、经营活动及医疗机构配制制剂必须具备的法定条件

医疗机构配制制剂，应当有能够保证制剂质量的设施、管理制度、检验仪器和卫生条件。医疗机构配制制剂，应当按照经核准的工艺进行，所需的原料、辅料和包装材料等应当符合药用要求。

3. 医疗机构药事管理的主要规定

（1）医疗机构应当配备依法经过资格认定的药师或者其他药学技术人员，负责本单位的药品管理、处方审核和调配、合理用药指导等工作。非药学技术人员不得直接从事药剂技术工作。

（2）医疗机构应当遵循药品临床应用指导原则、临床诊疗指南和药品说明书等合理用药，对医师处方、用药医嘱的适宜性进行审核。依法经过资格认定的药师或者其他药学技术人员调配处方，应当进行核对，对处方所列药品不得擅自更改或者代用。对有配伍禁忌或者超剂量的处方，应当拒绝调配；必要时，经处方医师更正或者重新签字，方可调配。

（3）医疗机构配制的制剂，应当是本单位临床需要而市场上没有供应的品种，并应当经所在地省、自治区、直辖市人民政府药品监督管理部门批准；但是，法律对配制中药制剂另有规定的除外。医疗机构配制的制剂应当按照规定进行质量检验合格的，凭医师处方在本单位使用。经国务院药品监督管理部门或者省、自治区、直辖市人民政府药品监督管理部门批准，医疗机构配制的制剂可以在指定的医疗机构之间调剂使用。医疗机构配制的制剂不得在市场上销售。

（七）药品上市后管理

药品上市后管理，规定建立年度报告制度，持有人每年将药品生产销售、上市后研究、风险管理等情况按照规定向药品监督管理部门报告。同时持有人应当主动开展药品上市后研究，对药品安全性、有效性和质量可控性进行进一步确证，对已识别风险的药品及时采取风险控制措施。给用药者造成损害的，依法承担赔偿责任。药品上市后管理要点如下。

1. 药品上市后风险管理

药品上市许可持有人应当制定药品上市后风险管理计划，主动开展药品上市后研究，对药品的安全性、有效性和质量可控性进行进一步确证，加强对已上市药品的持续管理。

对附条件批准的药品，药品上市许可持有人应当采取相应风险管理措施，并在规定期限内按照要求完成相关研究；逾期未按照要求完成研究或者不能证明其获益大于风险的，国家药品监督管理局应当依法处理，直至注销药品注册证书。对药品生产过程中的变更，按照其对药品安全性、有效性和质量可控性的风险和产生影响的程度，实行分类管理。

2. 药品上市后评估要求

药品上市许可持有人应当按照国务院药品监督管理部门的规定，履行以下要求：①全面评估、验证变更事项对药品安全性、有效性和质量可控性的影响。②开展药品上市后不良反应监测，主动收集、跟踪分析疑似药品不良反应信息。③应当同药品生产企业、药品经营企业和医疗机构一起，经常考察本单位所生产、经营、使用的药品质量、疗效和不良反应。④应当对已上市药品的安全性、有效性和质量可控性定期开展上市后评价。必要时，国务院药品监督管理部门可以责令其开展评价。

3. 出现药品安全问题的处置措施

药品存在质量问题或者其他安全隐患的，药品上市许可持有人应当立即停止销售，告知相关药品经营企业和医疗机构停止销售和使用，召回已销售的药品，及时公开召回信息，必要时应当立即停止生产，并将药品召回和处理情况向省级药品监督管理部门和卫生健康主管部门报告。药品生产企业、药品经营企业和医疗机构应当配合。药品上市许可持有人依法应当召回药品而未召回的，省级药品监督管理部门应当责令其召回。

对已确认发生严重不良反应的药品，由国务院药品监督管理部门或者省级药品监督管理部门根据实际情况采取停止生产、销售、使用等紧急控制措施，并应当在 5 日内组织鉴定，自鉴定结论作出之日起 15 日内依法作出行政处理决定。经评价，对疗效不确切、不良反应大或者因其他原因危害人体健康的药品，应当注销药品注册证书。

已被注销药品注册证书的药品，不得生产或者进口、销售和使用。已被注销药品注册证书、超过有效期等的药品，应当由药品监督管理部门监督销毁或者依法采取其他无害化处理等措施。

（八）药品价格和广告

1. 药品价格管理

（1）国家完善药品采购管理制度，对药品价格进行监测，开展成本价格调查，加强药品价格监督检查，依法查处价格垄断、哄抬价格等药品价格违法行为，维护药品价格秩序。

依法实行市场调节价的药品，药品上市许可持有人、药品生产企业、药品经营企业和医疗机构应当按照公平、合理和诚实信用、质价相符的原则制定价格，为用药者提供价格合理的药品。应当遵守国务院药品价格主管部门关于药品价格管理的规定，制定和标明药品零售价格，禁止暴利、价格垄断和价格欺诈等行为。并应当依法向药品价格主管部门提供其药品的实际购销价格和购销数量等资料。

医疗机构应当向患者提供所用药品的价格清单，按照规定如实公布其常用药品的价格，加强合理用药管理。

（2）禁止药品上市许可持有人、药品生产企业、药品经营企业和医疗机构在药品购销中给予、收受回扣或者其他不正当利益。禁止药品上市许可持有人、药品生产企业、药品经营企业或者代理人以任何名义给予使用其药品的医疗机构的负责人、药品采购人员、医师、药师等有关人员财物或者其他不正当利益。禁止医疗机构的负责人、药品采购人员、医师、药师等有关人员以任何名义收受药品上市许可持有人、药品生产企业、药品经营企业或者代理人给予的财物或者其他不正当利益。

课堂互动

药品是一种事关人们生命健康和公共福利性的特殊商品，药品实行市场调节价可以提高药品生产效率，但可能会忽视公平并与公共福利性相冲突，你认为政府在对药品价格管理中应该如何平衡它们之间的矛盾？

2. 药品广告管理

（1）药品广告应当经广告主所在地省、自治区、直辖市人民政府确定的广告审查机关批准；未经批准的，不得发布。

（2）药品广告的内容应当真实、合法，以国务院药品监督管理部门核准的药品说明书为准，不得含有虚假的内容。

（九）药品储备和供应

明确国家实行药品储备制度、建立药品供求监测体系、实行短缺药品清单管理制度、实行短缺药品优先审评制度等，多部门共同加强药品供应保障工作。

1. 两级药品储备制度

国家实行药品储备制度，建立中央和地方两级药品储备。发生重大灾情、疫情或者其他突发事件时，依照《中华人民共和国突发事件应对法》的规定，可以紧急调用药品。

2. 国家实行基本药物制度

国家实行基本药物制度，遴选适当数量的基本药物品种，加强组织生产和储备，提高基本药物的供给能力，满足疾病防治基本用药需求。

3. 国家建立短缺药品预警体系

国家建立药品供求监测体系，及时收集和汇总分析短缺药品供求信息，对短缺药品实行预警，采取应对措施。国家实行短缺药品清单管理制度。药品上市许可持有人停止生产短缺药品的，应当按照规定向国务院药品监督管理部门或者省级药品监督管理部门报告。

知识链接

药品储备制度

　　建立药品储备制度，主要是为了保证重大灾情、疫情及突发事件发生后对药品的紧急需要，维护人民身体健康和安全。我国在 20 世纪 70 年代就建立了中央一级储备、静态管理的国家药品储备制度。1997 年 1 月《中共中央、国务院关于卫生改革与发展的决定》明确提出，要建立并完善中央与省两级医药储备制度。1997 年 7 月 3 日，国务院发出了"国务院关于改革和加强医药储备管理工作的通知"，对药品储备制度的有关问题作了规定。

　　自 1997 年起，在中央统一政策、统一规划、统一组织实施的原则下，建立中央与地方两级医药储备制度，实行动态储备、有偿调用的体制。中央医药储备主要负责储备重大灾情、疫情及重大突发事故和战略储备所需的特种、专项药品及医疗器械。地方医药储备主要负责储备地区性或一般灾情、疫情及突发事故和地方常见病、多发病防治所需的药品和医疗器械。

（十）监督管理

　　新修订的《药品管理法》对假、劣药作出了重新界定。假药包括所含成分与国家药品标准规定的成分不符的药品等 4 种，劣药包括药品成分的含量不符合国家药品标准等 7 种。

1. 药品监督的禁止性规定

　　禁止生产（包括配制，下同）、销售、使用假、劣药。禁止未取得药品批准证明文件生产、进口药品；禁止使用未按照规定审评、审批的原料药、包装材料和容器生产药品。

2. 假、劣药的界定

　　（1）有下列情形之一的，为假药。

　　① 药品所含成分与国家药品标准规定的成分不符。

　　② 以非药品冒充药品或者以他种药品冒充此种药品。

　　③ 变质的药品。

　　④ 药品所标明的适应证或者功能主治超出规定范围。

　　（2）有下列情形之一的，为劣药。

　　① 药品成分的含量不符合国家药品标准。

　　② 被污染的药品。

　　③ 未标明或者更改有效期的药品。

　　④ 未注明或者更改产品批号的药品。

　　⑤ 超过有效期的药品。

　　⑥ 擅自添加防腐剂、辅料的药品。

　　⑦ 其他不符合药品标准的药品。

3. 药品监督管理部门的监督检查内容及有关义务

　　药品监督管理部门有权对以下事项实施监督检查：①药品研制、生产、经营和药品使用单位使用药品等活动；②为药品研制、生产、经营、使用提供产品或者服务的单位和个人；③对高风险的药品实施重点监督检查。

　　药品监督管理部门在实施监督检查时的附随义务：①出示证件的义务。药品监督管理部门进行监督检查时，必须向被检查者出示有关证明文件，以表明其行使监督检查权的合法主体资格和执行具体监督检查任务的合法依据。②保密的义务。药品监督管理部门进行监督检查时，对监督检查中知悉的被检查人的技术秘密和业务秘密应当保密。

4. 药品质量抽查检验

（1）药品监督管理部门根据监督检查的需要，可以对药品质量进行抽查检验。抽查检验应当按照规定抽样，并不得收取任何费用。

（2）国务院和省、自治区、直辖市人民政府的药品监督管理部门应当定期公告药品质量抽查检验的结果；公告不当的，必须在原公告范围内予以更正。

（3）当事人对药品检验机构的检验结果有异议的，可以自收到药品检验结果之日起 7 日内向原药品检验机构或者上一级药品监督管理部门设置或者确定的药品检验机构申请复验，也可以直接向国务院药品监督管理部门设置或者确定的药品检验机构申请复验。受理复验的药品检验机构必须在国务院药品监督管理部门规定的时间内作出复验结论。

5. 对可能危害人体健康的药品采取行政强制措施

对有证据证明可能危害人体健康的药品及其有关材料，药品监督管理部门可以在封扣押，并在七日内作出行政处理决定；药品需要检验的，应当自检验报告书发出之日起十五日内作出行政处理决定。

6. 对质量管理规范实施状况的检查

药品监督管理部门应当对药品上市许可持有人、药品生产企业、药品经营企业和药物非临床安全性评价研究机构、药物临床试验机构等遵守药品生产质量管理规范、药品经营质量管理规范、药物非临床研究质量管理规范、药物临床试验质量管理规范等情况进行检查，监督其持续符合法定要求。

7. 企业（机构）信用和社会监督

药品监督管理部门建立药品上市许可持有人、药品生产企业、药品经营企业、药物非临床安全性评价研究机构、药物临床试验机构和医疗机构药品安全信用档案，记录许可颁发、日常监督检查结果、违法行为查处等情况，依法向社会公布并及时更新；对有不良信用记录的，增加监督检查频次，并可以按照国家规定实施联合惩戒。

药品监督管理部门应当公布本部门的电子邮件地址、电话，接受咨询、投诉、举报，并依法及时答复、核实、处理。对查证属实的举报，按照有关规定给予举报人奖励。对举报人的信息予以保密，保护举报人的合法权益。举报人举报所在单位的，该单位不得以解除、变更劳动合同或者其他方式对举报人进行打击报复。

8. 药品安全信息统一公布制度

国家实行药品安全信息统一公布制度。由国务院药品监督管理部门统一公布的信息包括：国家药品安全总体情况、药品安全风险警示信息、重大药品安全事件及其调查处理信息和国务院确定需要统一公布的其他信息。药品安全风险警示信息和重大药品安全事件及其调查处理信息的影响限于特定区域的，也可以由有关省、自治区、直辖市人民政府药品监督管理部门公布。未经授权不得发布上述信息。公布药品安全信息，应当及时、准确、全面，并进行必要的说明，避免误导。任何单位和个人不得编造散布虚假药品安全信息。

9. 药品安全事件应急

县级以上人民政府应当制定药品安全事件应急预案。药品监督管理部门未及时发现药品安全系统性风险，未及时消除监督管理区域内药品安全隐患的，本级人民政府或者上级人民政府药品监督管理部门应当对其主要负责人进行约谈。地方人民政府未履行药品安全职责，未及时消除区域性重大药品安全隐患的，上级人民政府或者上级人民政府药品监督管理部门应当对其主要负责人进行约谈。

10. 规范药品监督管理部门的行为

地方人民政府及其药品监督管理部门不得以要求实施药品检验审批等手段限制或者排斥非本地区药品上市许可持有人、药品生产企业生产的药品进入本地区。药品监督管理部门及其设置或者指定的药品专业技术机构不得参与药品生产经营活动，不得以其名义推荐或者监制、监销药品。药品监督管理部门及其设置或者指定的药品专业技术机构的工作人员不得参与药品生产经营活动。

（十一）法律责任

法律责任是国家对责任人违反法定义务，超越权利或者滥用权利的行为所作的否定性评价，是国家强制责任人做出一定行为或者不做出一定行为，恢复被破坏的法律关系和法律秩序的手段。简单来说，法律责任即因实施违法行为而应负的法律上的责任。

《药品管理法》法律责任主要包括对违反许可证药品批准证明文件相关规定的处罚；对生产、销售假药、劣药行为的有关责任人和相关事项的处罚；对药品上市许可持有人、药品生产企业、药品经营企业或者医疗机构其他违法行为的处罚；对药品监督管理部门和药品检验机构及其人员违法行为的处罚；对其他违反《药品管理法》规定的主要批准、许可、备案事项的处罚。

📖 知识链接

《药品管理法》规定的从重处罚的情形

《药品管理法》第一百三十七条规定，有下列行为之一的，在《药品管理法》规定的处罚幅度内从重处罚。

① 以麻醉药品、精神药品、医疗用毒性药品、放射性药品、药品类易制毒化学品冒充其他药品，或者以其他药品冒充上述药品。

② 生产销售以孕产妇、儿童为主要使用对象的假药、劣药。

③ 生产、销售的生物制品属于假药、劣药。

④ 生产、销售假药、劣药，造成人身伤害后果。

⑤ 生产、销售假药、劣药，经处理后再犯。

⑥ 拒绝、逃避监督检查，伪造、销毁、隐匿有关证据材料，或者擅自动用查封、扣押物品。

（十二）附则

第十二章主要是对《药品管理法》中未涉及的"中药材""地区性民间习用药材"的补充说明及本法施行时间规定。

第三节　《中华人民共和国药品管理法实施条例》简介

✈ 学习目标

知识目标：1. 掌握《药品管理法实施条例》中规定的药品生产、药品经营、医疗机构药剂管理、药品监督管理、药品包装、标签和说明书管理、药品价格和广告管理的主要内容。

　　　　　2. 熟悉《药品管理法实施条例》的特点。

　　　　　3. 了解《药品管理法实施条例》有关用语的含义。

能力目标：能够运用相关药事法律规则分析和解决药学实践中遇到的问题。

素质目标：1. 具有自觉遵守药事法律的意识。

　　　　　2. 具有始终把人民群众生命安全和身体健康放在首位的意识。

一、《药品管理法实施条例》概述

《药品管理法》作为药品监督管理的基本法律，原则性规定、授权国务院或国务院药品监督管理部门制定具体规定的条款较多，其所确立的各项制度需要有下位法的进一步明确规定才能得以正确实施。

为了贯彻实施《药品管理法》，国务院制定了《中华人民共和国药品管理法实施条例》。从《药品管理法》的立法原义出发，将法律确定下来的制度和措施进一步具体化，增强法律的操作性。

2002 年 8 月 4 日，《药品管理法实施条例》由第 360 号国务院令公布，于 2002 年 9 月 15 日起施行。

二、《药品管理法实施条例》简要内容

《药品管理法实施条例》分为 10 章共 80 条。主要内容概括如下：

1. 总则

第一章"总则"为第一至二条，共两条。《药品管理法实施条例》明确了药品检验机构设置和确定的原则：①授权国务院药品监督管理部门和省、自治区、直辖市人民政府药品监督管理部门设置国家药品检验机构和省级药品检验机构。②省以下药品检验机构的设置原则：由省、自治区、直辖市人民政府药品监督管理部门根据需要提出设置规划，报同级人民政府批准后设置。③药品检验机构确定的原则为只有国务院和省、自治区、直辖市人民政府药品监督管理部门方可确定符合条件的有关检验机构承担药品审批和监督检查所需的药品检验工作。

2. 药品生产企业管理

第二章"药品生产企业管理"为第三条至十条，共八条。主要是对变更许可事项和换发许可证的规定

3. 药品经营企业管理

第三章"药品经营企业管理"为第十一条至十九条，共九条。主要对开办药品批发企业和药品零售企业条件和流程作了详细规定。国家实行处方药和非处方药分类管理制度。国家根据非处方药品的安全性，将非处方药分为甲类非处方药和乙类非处方药。

《药品管理法实施条例》从深化药品流通体制改革和实施药品分类管理制度、保证人民用药安全出发，对经营处方药和甲类非处方药的药品零售企业配备执业药师作出了规定。

4. 医疗机构的药剂管理

第四章"医疗机构的药剂管理"为第二十条至二十七条，共八条。对医疗机构设立制剂室、医疗机构变更许可事项、药品购进记录、医疗机构配制制剂的销售、调剂有明确规定。

5. 药品管理

第五章"药品管理"为第二十八条至四十二条，共十五条。国务院药品监督管理部门根据保护公众健康的要求，可以对药品生产企业生产的新药品种设立不超过 5 年的监测期，在监测期内，不得批准其他企业生产和进口。疫苗类制品、血液制品、用于血源筛查的体外诊断试剂及国务院药品监督管理部门规定的其他生物制品等药品进口时有明确规定。

6. 药品包装的管理

第六章"药品包装的管理"为第四十三条至四十六条，共四条。主要包括：①药品生产企业使用的直接接触药品的包装材料和容器须经国务院药品监督管理部门批准注册。其管理办法、产品目录和药用要求与标准，由国务院药品监督管理部门组织制定并公布。②生产中药饮片，应当选用与药品性质相适应的包装材料和容器；包装不符合规定的中药饮片，不得销售。中药饮片包装必须印有或者贴有标签。中药饮片的标签必须注明品名、规格、产地、生产企业、产品批号、生产日期，实施批准文号管理的中药饮片还必须注明药品批准文号。③医疗机构配制制剂所使用的直接接触药品的包装材料和容器、制剂的标签和说明书应当符合《药品管理法》和《药品管理法实施条例》的有关规定，并经省级药品监督管理部门批准。④药品商品名称应当符合国务院药品监督管理部门的规定。

7. 药品价格和广告的管理

第七章"药品价格和广告的管理"为第四十七条至五十条，共四条。实行政府定价或政府指导价的这两类药品分别是：列入国家基本医疗保险药品目录的药品；国家基本医疗保险药品目录以外具有垄断性生产、经营的药品。对其他药品，一律实行市场调节价。政府价格主管部门依照《中华人民共和国价格法》有关规定实行药品价格监测时，为掌握分析药品价格变动和趋势，可以指定部分药品生产、经营企业和医疗机构作为价格监测定点单位；定点单位应当给予配合、支持，如实提供有关信息资料。并对药品和进口药品发布广告作了详细的规定。

8. 药品监督

第八章"药品监督"为第五十一条至五十七条，共七条。药品监督管理部门（含省级人民政府药品监督管理部门依法设立的药品监督管理机构）依法对药品研制、生产、经营、使用实施监督检查。

9. 法律责任

第九章"法律责任"为第五十八条至七十六条，共十九条。《药品管理法实施条例》规定，药品监督管理部门设置的派出机构，有权作出《药品管理法》和《药品管理法实施条例》规定的警告、罚款、没收违法生产销售的药品和违法所得的行政处罚。

10. 附则

第十章"附则"为第七十七条至八十条，共四条。主要对有关用语的含义作了规定：①药品合格证明和其他标识，是指药品生产批准证明文件、药品检验报告书、药品的包装、标签和说明书。②医疗机构制剂，是指医疗机构根据本单位临床需要经批准而配制自用的固定处方制剂。③药品经营方式，是指药品批发和药品零售。④药品经营范围，是指经药品监督管理部门核准经营药品的品种类别。⑤药品批发企业，是指将购进的药品销售给药品生产、经营企业和医疗机构的药品经营企业。⑥药品零售企业，是指将购进的药品直接销售给消费者的药品经营企业。⑦首次在中国销售的药品，是指国内或者国外药品生产企业第一次在中国销售的药品，包括不同药品生产企业生产的相同品种。

国家药品监督管理局于 2022 年 5 月 9 日发布了《中华人民共和国药品管理法实施条例》（修订草案征求意见稿）。《药品管理法实施条例》的修订，对全面贯彻执行《药品管理法》，加强药品监管，确保人民用药安全有效，保证用药人的合法权益起到了十分重要的作用。《药品管理法实施条例》（修订草案征求意见稿）依据《药品管理法》（2019 版）而制定，归纳起来，具有以下三个明显的特点：一是体例统一，《药品管理法实施条例》（修订草案征求意见稿）的体例严格以《药品管理法》的体例为基准，与《药品管理法》的章节互相对应；二是可操作性强，《药品管理法实施条例》（修订草案征求意见稿）对《药品管理法》的有关规定进行了比较全面的具体化，其规定的内容更具有针对性和操作性，特别是对药品监督管理工作中的突出问题作出更明确的规定；三是对《药品管理法》进行了必要的补充，《药品管理法实施条例》（修订草案征求意见稿）根据《药品管理法》的立法宗旨和有关原则规定，针对药品监督管理工作的现实需要增加了一些新规定、新措施。

第四节 《中华人民共和国疫苗管理法》概述

📎 **学习目标**

知识目标：1. 掌握《疫苗管理法》的立法宗旨，《疫苗管理法》的主要内容。

2. 熟悉违反《疫苗管理法》应承担的法律责任。

3. 了解《疫苗管理法》对药品监督的相关规定。

能力目标：能够运用《中华人民共和国疫苗管理法》相关药事法律规则分析和解决药学实践中遇到的问题。

素质目标：1. 具有自觉遵守药事法律的意识。

2. 具有依法应对重大突发公共卫生事件的能力，做党和人民信赖的医药工作者。

🌱 **案例链接**

长春某公司疫苗事件

2018 年 7 月 5 日，国家药监局会同吉林省药监局对长春某公司进行飞行检查，后进驻企业开展全面调查。7 月 15 日，国家药监局发布了《关于长春某公司违法违规生产冻干人用狂犬病疫苗的通告》，查明企业存在编造生产记录和产品检验记录，随意变更工艺参数和设备等违法违规行为，严重违反了《中华人民共和国药品管理法》《药品生产质量管理规范》有关规定。

随后，根据调查结果，国家药监局撤销了长春某公司狂犬病疫苗（国药准字 S20120016）药品批准证明文件；撤销涉案产品生物制品批签发合格证，并处罚款 1203 万元。吉林省食品药品监督管理局吊销长春某公司药品生产许可证，没收违法生产的疫苗、违法所得 18.9 亿元，处违法生产、销售货值金额三倍罚款 72.1 亿元，合计罚没款 91 亿元。

除了对长春某公司进行罚款外，国家药监局还对企业董事长高某等十四名直接负责的主管人员和其他直接责任人员作出行政处罚，并追究刑事责任。对履行疫苗管理职责不力的负有直接责任和领导责任的相关人员，作出了严肃的组织处理和问责。

国家药品监督管理局

药品是特殊的商品，疫苗是特殊的药品。为了加强对疫苗生产、流通和预防接种的管理，预防、控制传染病的发生、流行，保障人体健康和公共卫生，2019 年 6 月 29 日第十三届全国人民代表大会常务委员会第十一次会议通过《中华人民共和国疫苗管理法》（以下简称《疫苗管理法》），本法自 2019 年 12 月 1 日起施行。

一、疫苗概述

疫苗，是指为预防、控制疾病的发生、流行，用于人体免疫接种的预防性生物制品。

从管理角度进行划分，疫苗分为两类。第一类疫苗，也称为免疫规划疫苗，是指政府免费向公民提供，公民应当依照政府的规定受种的疫苗，包括国家免疫规划确定的疫苗，省、自治区、直辖市人民政府在执行国家免疫规划时增加的疫苗，以及县级以上人民政府或者其卫生主管部门组织的应急接种或者群体性预防接种所使用的疫苗；第二类疫苗，也称为非免疫规划疫苗，是指由公民自费并且自愿受种的其他疫苗。接种第一类疫苗由政府承担费用。接种第二类疫苗由受种者或者其监护人承担费用。

二、《疫苗管理法》主要内容

《疫苗管理法》是我国法律体系中的重要组成部分，是药事部门进行疫苗监督管理的法律依据。在中华人民共和国境内从事疫苗研制、生产、流通和预防接种及其监督管理活动，必须遵守《疫苗管理法》。《疫苗管理法》未作规定的，适用《药品管理法》《中华人民共和国传染病防治法》等法律行政法规的规定。

《疫苗管理法》共 11 章 100 条，主要内容如下。

1. 总则

第一章"总则"为第一至十三条，共十三条。主要包括《疫苗管理法》立法的宗旨；适用范围；疫苗的定义；国家发展疫苗的战略政策；国家免疫规划制度；建立健全相关疫苗管理制度；疫苗监督管理体制；疫苗监督管理部门设置。

2. 疫苗研制和注册

第二章"疫苗研制和注册"为第十四至二十一条，共八条。主要包括疫苗研制的基本要求，如疫苗非临床试验、疫苗临床试验的要求；疫苗注册及审批的要求。

3. 疫苗生产和批签发

第三章"疫苗生产和批签发"为第二十二至三十一条，共十条。主要包括疫苗生产准入制度；疫苗生产关键岗位人员任职、培训、考核要求；疫苗生产质量管理体系；国家实行疫苗批签发制度；疫苗批签发审核和抽检；疫苗批签发质量风险管理。

4. 疫苗流通

第四章"疫苗流通"为第三十二至四十条，共九条。主要包括疫苗采购管理；疫苗价格管理；疫苗储存、运输管理；疫苗销售管理；疫苗定期检查制度。

5. 预防接种

第五章"预防接种"为第四十一至五十一条，共十一条。主要包括国家免疫规划；预防接种规范化管理；接种单位应当具备的条件；医疗卫生人员预防接种工作规范的要求；国家对儿童实行预防接种证制度；群体性预防接种要求。

6. 异常反应监测和处理

第六章"异常反应监测和处理"为第五十二至五十六条，共五条。主要包括预防接种异常反应定义；不属于预防接种异常反应情形；预防接种异常反应监测管理；国家实行预防接种异常反应补偿制度。

7. 疫苗上市后管理

第七章"疫苗上市后管理"为第五十七至六十二条，共六条。《疫苗管理法》对疫苗上市后管理提出了明确要求。主要包括疫苗上市许可持有人应当建立健全疫苗全生命周期质量管理体系，制定并实施疫苗上市后风险管理计划，开展疫苗上市后研究及评价，持有人应当对疫苗进行质量跟踪分析，建立疫苗质量回顾分析和风险报告制度。

知识链接

下列情形不属于预防接种异常反应。

（1）因疫苗本身特性引起的接种后一般反应。

（2）因疫苗质量问题给受种者造成的损害。

（3）因接种单位违反预防接种工作规范、免疫程序、疫苗使用指导原则、接种方案给受种者造成的损害。

（4）受种者在接种时正处于某种疾病的潜伏期或者前驱期，接种后偶合发病。

（5）受种者有疫苗说明书规定的接种禁忌，在接种前受种者或者其监护人未如实提供受种者的健康状况和接种禁忌等情况，接种后受种者原有疾病急性复发或者病情加重。

（6）因心理因素发生的个体或者群体的心因性反应。

8. 保障措施

第八章"保障措施"为第六十三至六十九条，共七条。《疫苗管理法》对保障疫苗生产、供应、运输、保证免疫规划制度的实施、预防接种的经费提出了明确要求，国家将疫苗纳入战略物资储备，实行中央和省级两级储备；国家实行疫苗责任强制保险制度。

9. 监督管理

第九章"监督管理"为第七十至七十八条，共九条。主要包括药品监督管理部门、卫生健康主管部门监督检查的范围及其义务；药品监督管理机构对疫苗相关企业的监督检查，有关行政强制措施及行政处理；国家建设中央和省级两级职业化、专业化药品检查员队伍，加强对疫苗的监督检查。任何单位和个人有权依法了解疫苗信息，对疫苗监督管理工作提出意见、建议。疫苗安全事件管理要求。国家实行疫苗安全信息统一公布制度等。

10. 法律责任

第十章"法律责任"为第七十九至九十六条，共十八条。主要是对疫苗生产、销售、储存、运输管理、供应、接收、采购、接种、处置记录，未按照规定报告、调查、诊断疑似预防接种异常反应、疫苗安全事件等违法行为的处罚以及对疾病预防控制机构、接种单位、疫苗配送单位、药品监督管理部门、卫生健康主管部门和工作人员违法的处罚。

11. 附则

第十一章"附则"为第九十七至一百条，共四条。主要是对《疫苗管理法》中未涉及的进出口疫苗和出入境预防接种的补充说明及特殊用语含义、本法施行时间规定。

三、颁布《疫苗管理法》的目的和意义

制定疫苗管理法律的目的是加强疫苗管理，保证疫苗质量，规范预防接种，促进疫苗行业健康发展，保障公众健康，维护公共卫生安全。颁布和制定《疫苗管理法》，具有划时代的意义，它标志着我国疫苗监督管理工作进入法制化的新阶段，促使疫苗监督管理工作有法可依、依法办事，有利于疫苗风险管理、全程管控、科学监管、社会共治。

实训 2　假药劣药案例研讨

一、任务要求

1. 掌握假药劣药情形。
2. 能够查阅相关资料快速正确判断药品相关违法案件。
3. 了解药品监督管理行政执法的过程。

二、任务准备

学生以 5 人左右为一组，选出组长；认真学习假药劣药管理规定；准备好笔记本、白色工作服、手机、电脑、网络等。

三、任务素材

天津市某公司生产假药小败毒膏案

2020 年 7 月，药品监管部门监测发现，天津市某公司生产的口服药小败毒膏出现聚集性不良反应信

号。天津市药监局立即对涉案批次药品采取风险控制措施，并深入开展调查。经查，该公司在生产小败毒膏过程中，误将生产外用药的原料颠茄流浸膏用于该涉案批次小败毒膏生产，导致所含成分与国家药品标准规定不符。涉案批次药品共10980盒，货值金额91591.5元。调查中研判认为，现有证据不足以证明该公司具有生产假药的主观故意，由药品监管部门依法处理。

国家药品监督管理局，2022.4.20

四、任务实施

1. 学生进行分组分工，组长1人，负责组织小组讨论并代表小组发言；记录员1名，负责记录小组的讨论情况。

2. 教师提出实训要求。

3. 学生小组分析讨论案例、找出案件所涉及的相关法律法规，制作行政检查笔录。

4. 小组代表发言，小组间可进行辩论。

五、任务评价

实训评价表

序号	评价项目	分值	教师评价	自评
1	能够判定假药、劣药的情形	10		
2	能够找出案件所涉及的相关法律法规	20		
3	能够制作行政检查笔录	20		
4	能够详细、完整地记录案情讨论情况	15		
5	小组代表发言流畅，条理清晰	15		
6	能够按时间规范完成并及时上交	10		
7	小组成员之间有较强的团队合作精神，能相互讨论，积极参与、团结协作	10		
	合计	100		
点评				

知识导图

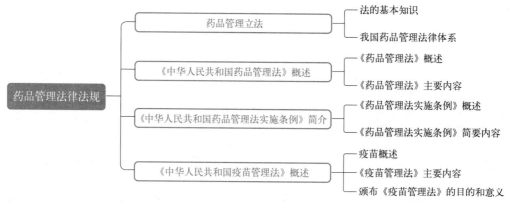

课后检测

一、单项选择题

1. 关于法及其特征的说法，错误的是（　　　）。

A. 法的制定是指国家立法机关按照法定程序创制规范性文件的活动

B. 法是由国家制定或认可，体现统治阶级意志，并由国家强制力保证实施的具有普遍效力的行为规

范的总称

    C. 法的普遍性指法在全国范围有效

    D. 法是一个程序制度化的体系或者制度化解决问题的程序

    2. 关于法律渊源的说法，错误的是（　　）。

    A. 国家机关、公民和社会组织为寻求行为的根据而获得具体法律的来源即法的渊源

    B. 正式的法的渊源主要为制定法，即不同国家机关根据具体职权和程序制定的各种规范性文件的明确条文

    C. 非正式的法的渊源主要是尚未在法律规范性文件中明文体现的判例、政策、习惯

    D. "法律"和"政策"分别属于我国法的正式渊源和非正式渊源，习惯不属于法的渊源

    3. 根据法律层级，属于部门规章的是（　　）。

    A.《中华人民共和国药品管理法实施条例》（国务院第 709 号令）

    B.《药品说明书和标签管理规定》（国家药品监督管理局令第 24 号）

    C.《关于深化审评审批制度改革鼓励药品医疗器械创新的意见》（厅字〔2017〕42 号）

    D.《执业药师业务规范》（食药监执〔2016〕31 号）

    4. 药品管理法律体系按照法律效力等级由高到低排序，正确的是（　　）。

    A. 法律、行政法规、部门规章、规范性文件　　　　B. 法律、部门规章、行政法规、规范性文件

    C. 部门规章、行政法规、规范性文件、法律　　　　D. 规范性文件、部门规章、行政法规、法律

    5. 关于法律效力层级和法律冲突解决的说法，错误的是（　　）。

    A. 上位法效力高于下位法

    B. 同一位阶的法之间，特别规定优于一般规定

    C. 同一机关制定的新的一般规定与旧的特别规定不一致时，由制定机关裁决

    D. 行政法规之间对于同一事项的新的一般规定与旧的特别规定不一致，不能确定如何适用时，由全国人大常委会裁决

    6. 关于法的效力冲突及其解决原则的说法，错误的是（　　）。

    A. 下位法违反上位法规定的，由有关机关依照该法规定的权限予以改变或者撤销

    B. 同一机关制定的法律、行政法规、地方性法规、自治条例和单行条例、规章，特别规定与一般规定不一致的，适用特别规定

    C. 同一机关制定的法律、行政法规、地方性法规、自治条例和单行条例、规章，新的规定与旧的规定不一致的，适用新的规定

    D. 自治条例和单行条例、经济特区法规不得出现法律、行政法规、地方性法规的变通规定

    7. 2019 年 6 月 29 日，第十三届全国人民代表大会常务委员会第十一次会议通过了《疫苗管理法》。该法要求疫苗由上市许可持有人按照采购合同约定，直接向疾控机构供应，疾控机构按照规定向接种单位供应，配送疫苗也应该遵循疫苗储存、运输的管理规范，全过程要符合规定的温度、冷链储存等相关要求，而且能够做到实时地监测、记录温度，以保证疫苗的质量。这体现了（　　）。

    A. 严格的研制管理　　　　　　　　　　　　B. 严格的生产准入管理

    C. 严格的过程控制　　　　　　　　　　　　D. 严格的流通和配送管控

    8. 下列规范性文件中，法律效力层次最高的是（　　）。

    A.《中华人民共和国药品管理法实施条例》　　B.《医疗机构药事管理规定》

    C.《城镇职工基本医疗保险用药范围暂行办法》　D.《关于禁止商业贿赂行为的暂行规定》

    9. 福建省人民政府常务会议通过的《福建省药品和医疗器械管理办法》（福建省人民政府令第 112 号）是（　　）。

    A. 行政法规　　　　　　B. 部门规章　　　　　　C. 地方性法规　　　　　　D. 地方政府规章

    10. 下列属于国家药品监督管理局职责的是（　　）。

A. 制定国家基本药物目录　　　　　　　　　　B. 负责药品生产环节的许可、检查和处罚

C. 制定药品零售和使用环节安全监管制度　　D. 制定药品研制质量管理规范

11. 关于国家药品监督管理局职责的说法，错误的是（　　　）。

A. 负责药品安全监督管理和药品标准管理

B. 负责药品、医疗器械和化妆品的注册管理

C. 制定药品经营、使用质量管理规范并指导实施

D. 组织制定国家药物政策和国家基本药物制度

12. 下列不属于国家药品监督管理局职责的是（　　　）。

A. 负责药品、医疗器械和化妆品上市后风险管理

B. 依法承担药品、医疗器械和化妆品安全应急管理工作

C. 负责执业药师注册管理

D. 制定检查制度，依法查处药品、医疗器械和化妆品注册环节的违法行为

13. 某些药品虽然已经取得药品生产批准证明文件，并经药品生产企业检验合格，但是，如果在销售前没有经过药品检验机构对其药品实施检验，仍然会认定该销售行为是违法行为。下列药品属于此类药品的是（　　　）。

A. 首次在中国销售的药品　　　　　　　　　B.《国家基本药物目录》药品

C.《非处方药目录》药品　　　　　　　　　D.《医疗保险药品目录》药品

14. 国家药品监管部门为确保疫苗等生物制品的安全、有效，在每批产品上市前由指定的药品检验机构对其进行审核、检验及签发的监督管理行为是（　　　）。

A. 监督检查　　　　　　B. 飞行检查　　　　　　C. 注册检验　　　　　　D. 批签发

二、多项选择题

1. 下列有关法的效力冲突的说法，正确的有（　　　）。

A. 在同一位阶的法之间，特别规定优于一般规定

B. 下位法违反上位法规定的，由有关机关依法予以改变或者撤销

C. 上位法的效力高于下位法

D. 在同一位阶的法之间，旧的规定优于新的规定

E. 上位法的效力低于下位法

2. 关于法的效力冲突及其解决原则的说法，正确的有（　　　）。

A. 地方性法规与部门规章之间对同一事项的规定不一致时，由国务院提出意见，国务院认为应当适用地方性法规的，应当决定适用地方性法规

B. 地方性法规与部门规章之间对同一事项的规定不一致时，由全国人民代表大会常务委员会提出意见，全国人民代表大会常务委员会认为应当适用部门规章的，应当适用部门规章

C. 部门规章之间、部门规章与地方政府之间对同一事项的规定不一致时，由国务院裁决

D. 根据授权制定的法规与法律规定不一致时，由全国人民代表大会常务委员会裁决

E. 部门规章之间、部门规章与地方政府之间对同一事项的规定不一致时，由全国人民代表大会常务委员会裁决

3. 2019 年 8 月 26 日，第十三届全国人民代表大会常务委员会第十二次会议第二次修订通过了《药品管理法》。下列属于其主要内容的是（　　　）。

A. 明确将"保护和促进公众健康"作为药品管理的立法宗旨

B. 确定了药品管理的基本原则，即风险管理、全程管控、社会共治，并与之相适应，建立了一系列的监管制度、监管机制、监管方式等，着力推进药品监管的现代化

C. 确立了药品上市许可持有人制度、药品全程追溯制度、药物警戒制度、附条件审批制度、优先审批制度等一系列制度

D. 严格药品研制管理，强化上市后监管，加强药品供应保障

E. 医疗机构应当配备依法经过资格认定的药师或者其他药学技术人员，负责本单位的药品管理、处方审核和调配、合理用药指导等工作。非药学技术人员不得直接从事药剂技术工作。

4. 依法实行许可证管理的药事活动包括（　　）。

A. 医疗机构制剂上市　　B. 药品生产　　　C. 药品批发　　　D. 药品零售　　　E. 药品进出口

5. 某药品零售企业销售假药，其涉及的法律关系主要包括（　　）。

A. 行政法律关系　　　　B. 刑事法律关系　　C. 民事法律关系　D. 财权法律关系　E. 人身法律关系

6. 药品监督管理部门在监督管理过程中，为避免药害事件发生，对有证据证明危害人体健康的某药品零售连锁企业的药品及其有关材料，可以采取的措施有（　　）。

A. 查封营业场所　　　　　　B. 扣押可能危害人体健康的药品

C. 查封储存药品的仓库　　　D. 拍卖被查封的仓库　　　　E. 没收所有药品

7. 根据《中华人民共和国药品管理法》，对有证据证明某药店可能存在安全隐患的，药品监督管理部门根据监督检查情况，应当采取的处理措施包括（　　）。

A. 告诫　　　　　　B. 约谈　　　　　　C. 限期整改　　　D. 暂停生产　　　E. 查封

8. 下列属于药品生产环节进行的监督检查的有（　　）。

A. 申报生产研制现场和生产现场开展的检查

B. 必要时对药品注册申请所涉及的原辅包材等生产企业、供应商或者其他委托机构开展的延伸检查

C. 药品生产质量管理规范实施情况的合规检查

D. 对上市后中药提取物、中药材以及登记的辅料、直接接触药品的包装材料和容器等供应商或者生产商开展的延伸检查

E. 对药品运输环节的检查

9. 《中华人民共和国药品管理法》规定下列药品在销售前或者进口时，必须经过指定药品检验机构进行检验的药品包括（　　）。

A. 国家药品监督管理部门规定的生物制品　　B. 新药

C. 首次申请上市仿制药　　　　　　　　　　D. 首次申请上市境外生产药品

E. 血液制品

10. 关于药品监督检查的说法，正确的有（　　）。

A. 检查组实行组长负责制，一般由 2 名以上检查员组成，检查员应当具备与被检查品种相应的专业知识、培训经历或者从业经验

B. 被检查单位对现场检查通报的情况有异议的，可以陈述申辩，检查组应当如实记录，并结合陈述申辩内容确定缺陷项目

C. 负责被检查单位监管工作的药品监督管理部门应当立即派出案件查办人员到达检查现场，交接与违法行为相关的实物、资料、票据、数据存储介质等证据材料，全面负责后续案件查办工作

D. 案件查办过程中发现被检查单位涉嫌犯罪的，药品监督管理部门应当按照相关规定，依法及时移送或通报公安机关

E. 被检查单位对现场检查通报的情况不得有异议

参考答案

一、单项选择题

1. C；2. D；3. B；4. A；5. D；6. D；7. D；8. A；9. D；10. D；11. D；12. C；13. A；14. D

二、多项选择题

1. ABC；2. ACD；3. ABCDE；4. BCD；5. ABC；6. ABC；7. ABC；8. CD；9. ABCD；10. ABCD

第三章　药学技术人员管理

[内容简介]

　　由于医药行业的特殊性，事关健康、事关民生，社会高度重视，民众高度关切，故对其从业人员的技术性要求较高，特别是关键岗位人员。为了实现"健康中国"战略，促进行业高质量发展，全面维护公众用药安全，我国对药学技术人员作出了相应规定。本章着重介绍了药学技术人员概述、执业药师管理及药师职业道德工作规范等内容。

[学习要求]

1. **掌握**　执业药师的概念、考试、注册及继续教育管理的规定；药师的职业道德准则。
2. **熟悉**　药学技术人员职业资格制度及我国药学技术人员的管理制度。
3. **了解**　药师管理制度。

✪ 案例导入

2019 年南京药店执业药师"挂证"行为整治

　　2019 年 4 月初，经调查发现，南京市很多药店在销售处方药和甲类非处方药时，执业药师不在岗，甚至有些药店执业药师长期不在岗。据统计，执业药师不在岗而且销售处方药的药店比例能占到一半左右，很多药店存在明显的"挂证"嫌疑。4 月 12 日，南京市市场监督管理局对相关药店进行了突击检查，在南京人民药店第××分店，店内公示的执业药师不在岗，在该药店柜台上，虽摆放着"执业药师不在岗，暂不销售处方药和甲类非处方药"的牌子，但执法人员检查发现，药店刚刚还销售了一盒处方药诺氟沙星胶囊。

　　根据我国相关规定要求，在零售药店中，执业药师具有审方权，只有执业药师在岗的情况下，才能销售处方药和甲类非处方药。

　　《执业药师注册管理办法》规定：严禁执业药师注册证挂靠，持证人注册单位与实际工作单位不符的，由发证部门撤销执业药师注册证，三年内不予注册；构成犯罪的，移送相关部门依法追究刑事责任。买卖、租借执业药师注册证的单位，按照相关法律法规给予处罚。

摘自江苏省广播电视总台

第一节　药学技术人员

学习目标

> **知识目标：** 1. 掌握药学技术人员概念及职责。
>
> 　　　　　　2. 熟悉药品各环节岗位对药学技术人员的管理要求。
>
> 　　　　　　3. 了解药师管理制度等相关内容。
>
> **能力目标：** 能根据药师职责，进行相关岗位的工作。
>
> **素质目标：** 1. 具有依法从业的法律意识。
>
> 　　　　　　2. 培养专业敬业的职业道德和严谨的工作态度。

药事火花

"身边最美药师"评选：用专业服务为顾客负责

李海燕，1989 年生，本科学历，中药学专业，执业中药师，任老百姓大药房连锁（陕西）有限公司质量管理部部长。

"干一行、爱一行、精一行"。李海燕勤于学习、善于学习，主动向书本学，虚心向同行学，取人之长，补己之短，边干边学、以干促学，专业能力不断提升，成为公司质管工作的行家里手。质量管理工作，需要具有很强的事业心和工作责任心。李海燕认真学习质量管理的工作要求，规范公司质量管理，确保药品流通过程中的质量问题零发生，在建立健全公司质量管理体系作用中起到关键作用。新冠感染疫情防控期间，李海燕坚守岗位，尽职尽责，严控公司产品质量，对产品质量是否合格、资质是否齐全等情况有着专业的判断力和敏锐的洞察力，秉承着"一切为了老百姓"的企业宗旨，她每次能将不合格产品拒之于公司门外，防止药品安全事故的发生。李海燕要求门店员工既要对公众宣传疾病预防，又要告知顾客药品使用知识，倡导健康的生活方式。她带领着一批优秀的执业药师队伍，在门店质量管理工作中，用医者仁心和高尚的职业道德，从专业的角度为广大老百姓提供优质的药学服务。

摘自《中国医药报》，2021.4.22

一、药学技术人员概述

（一）药学技术人员的概念

药学技术人员是指依法通过认定、考试、评审方式取得药学（中药学）专业技术资格或职业资格，从事药品研制、生产、经营和使用等技术工作的药学工作者。包括医药卫生系列专业技术职务的药士、药师、主管药师、副主任药师、主任药师（根据从事专业，又分为药学和中药学），制药工程系列专业技术职务的技术员、助理工程师、工程师、高级工程师等；职业资格包括属于政府对某些责任较大、关系公共利益的专业技术工作，如实行准入控制的执业药师，依法经资格认定的从业药师，还有从事某一职业要求具备的职业资格，如药物制剂工、中药炮制工等。

1. 专业技术资格

专业技术资格又称为职称，指专业技术人员的专业技术水平、能力以及成就的等级称号，反映专业技术人员的学术和技术水平、工作能力的工作成就。我国医药卫生及药品相关行业的职称情况见表 3-1。

表 3-1　我国医药卫生及药品相关行业的职称等级划分

类别	职称等级				
	初级职称		中级职称	高级职称	
	员级	助理级		副高级职称	正高级职称
医药卫生	药士	药师	主管药师	副主任药师	主任药师
制药工程	技术员	助理工程师	工程师	高级工程师	正高级工程师
实验技术	实验员	助理实验师	实验师	高级实验师	正高级实验师
医药教育	助教		讲师	副教授	教授
医药研究	实习研究员		助理研究员	副研究员	研究员
执业药师	可认定其具备中级职称(主管药师)				

2. 职业资格

职业资格，是对从事某一职业所必备的学识、技术和能力的基本要求。职业资格制度是国际上通行的一种对技术技能人才的资格认证制度。职业资格证书是持有者具备某种职业所需要的专门知识和技能的证明，是持有者求职、任职、开业的资格凭证，是用人单位招聘、录用员工的主要依据。《中华人民共和国劳动法》第 69 条规定："国家确定职业分类，对规定的职业制定职业技能标准，实行职业资格证书制度，由经过政府批准的考核鉴定机构负责对劳动者实施职业技能考核鉴定。"《职业教育法》规定："实施职业教育应当根据经济社会发展需要，结合职业分类、职业标准、职业发展需求，制定教育标准或者培训方案，实行学历证书及其他学业证书、培训证书、职业资格证书和职业技能等级证书制度""经符合国家规定的专门机构考核合格的，取得相应的职业资格证书或者职业技能等级证书""职业资格证书和职业技能等级证书，按照国家有关规定，作为受教育者从业的凭证。"

2015 年 7 月 29 日，国家职业分类大典修订工作委员会颁布了 2015 年版《中华人民共和国职业分类大典》。2022 年 7 月 11 日，人力资源和社会保障部向社会发布《中华人民共和国职业分类大典（2022 年版）》公示稿，是人力资源和社会保障部会同国家市场监督管理总局、国家统计局以 2015 年版《中华人民共和国职业分类大典》为基础的修订版本。

为完善人才评价体系，2017 年人力资源和社会保障部向社会公布《国家职业资格目录》，对职业资格实行清单式管理。《国家职业资格目录》分为专业技术人员职业资格和技能人员职业资格两大类，每一大类职业资格中又依据资格类别分为准入类和水平评价类两类。准入类职业资格关系公共利益或涉及国家安全、公共安全、人身健康、生命财产安全，有法律法规或国务院决定作为依据；水平评价类职业资格具有较强的专业性和社会通用性，技术技能要求较高。

根据党中央、国务院转变政府职能，推进"放管服"改革要求，除与公共安全、人身健康等密切相关的职业工种外，《国家职业资格目录（2017 年版）》中的药物制剂工、中药炮制工等 73 项水平评价类技能人员职业资格退出《国家职业资格目录》，改为社会化职业技能等级认定。2021 年 11 月，人力资源和社会保障部会同国务院有关部门对《国家职业资格目录》进行优化调整，颁布了《国家职业资格目录（2021 年版）》。优化后的《国家职业资格目录》共有 72 项职业资格，其中专业技术人员职业资格 59 项，含准入类 33 项，水平评价类 26 项；技能人员职业资格 13 项（具体有 23 个工种，包括准入类工种 18 个，水平评价类工种 5 个）。执业药师属于准入类专业技术人员职业资格。职业资格具体情况见表 3-2。

值得注意的是，水平评价类技能人员职业资格退出《国家职业资格目录》，不是取消职业、职业标准、技能人才评价等，而是改变了评价发证主体和管理服务方式，由职业资格评价改为职业技能等级认定，政府主管部门组织制定职业分类、发布国家职业标准或评价规范，用人单位和社会培训评价组织具体实施并颁发职业技能等级证书。劳动者经评价合格取得的职业技能等级证书和职业资格证书具有同等效力，均可通过"技能人才评价证书全国联网查询系统"查询。

表 3-2 我国国家职业资格分类情况

职业资格分类	资格类别	《国家职业资格目录(2021 年版)》	备注
专业技术人员职业资格	准入类	33 项	
	水平评价类	26 项	
技能人员职业资格	准入类	13 项	18 个工种
	水平评价类		5 个工种
合计		72 项	

为做好水平评价类技能人员职业资格退出目录衔接工作,人社部门大力推行职业技能等级认定,完善职业技能等级制度。退出目录前已发放的职业资格证书继续有效,可作为持证者职业能力水平的证明。职业技能等级认定由用人单位和社会培训评价组织两类主体按照有关规定开展。其中,符合条件的用人单位可结合实际面向本单位职工自主开展;符合条件的社会培训评价组织可根据市场和就业需要,面向全体劳动者开展。

(二) 药学技术人员的职责

药学技术人员肩负着为人类健康服务的社会任务。其主要职责如下。

(1) 研制新药　包括设计、筛选和制备新产品;通过临床前和临床研究,确保药品有效性和安全性;研究确定新药质量标准等。

(2) 生产经营合格药品　按照《药品管理法》及相关法律法规,制定药品生产、经营操作规程、质量制度及文件,并严格实施,保证生产经营合格药品。

(3) 收集药物信息,提供用药咨询与指导　收集药物治疗信息,分析治疗方案;审核处方,配制、发放药物,向患者提供用药咨询;结合临床药物治疗实践,进行用药调查,开展合理用药、药物评价和药物经济学研究等。

(4) 保证药品质量　依据药品标准,检验原料、中间品、半成品、成品,杜绝不合格产品流入下道工序,杜绝假、劣药品进入市场。

(5) 培养药学人才　根据社会对药学技术人员的需求,培养药学人才,提高药学服务的质量。

二、我国药学技术人员的管理

(一) 药品研发岗位药学技术人员的管理要求

《药物非临床研究质量管理规范》规定,研究机构的工作人员具备相应的学历,经过专业培训,具备所承担的研究工作需要的知识结构、工作经验和业务能力。《药物临床试验质量管理规范》规定,临床试验的研究者应在医疗机构中具有相应专业技术职务任职和行医资格,必须经过资格审查,具有临床试验的专业特长、资格和能力。

(二) 药品生产岗位药学技术人员管理要求

《药品管理法》规定,从事药品生产活动,应当有依法经过资格认定的药学技术人员、工程技术人员及相应的技术工人。技术人员是药品生产的首要条件。"依法经过资格认定"的药学技术人员,是指依照国家有关规定,取得药师、工程师等专业技术职称,具有药品生产所需要的专业技术的人员。《药品生产质量管理规范》还对关键岗位人员作出了具体规定,要求企业负责人、生产管理负责人、质量管理负责人和质量受权人等关键人员规定具有药学或相关专业本科学历(或中级专业技术职称或执业药师资格),同时规定了从事药品生产和质量管理实践经验的年限。

(三) 药品经营岗位药学技术人员管理要求

《药品管理法》规定,从事药品经营活动应当有依法经过资格认定的药师或者其他药学技术人员。《药品经营质量管理规范》还对关键岗位人员作出了具体规定，要求药品批发企业企业负责人应当具有大学专科以上学历或者中级以上专业技术职称，药品批发企业企业质量负责人、企业质量管理部门负责人、零售企业法定代表人或者企业负责人应当具有执业药师资格，并对以上人员相关岗位的工作年限也作出了要求。

（四）医疗机构药学岗位技术人员管理要求

《药品管理法》规定，医疗机构应当配备依法经过资格认定的药师或者其他药学技术人员，负责本单位的药品管理、处方审核和调配、合理用药指导等工作。非药学技术人员不得直接从事药剂技术工作。《医疗机构药事管理规定》还规定，二级以上医院药学部门负责人应当具有高等学校药学专业或者临床药学专业本科以上学历，及本专业高级技术职务任职资格；除诊所、卫生所、医务室、卫生保健所、卫生站以外的其他医疗机构药学部门负责人应当具有高等学校药学专业专科以上或者中等学校药学专业毕业学历，及药师以上专业技术职务任职资格。《处方药管理办法》规定，取得药学专业技术职务任职资格的人员方可从事处方调剂工作，具有药师以上专业技术职务任职资格的人员负责处方审核、评估、核对、发药以及安全用药指导，药士从事处方调配工作。

三、药师管理制度

世界上多数国家和地区积极推行药师制度，绝大多数国家和地区都制定颁布《药师法》《药房法》或者相应的药事管理法律，并形成一套比较完善的规范药师准入、注册、继续教育和执业行为的法律法规体系。药师越来越具有较高的社会认可度和地位，深受公众信任与尊重。

1. 美国药师管理制度

美国较早开始实施药师管理制度，早在1869年便实行执业药师资格制度，而后在1904年成立了国家药事管理委员会协会，负责制定《标准州药房法》、建立药师执业标准、组织执业药师考试、注册管理等相关工作。目前美国的医疗卫生机构和社会药房领域共有三类药学技术人员：药师、药剂员和专科药师。一般只有获得临床药学博士学位，经过药师资格考试和注册的药学技术人员，才可担任药师。

2. 英国药师管理制度

英国具有较完善的国民医疗保健体系，体系面向全体英国公民免费提供医疗卫生服务，并拥有"世界上最好的医疗体系之一"的药师，以及较为完备的药事管理制度和管理理念。现行《药师与药房技术员法2007》对药师与药房技术员的注册要求、执业行为与执业能力、法律程序等方面作出相应的规定。

3. 新加坡药师管理制度

新加坡在亚洲有着较为完善的医疗保健系统。新加坡近些年非常重视药师制度建设，在高等药学教育、药师实践能力和药师精英培养方面进行了诸多探索。为了规范药师注册行为和执业行为，新加坡为药师制度制定了一套较完善的法律法规。在立法之外，新加坡药师理事会还制定了药师职业道德规范。药师必须参加继续教育，继续教育以2年为一个周期，如果执业药师仅注册而没有执业，也必须参加继续教育。

4. 我国药师管理制度

现行对药学技术人员的管理分两种形式，一是技术职称系列，二是执业药师资格。根据职称职务政策，按照原卫生部颁发的《卫生技术人员职务试行条例》，药学技术人员的职称分别为药士、药师、主管药师、副主任药师、主任药师；工程系列医药专业药学技术人员的职称分别为技术员、助理工程师、工程师、高级工程师（副高级、正高级）。执业药师是指经全国统一考试合格，取得中华人民共和国执业药师职业资格证书并经注册，在药品生产、经营、使用和其他需要提供药学服务的单位中执业的药学技术人员。

药师的数量及分布情况，可以从一个侧面反映一个国家医药卫生事业的发展水平。药师的数量与分布通常是指一个国家药师与人口总数、与其他卫生专业人员的比例，以及不同岗位的药师数量的比例等。

我国药学技术人员数量相对较少，据《2021年我国卫生健康事业发展统计公报》数据，在全国卫生人员中，药师52.1万人，每万人口药师人数为3.9人；到2022年6月底，注册的执业药师67.2万人，每万人口执业药师人数为 4.8 人。

 知识链接

医疗机构药师工作职责

（1）负责药品采购供应、处方或者用药医嘱审核、药品调剂、静脉用药集中调配和医院制剂配制，指导病房（区）护士请领、使用与管理药品。

（2）参与临床药物治疗，进行个体化药物治疗方案的设计与实施，开展药学查房，为患者提供药学专业技术服务。

（3）参加查房、会诊、病例讨论和疑难、危重患者的医疗救治，协同医师做好药物使用遴选，对临床药物治疗提出意见或调整建议，与医师共同对药物治疗负责。

（4）开展抗菌药物临床应用监测，实施处方点评与超常预警，促进药物合理使用。

（5）开展药品质量监测，药品严重不良反应和药品损害的收集、整理、报告等工作。

（6）掌握与临床用药相关的药物信息，提供用药信息与药学咨询服务，向公众宣传合理用药知识。

（7）结合临床药物治疗实践，进行药学临床应用研究；开展药物利用评价和药物临床应用研究；参与新药临床试验和新药上市后安全性与有效性监测。

（8）其他与医院药学相关的专业技术工作。

第二节 执业药师管理

 学习目标

知识目标：1. 掌握执业药师考试及管理相关规定。
　　　　　　2. 熟悉执业药师职责。
能力目标：能运用药事管理法律法规知识，依法依规执业。
素质目标：1. 具有依法从业的法律意识。
　　　　　　2. 培养专业敬业的职业道德和严谨的工作态度。

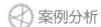 案例分析

国家药监局关于规范药品零售企业配备使用执业药师的通知

药品零售企业按规定配备执业药师是维护公众用药安全的基本要求，也是实现"健康中国"战略、促进行业高质量发展的现实需要。药品经营领域依法经过资格认定的药师是指执业药师，依法经过资格认定的其他药学技术人员包括卫生（药）系列职称（含药士、药师、主管药师、副主任药师、主任药师）、从业药师等。要坚持和完善执业药师职业资格准入制度，坚持药品经营企业执业药师依法配备使用要求。原则上，经营处方药、甲类非处方药的药品零售企业，应当配备执业药师；只经营乙类非处方药的药品零售企业，应当配备经过药品监督管理部门组织考核合格的业务人员。

针对当前部分地区执业药师不够用、配备难的实际情况，省级药品监督管理部门在不降低现有执业药师整体配备比例前提下，可制定实施差异化配备使用执业药师的政策，并设置过渡期。过渡期内，对于执业药师存在明显缺口的地区，允许药品零售企业配备使用其他药学技术人员承担执业药师职责，过渡期不超过 2025 年。

过渡期内，各市县负责药品监管的部门要加强对行政区域内药学技术人员的管理，对药品零售企业按规定配备药学技术人员的情况进行登记，建立相关信息档案。要落实"四个最严"要求，对新开办药品零售企业严格审核把关；加强对执业药师（或药学技术人员）配备和在岗执业情况的监督检查，督促其尽职履责。对于不按规定配备且整改不到位的药品零售企业，应当依法查处，并采取暂停处方药销售等行政处理措施。对查实的"挂证"执业药师要录入全国执业药师注册管理信息系统、撤销其注册证书并坚决予以曝光；还要将"挂证"执业药师纳入信用管理"黑名单"，实施多部门联合惩戒。

国家药品监督管理局，2020.11.20

1994年3月，原国家人事部和国家医药管理局联合颁布了《执业药师资格制度暂行规定》。1995年我国开始实施执业药师资格考试与注册，从而使我国药师管理走向与国际接轨的道路。

2019年3月，为加强对药学技术人员的职业准入管理，进一步规范执业药师的管理权责，促进执业药师队伍建设和发展，根据《中华人民共和国药品管理法》《国家职业资格目录》等有关规定，国家药监局、人力资源和社会保障部联合发布了《关于印发执业药师职业资格制度规定和执业药师职业资格考试实施办法的通知》（国药监人〔2019〕12号），在原执业药师资格制度基础上，制定了《执业药师职业资格制度规定》和《执业药师职业资格考试实施办法》，并对原有政策的平稳过渡作了规定。

一、执业药师概述

（一）执业药师的概念

执业药师是指经全国统一考试合格，取得中华人民共和国执业药师职业资格证书并经注册，在药品生产、经营、使用和其他需要提供药学服务的单位中执业的药学技术人员。

（二）执业药师职责

执业药师在药品生产、经营、使用和其他需要提供药学服务岗位上执业，职责如下。

（1）遵守执业标准和业务规范，保障和促进公众用药安全有效。

（2）严格遵守《中华人民共和国药品管理法》及国家有关药品研制、生产、经营、使用的各项法规及政策。执业药师对违反《中华人民共和国药品管理法》及有关法规、规章的行为或决定，有责任提出劝告、制止、拒绝执行，并向当地负责药品监督管理的部门报告。

（3）在执业范围内负责对药品质量的监督和管理，参与制定和实施药品全面质量管理制度，参与单位对内部违反规定行为的处理工作。

（4）负责处方的审核及调配，提供用药咨询与信息，指导合理用药，开展治疗药物监测及药品疗效评价等临床药学工作。

（5）药品零售企业在醒目位置公示《执业药师注册证》，并对在岗执业的执业药师挂牌明示。执业药师执业时须佩戴工作牌。执业药师不在岗时，应以醒目方式公示，并停止销售处方药和甲类非处方药。

（6）应当按照国家专业技术人员继续教育的有关规定接受继续教育，更新专业知识，提高业务水平。国家鼓励执业药师参加实训培养。

二、执业药师职业资格制度

国家设置执业药师准入类职业资格制度，纳入《国家职业资格目录》。

（一）执业药师职业资格考试

1. 考试组织

（1）国家药品监督管理局与人力资源和社会保障部共同负责执业药师职业资格考试工作，日常管理工作委托国家药监局执业药师资格认证中心负责，考务工作委托人力资源和社会保障部人事考试中心负责。各省、自治区、直辖市人力资源社会保障行政主管部门会同药品监督管理部门负责本地区的考试工作。

（2）执业药师职业资格实行全国统一大纲、统一命题、统一组织的考试制度。国家药监局负责组织拟定考试科目和考试大纲、建立试题库、组织命审题工作，提出考试合格标准建议。人力资源和社会保障部负责组织审定考试科目、考试大纲，会同国家药监局对考试工作进行监督、指导并确定合格标准。

（3）执业药师职业资格考试合格者，由各省、自治区、直辖市人力资源和社会保障部门颁发执业药师职业资格证书。该证书由人力资源和社会保障部统一印制，国家药监局与人力资源和社会保障部用印，在全国范围内有效。

2. 报名条件

在《执业药师职业资格制度规定》有关报名条件规定基础上，根据《人力资源社会保障部关于降低或取消部分准入类职业资格考试工作年限要求有关事项的通知》（人社部发〔2022〕8号）要求，自2022年开始，具备以下条件之一者，可申请参加执业药师职业资格考试。

（1）取得药学类、中药学类专业大专学历，在药学或中药学岗位工作满4年。

（2）取得药学类、中药学类专业大学本科学历或学士学位，在药学或中药学岗位工作满2年。

（3）取得药学类、中药学类专业第二学士学位、研究生班毕业或硕士学位，在药学或中药学岗位工作满1年。

（4）取得药学类、中药学类专业博士学位。

（5）取得药学类、中药学类相关专业相应学历或学位的人员，在药学或中药学岗位工作的年限相应增加1年。

3. 考试时间

原则上每年举行一次考试，时间原则上为每年10月。

4. 考试科目

执业药师职业资格考试分为药学、中药学两个专业类别。

药学类考试科目为：药学专业知识（一）、药学专业知识（二）、药事管理与法规、药学综合知识与技能四个科目。

中药学类考试科目为：中药学专业知识（一）、中药学专业知识（二）、药事管理与法规、中药学综合知识与技能四个科目。

5. 考试周期

考试以四年为一个周期。参加全部科目考试的人员须在连续四个考试年度内通过全部科目的考试。免试部分科目的人员须在连续两个考试年度内通过应试科目。

6. 免试情况

符合《执业药师职业资格制度规定》报考条件，按照国家有关规定取得（中）药学或（中）医学专业高级职称并在（中）药学岗位工作的，可免试（中）药学专业知识（一）、（中）药学专业知识（二），只参加药事管理与法规、（中）药学综合知识与技能两个科目的考试。

（二）执业药师注册

为了规范执业药师注册工作，加强执业药师管理，2021年6月国家药品监督管理局出台了《执业药师注册管理办法》（国药监人〔2021〕36号），对注册工作进行了规定。

（1）我国执业药师实行注册制度。持有执业药师职业资格证书经注册取得执业药师注册证后，方可以执业药师身份执业。没有执业药师注册证的，禁止执业。

（2）国家药品监督管理局执业药师资格认证中心承担全国执业药师注册管理工作，并承担全国执业药师注册管理信息系统的建设、管理和维护工作。各省、自治区、直辖市药品监督管理部门负责本行政区域内的执业药师注册及其相关监督管理工作。

（3）申请注册必须具备下列条件：①取得《执业药师职业资格证书》；②遵纪守法，遵守执业药师职业道德；③身体健康，能坚持在执业药师岗位工作；④经执业单位同意；⑤按规定参加继续教育学习。

（4）执业药师注册内容包括：执业地区、执业类别、执业范围、执业单位。

执业地区为省、自治区、直辖市；执业类别为药学类、中药学类、药学与中药学类；执业范围为药品生产、药品经营、药品使用；执业单位为药品生产、经营、使用及其他需要提供药学服务的单位。执业药师只能在一个执业单位按照注册的执业类别、执业范围执业。

（5）通过全国执业药师注册管理信息系统向执业所在地省、自治区、直辖市药品监督管理部门申请注册，提交执业药师首次注册申请表、执业药师职业资格证书、身份证明、执业单位开业证明、继续教育学分证明等相关材料。

（6）药品监督管理部门作出注册许可决定后，向申请人核发国家药品监督管理局统一样式并加盖药品监督管理部门印章的执业药师注册证。

（7）申请变更执业地区、执业类别、执业范围、执业单位的，向拟申请执业所在地的省、自治区、直辖市药品监督管理部门申请办理变更注册手续。

（8）执业药师注册有效期为五年。需要延续注册的，在注册有效期满之日三十日前，向执业所在地省、自治区、直辖市药品监督管理部门提出延续注册申请。

（9）严禁伪造、非法手段获取执业药师注册证，严禁执业药师注册证挂靠。违反规定的，收缴或撤销执业药师注册证，三年内不予注册；构成犯罪的，移送相关部门依法追究刑事责任。

（三）执业药师继续教育

执业药师参加继续教育并达到规定要求，是执业药师进行注册执业的必备条件。

（1）执业药师继续教育实行学时学分制。执业药师每年参加中国药师协会或省级（执业）药师协会组织的继续教育学习，每年不少于 90 学时（30 学分）。目前一般分为公需科目和专业科目两个科目进行继续教育，公需科目一般为 30 学时（10 学分），专业科目一般为 60 学时（20 学分）。

（2）执业药师的继续教育学分，由继续教育管理机构记入全国执业药师注册管理信息系统。学分登记实行电子化管理，登记内容主要包括继续教育内容、形式、考核结果、学分数、施教机构等信息。

（3）省级（执业）药师协会负责确认参加本辖区执业药师继续教育的学分信息，中国药师协会负责汇总参加全国示范性网络培训的学分信息，并分别与国家药品监督管理局执业药师注册管理信息系统相衔接。

知识链接

全国执业药师注册情况（截止到 2022 年 6 月底）

据全国执业药师注册管理信息系统统计，截至 2022 年 6 月底，全国执业药师累计在有效期内注册人数为 671594 人，环比增加 8175 人。每万人口执业药师人数为 4.8 人。注册于药品零售企业的执业药师 612864 人，占注册总数的 91.3%；其他注册于药品批发企业、药品生产企业、医疗机构和其他领域的执业药师分别为 36762、4352、17497、119 人，占注册总数的 8.7%。

据人力资源和社会保障部人事考试中心统计数据，截止到 2021 年 12 月，全国通过执业药师资格考试总人数累计达到 137 万余人。

数据来源：国家药品监督管理局执业药师资格认证中心

第三节　药师职业道德与工作规范

学习目标

知识目标：1. 掌握药师的职业道德准则。
　　　　　　　2. 熟悉药师的宗旨、承诺、誓言和职业道德。
能力目标：能运用药事管理法律法规知识，依法依规执业。
素质目标：培养专业敬业的职业道德和严谨的工作态度。

案例分析

执业药师不履行职责，非法销售假药被判刑

　　2020年至2021年，天津市××药店的执业药师潘某某，在明知该药店负责人王某某购进的"筋骨疼消丸"无任何手续的情况下，无视执业药师的职业道德和工作规范，为牟利仍对外销售"筋骨疼消丸"，购买者大多为老年人群体，共销售了10600盒，销售金额159000元，二人非法获利31800元。经天津市宝坻区市场监督管理局和天津市药品监督管理局认定，涉案"筋骨疼消丸"为假药。

　　药品安全责任重大，事关人民群众生命健康。潘某某、王某某为牟利，违反药品管理法规，以非药品冒充药品进行销售，其行为均构成销售假药罪，综合考虑二人具有自首、认罪、认罚等情节，结合二人的悔罪表现、退赃及缴纳罚金的能力等情况，法院最终判处潘某某有期徒刑一年三个月，并处罚金；判处王某某有期徒刑一年三个月，缓刑一年六个月，并处罚金，并对其宣告禁止令。同时，依法予以追缴二被告人的违法所得31800元。

摘自最高人民法院司法案例研究院

　　药师的职业道德是指在药品研制、生产、经营和使用过程中与职业活动紧密联系的符合职业特点所要求的道德准则、道德情操、道德品质的总和。药师职业宗旨是以人为本，全力维护人民健康。

一、药师的职业特点

1. 特殊性
药学工作者的服务对象是患者，其工作直接关系到患者的生命健康，因而要求药学工作者在从事职业活动时一定要有仁心仁德，要严肃、认真、仔细、负责。

2. 技术性
药品是特殊商品，本身具有复杂技术，多种药物之间的相互作用、配伍禁忌等更是复杂。药品要发挥预防、治疗、诊断人们的疾病，维护人们的健康作用，必须通过医师、药师指导，才能实现合理用药。

3. 严谨性
药师的工作直接关系到用药的安全有效，稍有差错，可能会导致严重后果，一般工作出现错误，可以弥补，而药师的工作只能正确不能错误，一旦出错往往很难弥补，因此药师在工作中必须养成严谨细致的工作作风。

4. 政策性
药品的研制、生产、经营、使用管理政策性非常强，药师必须按照法律、法规要求来履行职责。

二、药师的职业道德原则

药师职业道德原则是药师在医药领域活动和实践中应遵循的根本原则，是评价与衡量每个人的行为和思想品质的最高道德标准。医药领域的实践都与人们的健康紧密联系，这决定了药师职业道德的基本原则应包括以下三点。

(1) 提高药品质量，保证药品安全有效。

(2) 实行社会主义的人道主义。

(3) 全心全意地为人民健康服务。

药学工作者必须处理好如下三个方面的关系：正确处理药学工作者与服务对象的关系；正确处理个人利益与集体利益的关系；正确处理德与术的关系。

三、药师的宗旨、承诺、誓言和职业道德

2005 年，中国药学会举办的药师周，确立了药师宗旨、承诺等。

药师的宗旨：药师以人为本，全力维护人民健康。

药师的承诺：关爱人民健康，药师在您身边。

药师的誓言：实事求是，忠实于科学；全心全意，服务于社会；忠于职守，献身于药学；尽职尽责，承诺于人民。

药师的职业道德：以人为本，一视同仁；尊重患者，保护权益；廉洁自律，诚实守信；崇尚科学，开拓创新。

四、药师的职业道德准则

2006 年 10 月，中国执业药师协会发布了中国执业药师道德准则，其适用于中国境内的执业药师，包括依法暂时代为履行执业药师职责的其他药学技术人员。2009 年 6 月进行了修订，内容如下。

1. 救死扶伤，不辱使命

(1) 执业药师应当以维护患者和公众的生命安全和健康利益为最高行为准则，以自己的专业知识、技能和良知，尽心、尽职、尽责为患者及公众服务。

(2) 执业药师应当以救死扶伤、实行人道主义为己任，时刻为患者着想，竭尽全力为患者解除病痛。

(3) 在患者和公众生命安全存在危险的紧急情况下，为了患者及公众的利益，应当提供必要的药学服务和救助措施。

(4) 应当树立敬业精神，遵守职业道德，全面履行自己的职责，为患者及公众提供高质量的药品和药学服务。

2. 尊重患者，平等相待

(1) 执业药师应当按规定着装，佩戴全国统一的执业药师徽记和标明其姓名和执业药师称谓等内容的胸卡，同时，执业药师注册证应当悬挂在所执业的药店或药房中醒目、易见的地方。

(2) 应当言语、举止文明礼貌，热心、耐心、平等对待患者，不得有任何歧视性或其他不道德的行为。

(3) 应当尊重患者隐私，对在执业过程中知晓的患者隐私，不得无故泄漏。

(4) 在执业过程中，除非确有正当合法的理由，执业药师不得拒绝为患者调配处方、提供药品或药学服务。

(5) 应当满足患者的用药咨询需求，提供专业、真实、准确、全面的药学信息，不得在药学专业服务

的项目、内容、费用等方面欺骗患者。

3. 依法执业，质量第一

（1）执业药师应当遵守药品管理法律、法规，恪守中国执业药师职业道德准则，依法独立执业，认真履行职责，科学指导用药，确保药品质量和药学服务质量，保证公众用药安全、有效、经济、适当。

（2）执业药师应当按规定进行注册，参加继续教育，并依法执行药学服务业务。

（3）应当在合法的药品零售企业、医疗机构从事合法的药学技术业务活动，不得在执业场所以外从事经营性药品零售业务。

（4）不得将自己的执业药师职业资格证书、执业药师注册证、徽记、胸卡交于其他人或机构使用；不得在药品零售企业、医疗机构只挂名而不在岗执业；不得同意或授意他人使用自己的名义向公众推销药品或提供药学服务。

（5）执业药师应当在职在岗，不得同时在两个或两个以上执业范围和执业地区执业。暂时离开执业场所并没有其他执业药师替代时，应当有"执业药师暂时离开""暂停关键药学服务业务"的告示。

（6）应当了解药品的性质、功能与主治和适应证、作用机理、不良反应、禁忌、药物相互作用、贮藏条件及注意事项。

（7）应当向患者准确解释药品说明书，注重对药品使用禁忌、不良反应、注意事项和使用方法的解释说明，并详尽回答患者的用药疑问。

（8）执业药师应当客观地告知患者使用药品可能出现的不良反应，不得夸大药品的疗效，也不得故意对可能出现的用药风险做不恰当的表述或做虚假承诺。

（9）执业药师应当凭医师处方调配、销售处方药，应对医师处方进行审核，确认处方的合法性与合理性，并签字后依据处方正确调配、销售药品。对处方不得擅自超越法律授权更改或代用。对有配伍、使用禁忌或超剂量的处方，应当拒绝调配、销售，必要时，经处方医师更正或者重新签字，方可调配、销售。

（10）执业药师应当对患者正确使用处方药、选购和使用甲类非处方药提供用药指导；对于患者提出的乙类非处方药选择、使用等问题，以及其他有关药品和健康方面的问题，应当给予热情、耐心、准确、完整的解答。

（11）对于病因不明或用药后可能掩盖病情、延误治疗或加重病情的患者，执业药师应向其提出寻求医师诊断、治疗的建议。

（12）对于儿童、孕妇、老人等特殊人群使用的药品，或者具有禁忌、严重不良反应或服用不当可能影响疗效甚至危及患者健康和生命安全的药品，在交付药品时，执业药师应当要求患者严格按照药品使用说明书的规定使用药品，并给予明确的口头提醒。对于国家特殊管理的药品，执业药师应当自觉严格遵守相关法律、法规的规定。

（13）执业药师应当管理所执业机构的药品质量和药学服务质量，依法组织制定、修订并监督实施能够有效保证药品质量和药学服务质量的管理规章和制度。

（14）执业药师应当依法购进、贮藏药品，保证药品购进渠道、贮藏条件合法，保证购进、贮藏药品的质量。

（15）执业药师不得调配、推销、分发质量不合格、不符合购进药品验收规定或过期、回收的药品给患者。

（16）执业药师不应当接受自己不能办理的药学业务，但在紧急情况下为了患者及公众的利益必须提供的药学服务和救助措施除外。

（17）执业药师因执业过错给所在执业单位造成损失的，应当依法承担相应的责任。

（18）执业药师应当谨慎保管配药记录，保证其不丢失或毁损，便于查阅。

（19）执业药师应当恪守独立执业、履行职责的原则，拒绝任何明显危害患者生命安全或身体健康、违反法律或社会伦理道德的购药要求。

（20）执业药师应当指导、监督和管理其药学技术助理或药学实习生的处方药调配、销售或服务过程，对药学服务质量负责。对于不正确的处方药调配、销售或服务，执业药师应予以纠正。

（21）执业药师应当关注药品不良反应并注意收集药品不良反应信息，自觉严格执行药品不良反应报告制度。

4. 进德修业，珍视声誉

（1）执业药师应当积极参加执业药师自律组织举办的有益于职业发展的活动，珍视和维护职业声誉，模范遵守社会公德，提高职业道德水准。

（2）执业药师应当积极主动接受继续教育，不断完善和扩充专业知识，关注与执业活动相关的法律法规的变化，以不断提高执业水平。

（3）执业药师应当积极参加社会公益活动，深入社区和乡村为城乡居民提供广泛的药品和药学服务，大力宣传和普及安全用药知识和保健知识。

（4）执业药师应当遵守行业竞争规范，公平竞争，自觉维护执业秩序，维护执业药师的职业荣誉和社会形象。执业药师不得有下列行为：以贬低同行的专业能力和水平等方式招揽业务；以提供或承诺提供回扣等方式承揽业务；利用新闻媒介或其他手段提供虚假信息或夸大自己的专业能力；在胸卡上印有各种学术、学历、职称、社会职务以及所获荣誉等；私自收取回扣、礼物等不正当收入。

（5）执业药师不得并抵制采用有奖销售、附赠药品或礼品销售等销售方式向公众促销药品，干扰、误导购药者的购药行为。不得以牟取自身利益或所在执业单位及其他单位的利益为目的，利用自己的职业声誉和影响以任何形式向公众进行误导性或欺骗性的药品及药学、医疗服务宣传和推荐。

（6）执业药师在执业过程中不得饮酒，在面对面提供药学服务的过程中不得有吸烟、饮食及其他与所提供药学服务无关的行为。

（7）执业药师应当对涉及药学领域内任何成员的不道德或不诚实的行为以及败坏职业荣誉的行为进行揭露和抵制。

（8）执业药师不得与药品生产、经营企业及其业务人员、医疗机构及其医师、护理人员等执业相关人员共谋不合法利益，不得利用执业药师身份开展或参与不合法的商业活动。

5. 尊重同仁，密切协作

（1）执业药师应当尊重同行，同业互助，公平竞争，共同提高执业水平，不应诋毁、损害其他执业药师的威信和声誉。

（2）执业药师应当加强与医护人员、患者之间的联系，保持良好的沟通、交流与合作，积极参与用药方案的制定、修订过程，提供专业、负责的药学支持。

（3）执业药师应当与医护人员相互理解，以诚相待，密切配合，建立和谐的工作关系。发生责任事故时应分清自己的责任，不得相互推诿。

五、执业药师业务规范

为规范执业药师的业务行为，原国家食品药品监督管理总局执业药师资格认证中心、中国药学会、中国医药物资协会、中国非处方药物协会和中国医药商业协会共同参与制定了《执业药师业务规范》，自2017年1月1日起施行。其包含了7章42条，主要对执业药师的业务活动包括处方调剂、用药指导、药物治疗管理、药品不良反应监测、健康宣教等方面作出了规定。

《执业药师业务规范》是执业药师在运用药学等相关专业知识和技能从事业务活动时，应当遵守的行为准则。执业药师须达到规范的基本要求，在药学工作中遵纪守法、爱岗敬业、遵从伦理、服务健康、自觉学习、提升能力，践行优良药学服务，保障公众合理用药，倡导行业自律。

知识导图

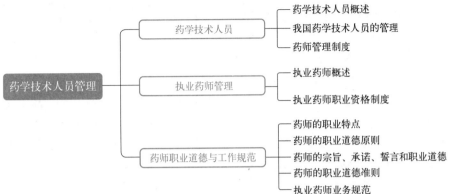

课后检测

一、单项选择题

1. 执业药师继续教育实行学分制。执业药师每年应当参加中国药师协会或省级（执业）药师协会组织的不少于（ ）学分的继续教育学习。

A. 15　　　　　　　　B. 20　　　　　　　　C. 30　　　　　　　　D. 90

2. 执业药师注册有效期为（ ）年。

A. 2　　　　　　　　B. 3　　　　　　　　C. 4　　　　　　　　D. 5

3. 执业药师考试以（ ）年为一个周期，参加全部科目考试的人员须在连续（ ）个考试年度内通过全部科目的考试。

A. 1　　　　　　　　B. 2　　　　　　　　C. 3　　　　　　　　D. 4

4. 取得药学类、中药学类专业大专学历，想参加执业药师职业资格考试，须在药学或中药学岗位工作满（ ）年。

A. 1　　　　　　　　B. 2　　　　　　　　C. 3　　　　　　　　D. 4

5. 取得了药学类相关专业大专学历，申请参加执业药师职业资格考试，须在药学或中药学岗位工作的年限相应增加（ ）年。

A. 1　　　　　　　　B. 3　　　　　　　　C. 5　　　　　　　　D. 6

6. 药学类执业药师资格考试科目为（ ）个科目。

A. 2　　　　　　　　B. 3　　　　　　　　C. 4　　　　　　　　D. 5

7. 下列说法正确的是（ ）。

A. 执业药师不在岗时，应当以醒目方式公示，并停止销售处方药和甲类非处方药

B. 执业药师执业时不必佩戴工作牌

C. 执业药师不在岗时，可以销售甲类非处方药

D. 药店没必要配备执业药师

8. 主管药师为（ ）职称。

A. 初级　　　　　　　B. 中级　　　　　　　C. 高级　　　　　　　D. 无等级

9. 根据《药品经营质量管理规范》，药品批发企业企业质量负责人、企业质量管理部门负责人、零售企业法定代表人或者企业负责人应当具有（ ）资格。

A. 药师　　　　　　　B. 执业药师　　　　　　C. 人力资源管理师　　　　D. 政工师

10. 我国严禁《执业药师注册证》挂靠，违反规定的，撤销执业药师注册证，（ ）年内不予注册；构成犯罪的，移送相关部门依法追究刑事责任。

A. 2　　　　　　　　B. 3　　　　　　　　C. 5　　　　　　　　D. 10

二、多项选择题

1. 我国医药卫生系列职称有（　　）。

A. 药士　　　　　B. 药师　　　　　C. 主管药师　　　D. 副主任药师　　E. 主任药师

2. 药学技术人员的职责有（　　）。

A. 研制新药　　　　　　　　B. 生产供应合格药品　　　　　C. 收集药物信息，提供用药咨询与指导

D. 保证药品质量　　　　E. 培养药学人才

3. 根据《药品经营质量管理规范》，下列人员中应当具有执业药师资格的是（　　）。

A. 药品批发企业企业负责人　　　　　　　　B. 药品批发企业企业质量负责人

C. 药品批发企业质量管理部门负责人　　　　D. 药品零售企业法定代表人

E. 药品零售企业企业负责人

4. 我国执业药师的执业类别为（　　）。

A. 药学类　　　　　B. 中药学类　　C. 药学与中药学类　　　D. 医学类　　　E. 教育咨询类

5. 我国执业药师注册的执业范围为（　　）。

A. 药品研制　　　B. 药品生产　　C. 药品经营　　　D. 药品使用　　　　E. 药学教育

6. 申请执业药师注册必须具备的条件有（　　）。

A. 取得执业药师职业资格证书　　　　　　　B. 遵纪守法，遵守执业药师职业道德

C. 身体健康，能坚持在执业药师岗位工作　　D. 经执业单位同意

E. 按规定参加继续教育学习

7. 下列关于执业药师，说法正确的是（　　）。

A. 不得将自己的执业药师资格证书、执业药师注册证交于其他人或机构使用

B. 自己不在药店时，可以将自己的徽记、胸卡交于其他人或机构使用

C. 可以在药品零售企业、医疗机构只挂名而不在岗执业

D. 不得同意或授意他人使用自己的名义向公众推销药品或提供药学服务

E. 应当向患者准确解释药品说明书，注重对药品使用禁忌、不良反应、注意事项和使用方法的解释说明，并详尽回答患者的用药疑问

8. 通过全国执业药师注册管理信息系统申请注册，需要提交的材料有（　　）。

A. 执业药师职业资格证书　　　　　B. 身份证明　　　　　　C. 执业单位开业证明

D. 继续教育学分证明　　　　　E. 职称证明

9. 对执业药师继续教育描述正确的是（　　）。

A. 每年参加继续教育学习　　B. 每年不少于90学时

C. 每年不少于30学分　　　D. 分为公需科目和专业科目两个科目进行

E. 专业科目学时占比多

10. 中国药师道德准则有（　　）。

A. 救死扶伤，不辱使命　　　B. 尊重患者，平等相待　　　　　　C. 进德修业，珍视声誉

D. 依法执业，质量第一　　　E. 尊重同仁，密切协作

参考答案

一、单项选择题

1. C；2. D；3. D，D；4. D；5. A；6. C；7. A；8. B；9. B；10. B

二、多项选择题

1. ABCDE；2. ABCDE；3. BCDE；4. ABC；5. BCD；6. ABCDE；7. ADE；8. ABCD；9. ABCDE；10. ABCDE

第四章 药品管理

[内容简介]

药品是一种商品，通过流通进入消费领域，过程中符合经济的一般规律。药品又是一种特殊的商品，不能完全按照一般商品加以对待，必须对药品的相关环节进行严格管理，才能充分发挥药品治病救人的作用，缓解人们就医难，减轻患者家庭和国家医疗负担，保障医药资源的合理应用。本章着重介绍了药品的概念和相关性质、药品标准、处方药和非处方药分类管理、国家基本药物制度、基本医疗保险药品管理等内容。

[学习要求]

1. 掌握 药品的概念和分类；假劣药品的法律规定；处方药和非处方药的定义；处方药与非处方药分类管理的要点；国家基本药物的概念和遴选原则；基本医疗保险药品的概念及管理要点。

2. 熟悉 药品标准的定义和分类；非处方药的遴选原则；国家基本药物制度及作用；基本医疗保险药品目录的内容、基本医疗保险制度的定义。

3. 了解 药品的特殊性和质量特性；处方药与非处方药分类管理的意义；基本药物内涵的发展历史及国家基本药物管理的其他要点；基本医疗保险制度的发展历史、改革。

案例导入

公安机关向制售假药劣药等药品犯罪发起凌厉攻势

2022 年以来，全国公安机关深入推进"昆仑 2022"专项行动，向制售假药劣药等药品犯罪发起凌厉攻势。上半年，公安机关共侦破药品犯罪案件 1500 余起，捣毁黑工厂、黑窝点 920 余处，打掉犯罪团伙 380 余个，涉案总价值 47.8 亿元。

各地公安机关深入研判制售假药劣药犯罪规律特点，因地制宜开展集中打击整治。公安部挂牌督办重大案件 30 起，与最高检、国家药监局联合挂牌督办案件 10 起；江苏、浙江、安徽等地公安机关侦破"5·20"非法制售假冒肉毒素案，邵某某等人制售添加化学药成分止咳平喘、消炎止疼类假药案等 10 起大要案件；山东、河南、四川等地公安机关侦破"2·25"制售添加化学药成分假中药案、张某等人利用假药诈骗中老年患者案等大要案件。

公安部食药侦局负责人表示，公安机关将始终坚持以人民为中心，以更大的力度、更强的措施、更严的要求深入推进打击制售假药劣药重点攻坚专项工作，确保打击整治工作取得实效，切实维护药品安全，保障人民群众生命安全和身体健康。

摘自 中国青年网，2022.8.25

问题：1. 药品是什么？假药、劣药判定的法律依据是什么？

2. 请你对该假药、劣药造成的危害发表自己的看法。

第一节　药品认知

🌐 药事火花

修合无人见，存心有天知

　　"修""合"是指中药"炮制"，"修合无人见，存心有天知"意思是在没有监督、他人不知情的情况下，中药炮制依然能凭良心和职业道德，自觉做到药材地道、斤两足称、制作遵法。"修合无人见，存心有天知"是中医药行业优秀的传统规则，也是历代同仁堂人的自律准则。

　　"同仁堂"创建于1669年（清康熙八年），并"独办官药"188年。同仁堂历史悠久，至今已有300多年的历史，是地地道道的"中华百年老字号"，现在已成为我国最负盛名的中药企业，在国际上也享有盛誉，是我国制药行业的骄傲。历代同仁堂工作者秉承"炮制虽繁必不敢省人工，品味虽贵必不敢减物力"的堂训，坚持"配方独特、选料上乘、工艺精湛、疗效显著"四大制药特色，将"修合无人见，存心有天知"制作为生产现场标语。正是由于同仁堂人的自觉自律和严谨质量管理意识，所以生产出了众多疗效显著的中成药，不仅有"十大王牌"，还形成了以"十大名药"为代表的产品系列，赢得了国内外人士的广泛赞誉和青睐。1989年，国家工商局将全国第一个"中国驰名商标"称号授予同仁堂。现在同仁堂已发展成为在上海和香港两地上市的国际化制药集团公司。

一、药品的概念及分类

（一）药品的概念

　　依据《中华人民共和国药品管理法》，药品是指用于预防、治疗、诊断人的疾病，有目的地调节人的生理机能并规定有适应证或者功能主治、用法和用量的物质，包括中药、化学药和生物制品等。

（二）药品的分类

　　从药品管理的角度可以将药品分为以下五类。

1. 现代药和传统药

现代药是指用现代医学观点、理论指导其研究与开发、制造与使用的药品。

传统药是指用传统医学观点、理论指导其研究与开发、制造与使用的药品。

2. 处方药和非处方药

处方药是指必须凭执业医师或执业助理医师处方方可购买、调配和使用的药品。

非处方药（OTC）是指由国务院药品监督管理部门公布，不需要执业医师或执业助理医师处方，消费者可自行判断、购买和使用的药品。非处方药由于安全性不同，又被分为甲、乙两类进行管理。

3. 新药、仿制药、进口药品和医疗机构制剂

新药是指未曾在中国境内外上市销售的药品。

仿制药是指仿制后与原研药品在质量和疗效方面一致的药品。

进口药品是指在境外生产，在中国境内上市销售的药品。

医疗机构制剂是指医疗机构根据本单位临床需要经批准而配制、自用的固定处方制剂。

4. 国家基本药物、基本医疗保险目录药品和国家储备药品

国家基本药物是适应基本医疗卫生需求，剂型适宜，价格合理，能够保障供应，公众可公平获得的药品。

国家基本医疗保险目录药品是指在国家基本医疗保险制度指导下，为保障基本医疗用药，合理控制药品费用，国家本着临床必需、安全有效、使用方便的收载原则，由国家人力资源和社会保障部组织制定并发布的药品目录。

国家储备药品是指为保证发生重大灾情、疫情或者其他突发事件时药品的供应，国家实行药品储备制度，建立中央和地方两级药品储备。

5. 特殊管理药品和一般管理药品

根据管理的严格程度，分为特殊管理药品和一般管理药品。

依据《药品管理法》规定，我国对麻醉药品、精神药品、医疗用毒性药品、放射性药品和药品类易制毒化学品等实行特殊管理。

一般管理药品是指除特殊管理药品以外国家对其采取相应管理措施的药品。

二、药品的特殊性和质量特性

（一）药品的特殊性

药品是一种商品，但与人体健康和生命安全息息相关，所以药品又是一种特殊商品，药品的特殊性主要表现在以下四个方面。

1. 药品的专属性

药品的专属性表现在对症治疗，患什么病用什么药。处方药必须在医生的检查、诊断、指导下合理使用。非处方药必须根据病情，按照药品说明书、标签的说明使用或在药师指导下购买和使用。

2. 药品的两重性

药品的两重性是指药品有防病治病的一面，也具有不良反应的一面，所谓"是药三分毒"。管理有方，用之得当，可以治病救人，造福人类；若失之管理，使用不当，则可致病，危害人民健康，甚至危及生命。

3. 药品质量的重要性

药品是治病救人的物质，只有符合法定质量标准的合格药品才能保证疗效。因此，药品只能是合格品，不能像其他商品一样可以分为一等品、二等品、等外品等。一般来说，患者是不能判断药品质量是否合格，所以国家必须对药品进行全过程质量管理，规范药品的研制、生产、流通、使用行为，才能确保药品质量。

4. 时限性

人们只有防病治病时才需要用药，但药品生产、经营企业平时应有适当数量的生产和储备，只能药等病，不能病等药。另外，药品均有有效性，一旦有效期到达，即行报废销毁；有的药品有效期很短，且用量少，无利可图，也要保证生产、供应、适当储备，以防急用。

（二）药品的质量特性

药品的质量特性是指药品与满足预防、治疗、诊断人的疾病，有目的地调节人的生理机能的要求有关的固有特性。药品的质量特性主要表现为以下四个方面。

1. 有效性

药品的有效性是药品质量的固有特性，指在规定的适应证（或功能主治）、用法和用量下，能满足预防、治疗、诊断人的疾病，有目的地调节人的生理机能的要求。我国对药品的有效性按在人体达到所规定的效应的程度分为"有效""显效"和"痊愈"，有些国家则采用"稳定""部分缓解"和"完全缓解"来区别。

2. 安全性

药品的安全性是指按规定的适应证（或功能主治）、用法和用量使用药品后，人体产生毒副反应的程度。大部分药品均有不同程度的毒副反应，因此，安全性也是药品的固有特性。在使用药品时，要对药品的有效性和安全性进行权衡。只有在利大于弊的情况下才能使用某种药品。我国药品从研发到使用都有一系列的安全性监测制度，就是为了保证药品的安全性。

3. 稳定性

药品的稳定性是指在规定的条件下保持其有效性和安全性的能力。所谓规定的条件是指在规定的有效期内，以及在规定的生产、储存、运输和使用条件下。稳定性也是药品的固有特性。如某些物质虽然具有预防、治疗、诊断疾病的作用，但极易变质、不稳定、不易运输和贮存，则不能作为药品流入医药市场。

4. 均一性

药品的均一性是指药物制剂的每一单位产品都符合有效性、安全性的规定要求，即指药物制剂的每一最小使用单位（片、粒、枚、支、瓶等）具有相同的品质。如果每单位药物各组分不均一，就可能造成患者用量不足或用量过大而产生严重的毒副作用。

三、药品标准

（一）药品标准的定义

药品标准，也称药品质量标准，是指对药品的质量指标、生产工艺和检验方法所作的法定技术要求和规定，内容包括药品的名称，成分或处方的组成，含量测定及其检查、检验方法，制剂的辅料，允许的杂质及其限量要求，药品的作用、用途、用法、用量，注意事项，贮藏方法等。药品标准是药品生产、供应、使用、检验和管理部门共同遵循的法定依据；凡正式批准生产的药品、辅料和基质以及商品经营的中药材，都应制定标准。

（二）药品标准的分类

药品标准分为法定标准和非法定标准两种。法定标准属于强制性标准，是药品质量的最低标准，分为国家药品标准和地方药品标准。非法定标准有行业标准、企业标准，企业标准作为企业的内控标准，各项指标均不得低于国家药品标准。

国家药品标准是国家为保证药品质量，对药品的质量指标、检验方法和生产工艺等所作的技术规定，是药品研究、生产、经营、使用及监督管理等各环节必须共同遵守的，具有强制性的技术准则和法定依据。

国家药品标准包括《中国药典》标准，局、部颁标准、药品注册标准等。其中，以《中国药典》标准为核心，局、部颁标准、药品注册标准为基础。三种药品标准是相互依存、互动提高的关系。药品必须符合药品标准。

1.《中国药典》标准

《中国药典》由药品监督管理部门组织国家药典委员会制定与修订，是具有国家法律效力的、记载药品标准及规格的法典。《中国药典》收载的品种须经医药学专家委员会严格遴选。主要收载我国临床常用、疗效肯定、质量稳定（工艺成熟）、质控标准较完善的品种。其他不能满足上述条件（包括上市时间较短）或有特殊情况的品种均收载于局颁或部颁标准。

2. 局、部颁标准

局、部颁标准指由国家药品监督管理局或原卫生部组织国家药典委员会对不同企业的药品注册标准进行统一规范后的药品标准。一般来说，《中国药典》和局、部颁标准是对药品的最基本质量要求。对于生产企业来说，其出厂内控标准或注册标准必须严于国家制定的统一标准。

3. 药品注册标准

药品注册标准是国家药品监督管理部门批准给申请人特定药品的标准，生产该药品的药品生产企业必须执行该注册标准。药品注册标准的规定不得低于《中国药典》的规定。药品注册标准是由国家药品监督管理部门组织药品审评中心技术专家对申请人申报的药物研究资料进行安全性、有效性和质量可控性审查后批准产品上市执行的药品质量控制标准。

地方药品标准是由省级药品监督管理部门或省级卫生管理部门批准的药品标准。如医疗机构制剂标准、中药饮片炮制标准、没有收录在国家药品标准中的中药饮片标准等。

四、假劣药品的法律规定

《药品管理法》第九十八条禁止生产（包括配制）、销售、使用假药、劣药，并对假药、劣药作出了具体规定。

（1）假药　有下列情形之一的，为假药：①药品所含成分与国家药品标准规定的成分不符；②以非药品冒充药品或者以他种药品冒充此种药品；③变质的药品；④药品所标明的适应证或者功能主治超出规定范围。

（2）劣药　有下列情形之一的，为劣药：①药品成分的含量不符合国家药品标准；②被污染的药品；③未标明或者更改有效期的药品；④未注明或者更改产品批号的药品；⑤超过有效期的药品；⑥擅自添加防腐剂、辅料的药品；⑦其他不符合药品标准的药品。

知识链接

生产销售假药、劣药有关的法律责任

《药品管理法》第一百一十六条：生产、销售假药的，没收违法生产、销售的药品和违法所得，责令停产停业整顿，吊销药品批准证明文件，并处违法生产、销售的药品货值金额十五倍以上三十倍以下的罚款；货值金额不足十万元的，按十万元计算；情节严重的，吊销药品生产许可证、药品经营许可证或者医疗机构制剂许可证，十年内不受理其相应申请；药品上市许可持有人为境外企业的，十年内禁止其药品进口。

《药品管理法》第一百一十七条：生产、销售劣药的，没收违法生产、销售的药品和违法所得，并处违法生产、销售的药品货值金额十倍以上二十倍以下的罚款；违法生产、批发的药品货值金额不足十万元的，按十万元计算，违法零售的药品货值金额不足一万元的，按一万元计算；情节严重的，责令停产停业整顿直至吊销药品批准证明文件、药品生产许可证、药品经营许可证或者医疗机构制剂许可证。

《药品管理法》第一百一十八条：生产、销售假药，或者生产、销售劣药且情节严重的，对法定代表人、主要负责人、直接负责的主管人员和其他责任人员，没收违法行为发生期间自本单位所获收入，并处所获收入百分之三十以上三倍以下的罚款，终身禁止从事药品生产经营活动，并可以由公安机关处五日以上十五日以下的拘留。

五、药品与非药品的识别

《药品管理法》中提及的药品为人用药，不包括兽药和农药。非药品是指药品以外的商品，容易与药品混淆的商品，主要有食品、化妆品、保健食品、医疗器械和卫生消毒用品。药品和非药品可以从以下几个方面进行识别。

1. 批准文号

国内生产或分包装的药品，其批准文号以"国药准字"开始。保健食品批准文号以"国食健字"开始。国产特殊用途化妆品批准文号以"国妆特字"开始。医疗器械注册证编号以"国（或省简称）械注准（或进、许）"开始。卫生消毒用品卫生许可证号以"省简称＋卫消证字"开始。食品使用的是食品生产许可证。

课堂互动

你能讲讲国药准字的具体含义吗？进口药品的批准文号与国内生产的药品的批准文号是否一样？

2. 药品的存放位置

无论是何种形式的药品零售单位，药品和非药品都是分开存放的，并且有明显的标识。我们在购买时应仔细观察。个别零售单位可能存在管理混乱的情况，致使商品乱摆放，因此正确选择购买单位也是必要的。

3. 广告宣传

只有药品可以进行预防、治疗类宣传，其他商品是不能进行药品类宣传的，因此通过广告也可以对药品和非药品进行区分。但是市场中总会出现混乱的现象，因此我们应从多角度理性区分药品和非药品。

案例链接

保健品冒充药品案例

2022年，山东烟台市芝罘区人民检察院办理了一起以销售养老"保健品"为手段的诈骗案。犯罪分子紧盯老年人对身体健康的追求，动起"歪心思"：他们用廉价保健品冒充"神药"，以高价向老年人销售，不少老年人纷纷"中招入坑"。

犯罪分子以廉价的葛根山药胶囊冒充"珍贵"的保健品，夸大宣传其功效，称其具有治疗糖尿病、高血压等老年人常见疾病的功效，并保证"彻底治愈不复发"，诱骗老年人拿出养老钱入坑买药。实际上，每套6000多元的"保健品"，成本价只要几百元，并且没有任何治病的作用，只是普通的保健食品而已。

目前，上述犯罪分子均已被依法判决，其中主犯王某以诈骗罪被判处有期徒刑五年三个月，并处罚金人民币两万元。

摘自光明网，2022.8.15

第二节　处方药与非处方药分类管理

学习目标

知识目标：1. 掌握处方药和非处方药的定义；处方药与非处方药分类管理的要点。

2. 熟悉非处方药的遴选原则。

3. 了解处方药与非处方药分类管理的意义。

能力目标： 1. 能正确区分处方药和非处方药、甲类非处方药和乙类非处方药。

　　　　　　2. 能运用处方药与非处方药分类管理要点进行管理实践。

素质目标： 1. 树立药品的质量和安全意识。

　　　　　　2. 具有依法从事药事活动的意识。

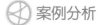 **案例分析**

非处方药转为处方药

　　国家药品监督管理局在 2019 年 3 月下发如下通知：为保障公众用药安全，根据《处方药与非处方药分类管理办法（试行）》（国家药品监督管理局令第 10 号）的规定，经国家药品监督管理局组织论证和审定，将胃痛宁片、化痔栓及消栓通络制剂（片剂、胶囊剂、颗粒剂）调出非处方药目录，按处方药管理，同时对上述药品说明书进行修订。要求药品生产企业应当对新增不良反应发生机制开展深入研究，采取有效措施做好相关药品使用和安全性问题的宣传培训，指导医师合理用药；临床医师应当仔细阅读上述药品说明书的修订内容，在选择用药时，应当根据新修订说明书进行充分的效益和风险分析。患者应严格遵医嘱用药，用药前应当仔细阅读相关药品说明书。

摘自国家药品监督管理局，2019.3.4

问题：1. 什么是处方药？什么是非处方药？

　　　2. 国家药品监督管理局把胃痛宁片、化痔栓及消栓通络制剂调出非处方药目录，按处方药管理的根本原因是什么？

一、处方药与非处方药

（一）处方药与非处方药的定义

处方药是指必须凭执业医师或执业助理医师处方才可调配、购买和使用的药品。

非处方药是指不需要执业医师或执业助理医师处方即可自行判断、购买和使用的药品。在国外又称为"可在柜台上购买的药物"（over the counter），简称 OTC。国家根据非处方药的安全性，又将非处方药分为甲类非处方药和乙类非处方药。

《药品管理法》第五十四条规定，国家对药品实行处方药和非处方药分类管理制度，具体办法由国务院药品监督管理部门会同国务院卫生健康主管部门制定。也就是说，处方药和非处方药并不是药品本质的属性，而是管理上的界定，它并不是终身制，而是随着用药变化而变化，并与其安全性、有效性息息相关。无论是处方药还是非处方药，都必须经过国家药品监督管理部门批准。

（二）处方药与非处方药分类管理的目的

1. 保障人民群众的用药安全

处方药与非处方药分类管理符合我国现阶段社会和经济发展的实际需要，是保障人民用药安全有效的措施之一。通过制定相应的法律法规，逐步遏制过去不合理的用药行为，改变药品自由销售的状态，减少不合理用药现象的发生，防止患者因自我行为不当，导致用药错误、药物滥用并危及健康。

2. 使医药资源得到合理利用

分类管理实施后，"小病自医、大病就医"得以实现。对于病情较轻、较易判断病症的情况，患者可以通过药品信息自行选择药品或者在药师指导下选择药品，进行自我药疗。对于重病大病，患者就医后凭方取药。这样既普及了人民群众的医药知识，又减轻了医疗机构的医疗负担，使公共资源得到了合理优化。

3. 有利于推动医疗制度改革，与国际接轨

分类管理既缓解了人们就医难的问题，又减轻了国家的医疗负担，对医疗保险制度的稳定实施及医疗制度改革的稳步推进都有着深远的影响，同时也是与国际接轨的必由之路。

二、处方药与非处方药分类管理要点

（一）处方药与非处方药的品种特点

具备以下某一特点的一般为处方药：①管理要求较为严格的药品，如特殊管理药品；②具有一定毒性或其他潜在影响，使用不安全的药品；③使用方法较为特殊的药品，如注射剂；④药品安全性有待进一步考察的药品，如新药等。

非处方药一般具备以下特点：①药品针对的适应证易判断，患者能自行选择；②药品安全范围大，不良反应轻微、可逆、易察觉，无潜在毒性；③药品不致细菌耐药性；④药品误用、滥用的潜在可能性较小；⑤药品疗效确切，可察觉；⑥在正常条件下贮存时药品稳定；⑦药品标识物内容确切、翔实、易于理解。

（二）我国实行处方药与非处方药分类管理制度

2000年1月1日起开始实施的《处方药与非处方药分类管理办法（试行）》是我国实行处方药与非处方药分类管理的标志文件。自办法实施以来，我国一直在实行，且在2001年12月1日实施的《药品管理法》第三十七条作出了明确规定。自此，药品分类管理制度以法律的形式确定下来。

（三）处方药与非处方药的分类依据

《处方药与非处方药分类管理办法（试行）》规定："根据药品品种、规格、适应证、剂量及给药途径不同，对药品分别按处方药与非处方药进行管理。"《药品管理法实施条例》规定，国家根据非处方药的安全性，将非处方药分为甲类非处方药和乙类非处方药。

（四）非处方药遴选原则

我国非处方药的遴选原则是：应用安全、质量稳定、疗效确切、使用方便。

（1）应用安全　根据现有资料和临床检验证实为安全性大的药品；在正常用法与正常剂量时，不产生不良反应或一般副作用，用药人可以自行觉察、可以耐受，而且停药后可以迅速自行消退；用药前后不需做特殊试验；不易引起依赖性。抗肿瘤药、医疗用毒性药品、麻醉药品、精神药品以及可引起严重不良反应的药物等不能列入（复方限量者例外）。

（2）质量稳定　指质量可控制，物理化学性质稳定，在规定贮存条件下不易变质。

（3）疗效确切　要求药物作用针对性强，适应证明确，易于掌握；治疗期间不需要经常调整剂量，更不需要特殊监测；经常性应用不会引起疗效降低，不会导致耐药性或抗药性。

（4）使用方便　以便于自行应用的口服、外用、吸入等剂型为主；分剂量应简单明了，包装标识清晰、规范。

（五）处方药与非处方药管理异同

1. 生产管理

处方药、非处方药生产企业必须具有药品生产许可证，其生产品种必须取得药品批准文号。

2. 销售管理

经营处方药、非处方药的批发企业和经营处方药、甲类非处方药的零售企业必须具有药品经营许可证。经省级药品监督管理部门或其授权的药品监督管理部门批准的其他商业企业可以零售乙类非处方药，但必须设立专柜，配备符合要求的工作人员。

经营处方药、甲类非处方药的药品零售企业应当配备与处方审核数量、药学服务能力相匹配的执业药师或者药师以上药学技术人员，执业药师或药师不在岗时禁止销售处方药和甲类非处方药，并应挂牌告知。只经营乙类非处方药的药品零售企业，可以按照规定配备其他药学技术人员。

处方药必须凭执业医师或助理执业医师处方销售、购买和使用。执业药师或者药师必须对处方进行审核，依据处方正确调配、销售药品。对有配伍禁忌或超剂量的处方，应当拒绝调配、销售，必要时经处方医师更正或者重新签字，方可调配、销售。零售药店必须对处方留存2年以上备查。

处方药应当在封闭货架内放置，不得开架销售，不得以买药品赠药品或者买商品赠药品等方式向公众赠送、促销处方药、甲类非处方药。

课堂互动

请谈一谈你的互联网购药经历。
非处方药、处方药是否都可以在互联网上进行销售？有什么具体要求？

3. 标签、说明书、包装、警示语、非处方药专有标识管理

非处方药标签和说明书除符合规定外，用语应当科学、易懂，便于消费者自行判断、选择和使用。非处方药的标签和说明书必须经国家药品监督管理局批准。非处方药的包装必须印有国家指定的非处方药专有标识，必须符合质量要求，方便贮存、运输和使用。每个销售基本单元包装必须附有标签和说明书。

处方药和非处方药在药品标签和药品使用说明书上，均应印制警示语或忠告语。如处方药：凭医师处方销售、购买和使用！非处方药：请仔细阅读说明书并按说明使用或在药师指导下购买和使用。

非处方药专有标识为椭圆背景下的"OTC"字样，图案分为红色和绿色，红色专有标识用于甲类非处方药药品，为红底白字（图4-1）；绿色专有标识用于乙类非处方药药品和用作指南性标志，为绿底白字（图4-2）。非处方药药品其药品标签、使用说明书、内包装、外包装上必须印有非处方药专有标识，未印有非处方药专有标识的非处方药药品一律不准出厂。经营非处方药药品的企业在使用非处方药专有标识时，必须按照国家药品监督管理局公布的坐标比例和色标要求使用。

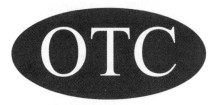 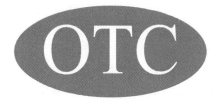

图4-1　甲类非处方药专用标识（红底）　　图4-2　乙类非处方药专用标识（绿底）

4. 广告管理

处方药只准在专业性医药报刊进行广告宣传，非处方药经审批可以在大众传播媒介进行广告宣传。非处方药在大众媒体发布广告，进行适应证、功能主治或疗效方面的宣传，宣传内容不得超出其非处方药适应证（或功能主治）范围。

课堂互动

请描述一下你印象最深刻的药品广告，并确认此种药品是处方药还是非处方药。

（六）处方药与非处方药的转换

已批准上市的处方药，药品上市许可持有人经过上市后研究认为符合非处方药条件和要求的，可以向国务院药品监督管理部门提出申请，经评价符合非处方药要求的，可以转换为非处方药。

已批准上市的非处方药，经过不良反应监测及上市后研究认为存在风险隐患，不适宜按非处方药管理

的，应当停止上市销售。药品上市许可持有人应当进行充分研究并向国务院药品监督管理部门提出处方药的申请，经审评符合要求的，可转换为处方药；经评估认为风险大于获益的，应当注销药品批准证明文件，并召回已销售药品。

国务院药品监督管理部门可以主动对处方药、非处方药开展评估，按程序进行转换。

处方药与非处方药注册、转换程序和评价技术要求由国务院药品监督管理部门制定。

📖 知识链接

双跨药品

"双跨"药品的界定：有些药品根据其适应证、剂量和疗程的不同，既可以作为处方药，又可以作为非处方药，这种具有双重身份的药品就称之为"双跨"药品。这类药品的部分适应证适合自我判断和自我药疗，于是在"限适应证、限剂量、限疗程"的规定下，将此部分适应证作为非处方药管理，而患者难以判断的适应证部分仍作为处方药管理。

大部分消化系统用药、解热镇痛类药都是"双跨"药品。以阿司匹林为例，作为处方药时可用于治疗风湿、类风湿性关节炎以及心血管疾病等，而作为非处方药时，出于安全性考虑，其适应证限定为解热、镇痛，并且阿司匹林分别作为处方药和非处方药管理时其使用的疗程、剂量也有所区别。

"双跨"药品的广告管理："双跨"药品作为处方药时不得在大众媒介上发布广告或者以其他方式进行以公众为对象的广告宣传，作为非处方药则可以在大众媒介上进行广告宣传。因此，"双跨"药品在大众媒体发布广告，进行适应证、功能主治或疗效方面的宣传，其宣传内容不得超出其非处方药适应证（或功能主治）范围。

第三节 国家基本药物制度

🚀 学习目标

知识目标： 1. 掌握国家基本药物的概念和遴选原则。
2. 熟悉国家基本药物制度及作用。
3. 了解基本药物的发展历史及国家基本药物管理的其他要点。

能力目标： 能根据国家基本药物制度的有关要求，从事药品生产、经营以及管理等相关工作。

素质目标： 1. 培养合理用药的基本职业素养。
2. 具备维护人民健康、追求社会公平、减轻群众用药负担、推动卫生事业有序发展的意识。

🌐 药事火花

广东省多举措促进科学合理用药

2021年11月4日，第二届广东省医疗卫生机构"国基药粤健康"临床合理用药知识技能决赛在广州隆重举行。本次竞赛活动由省卫生健康委和省总工会联合举办，旨在优化和规范用药结构，加强医疗机构用药目录遴选、采购、使用等全流程管理，推动落实"能口服不肌注、能肌注不输液"等要求，促进科学合理用药。以国家基本药物为核心的临床合理用药是医疗卫生机构医务人员必备的知识技能，是深化医药卫生体制改革的重要内容，是确保国家基本药物制度惠民政策落实的重要举措。

广东省作为国家基本药物制度综合试点，将进一步明确国家基本药物在公立医院的主导地位，强化公立医院的公益性质；以保障新时代人民健康需求为目的，通过不断完善国家基本药物制度，在强化国家基本药物配备使用管理，促进上下用药衔接，实施药品使用监测，做好药品临床评价，开展短缺药品预警应对，降低慢性门诊用药负担等多个方面探索、总结、推广切实可行的经验。

摘自南方新闻网，2021.11.5

一、国家基本药物

（一）国家基本药物的概念

国家基本药物是指满足疾病防治基本用药需求，适应现阶段基本国情和保障能力，剂型适宜，价格合理，能够保障供应，可公平获得的药品。政府举办的基层医疗卫生机构全部配备和使用基本药物，其他各类医疗机构也都必须按规定使用基本药物。根据规定，国家将基本药物全部纳入《基本医疗保险药品目录》，报销比例明显高于非基本药物，降低个人自付比例，用经济手段引导广大群众首先使用基本药物。

（二）基本药物概念内涵的发展

基本药物的概念已有20多年的历史。1977年，世界卫生组织（WHO）在第615号技术报告中正式提出基本药物的概念：基本药物是能够满足大部分人口卫生保健需要的药物。WHO将基本药物概念推荐给一些经济较落后、药品生产能力低的国家，使其能够按照国家卫生需要，以有限的费用、合理的价格购买、使用质量和疗效都有保障的基本药物。但是，随着世界各国基本药物行动规划的实践，基本药物概念的内涵已不断发展和延伸。

1985年，WHO在划时代的内罗毕会议上扩展了基本药物的概念，宣告基本药物与合理用药相结合的新时代的到来，以求两者都获得更强的生命力。同时，WHO在推荐基本药物目录遴选程序时，将基本药物遴选的过程与标准治疗指南和国家处方集的制定过程结合起来。

国际合理用药网络（INRUD）在WHO的资助下，于1989年应运而生。1990年7月，INRUD在印度尼西亚召开了首届网络会议，随后连续举办了数次促进合理用药培训班。INRUD的工作与WHO基本药物及药物政策司的工作紧密配合，促进了基本药物概念的推广，推动了国际合理用药工作的开展，具有国际性和代表性。世界各国的合理用药工作也在不断展开和深入，很多发展中国家都在INRUD的支持下成立了本国的合理用药中心组。

如今，基本药物概念被广泛应用于卫生工作人员的培训、医疗保险费用的赔偿、临床合理用药的指导、发展标准化的治疗指南、药品的生产与供应、药品的质量保证、初级医疗保健的建立、药品的捐赠、药品上市后的研究、抗感染药物的耐药监测等方面。基本药物概念不仅对贫困国家和发展中国家发挥重要作用，对工业化国家和发达国家基本药物同样发挥着积极作用。

（三）国家基本药物制度及其作用

针对药品更新换代较快，药品消费日益增加，卫生资源使用效率低而医药费用负担越来越重的情况，我国于2009年8月18日发布了《关于建立国家基本药物制度的实施意见》，这标志着我国建立国家基本药物制度工作正式实施。国家基本药物制度是对基本药物目录制定、生产供应、采购配送、合理使用、价格管理、支付报销、质量监管、监测评价等多个环节实施有效管理的制度，与公共卫生、医疗服务、医疗保障体系相衔接。

国家基本药物制度是药品供应保障体系的基础，是医疗卫生领域基本公共服务的重要内容。新一轮医改以来，国家基本药物制度的建立和实施对健全药品供应保障体系、保障群众基本用药、减轻患者用药负担发挥了重要作用。基本药物制度的建立保证了基本药物足量供应和合理使用，有利于保障群众基本用药权益，转变"以药补医"机制，有利于促进药品生产流通企业资源优化整合，对于维护人民健康、体现社会公平、减轻群众用药负担、推动卫生事业有序发展具有深远的意义。

二、国家基本药物管理要点

（一）《国家基本药物目录》的遴选调整管理机制

1.《国家基本药物目录》的遴选原则

国家基本药物均收录在《国家基本药物目录》中，《国家基本药物目录》中的药品包括化学药品、生物制品、中成药和中药饮片。

国家基本药物遴选原则：在充分考虑我国现阶段基本国情和基本医疗保障制度保障能力的基础上，按照防治必需、安全有效、价格合理、使用方便、中西药并重、基本保障、临床首选的原则，结合我国用药特点和基层医疗卫生机构配备的要求，参照国际经验，合理确定我国基本药物品种（剂型）和数量。

不能进入《国家基本药物目录》的药品：①含有国家濒危野生动植物药材的；②主要用于滋补保健、易滥用的，以及纳入国家重点监控合理用药目录的；③因严重不良反应，国家药品监督管理部门明确规定暂停生产、销售或使用的；④违背国家法律、法规，或不符合伦理要求的；⑤国家基本药物工作委员会规定的其他情况。

制定国家基本药物目录的程序为：①从国家基本药物专家库中，分别随机抽取专家成立目录咨询专家组和目录评审专家组；②咨询专家组根据疾病防治和临床需求，经循证医学、药品临床使用监测、药物经济学等对药品进行技术评价，提出遴选意见，形成备选目录；③评审专家组对备选目录进行技术论证和综合评议，形成目录初稿；④目录初稿送国家基本药物工作委员会各成员单位征求意见，修改完善形成目录送审稿；⑤送审稿经国家基本药物工作委员会审核后，按程序报批，由国家卫生健康委员会对外发布并组织实施。

2.《国家基本药物目录》的调整

《国家基本药物目录》坚持定期评估、动态管理，调整周期原则上不超过 3 年。必要时，经国家基本药物工作委员会审核同意，可适时组织调整。

调整的品种和数量应当根据以下因素确定：①我国基本医疗卫生服务需求和基本医疗保障水平变化；②我国疾病谱变化；③药品不良反应监测评价；④药品使用监测和临床综合评价；⑤已上市药品循证医学、药物经济学评价；⑥国家基本药物工作委员会规定的其他情况。

2018 年国家卫生健康委员会和国家中医药管理局对原《国家基本药物目录》进行了调整优化，印发了《国家基本药物目录》（2018 年版）。

总体来看，2018 年版目录调整如下：一是增加了品种数量，由原来的 520 种增加到 685 种，其中西药417 种、中成药 268 种（含民族药），能够更好地服务各级各类医疗卫生机构，推动全面配备、优先使用基本药物。二是优化了结构，突出常见病、慢性病及负担重、危害大的疾病和公共卫生等方面的基本用药需求，注重儿童等特殊人群用药，新增品种包括了肿瘤用药 12 种、临床急需儿童用药 22 种等。三是进一步规范了剂型、规格，685 种药品涉及剂型 1110 余个、规格 1810 余个，这对于指导基本药物生产流通、招标采购、合理用药、支付报销、全程监管等具有重要意义。四是继续坚持中西药并重，增加了功能主治范围，覆盖更多中医临床症候。五是强化了临床必需，此次目录调整新增的药品品种中，有 11 个药品为非医保药品，主要是临床必需、疗效确切的药品，比如直接抗病毒药物索磷布韦维帕他韦，专家一致认为可以治愈丙肝，疗效确切。2018 年版目录发布实施后，能够覆盖临床主要疾病病种，更好地适应基本医疗卫生需求，为进一步完善基本药物制度提供基础支撑，高质量满足人民群众疾病防治基本用药需求。

3.《国家基本药物目录》调入和调出的标准

（1）药品调入的标准　一是结合疾病谱顺位、发病率、疾病负担等，满足常见病、慢性病以及负担重、危害大的疾病和危急重症、公共卫生等方面的基本用药需求，从已在我国境内上市的药品中，遴选出适当数量的基本药物；二是支持中医药事业发展，支持医药行业发展创新，向中药（含民族药）、国产创新药倾斜。

（2）药品调出的标准　一是药品标准被取代的；二是国家药品监督管理部门撤销其药品批准证明文件的；三是发生不良反应，经评估不宜再作为国家基本药物使用的；四是根据药物经济学评价，可被风险效益比或者成本效益比更优的品种所替代的；五是国家基本药物工作委员会认为应当调出的其他情形。

（二）切实保障生产供应机制

1. 提高有效供给能力

把实施基本药物制度作为完善医药产业政策和行业发展规划的重要内容，鼓励企业技术进步和技术改造，推动优势企业建设与国际先进水平接轨的生产质量体系，增强基本药物生产供应能力。开展生产企业现状调查，对于临床必需、用量小或交易价格偏低、企业生产动力不足等因素造成市场供应易短缺的基本药物，可由政府搭建平台，通过市场撮合确定合理采购价格、定点生产、统一配送、纳入储备等措施保证供应。

2. 完善采购配送机制

充分考虑药品的特殊商品属性，发挥政府和市场两方面作用，坚持集中采购方向，落实药品分类采购，引导形成合理价格。做好上下级医疗机构用药衔接，推进市（县）域内公立医疗机构集中带量采购，推动降低药价，规范基本药物采购的品种、剂型、规格，满足群众需求。鼓励肿瘤等专科医院开展跨区域联合采购。生产企业作为保障基本药物供应配送的第一责任人，应当切实履行合同，尤其要保障偏远、交通不便地区的药品配送。因企业原因造成用药短缺，企业应当承担违约责任，并由相关部门和单位及时列入失信记录。医保经办机构应当按照协议约定及时向医疗机构拨付医保资金。医疗机构应当严格按照合同约定及时结算货款；对拖延货款的，要给予通报批评，并责令限期整改。

3. 加强短缺预警应对

建立健全全国短缺药品监测预警系统，加强药品研发、生产、流通、使用等多源信息采集，加快实现各级医疗机构短缺药品信息网络直报，跟踪监测原料药货源、企业库存和市场交易行为等情况，综合研判潜在短缺因素和趋势，尽早发现短缺风险，针对不同短缺原因分类应对。对垄断原料市场和推高药价导致药品短缺，涉嫌构成垄断协议和滥用市场支配地位行为的，依法开展反垄断调查，加大惩处力度。将军队所需短缺药品纳入国家短缺药品应急保障体系，通过军民融合的方式，建立短缺急需药品军地协调联动机制，保障部队急需短缺和应急作战储备药材供应。

（三）全面配备优先使用机制

1. 加强配备使用管理

坚持基本药物主导地位，强化医疗机构基本药物使用管理，以省为单位明确公立医疗机构基本药物使用比例，不断提高医疗机构基本药物使用量。公立医疗机构根据功能定位和诊疗范围，合理配备基本药物，保障临床基本用药需求。药品集中采购平台和医疗机构信息系统应对基本药物进行标注，提示医疗机构优先采购、医生优先使用。将基本药物使用情况作为处方点评的重点内容，对无正当理由不首选基本药物的予以通报。对医师、药师和管理人员加大基本药物制度和基本药物临床应用指南、处方集培训力度，提高基本药物合理使用和管理水平。鼓励其他医疗机构配备使用基本药物。

2. 建立优先使用激励机制

医疗机构科学设置临床科室基本药物使用指标，并纳入考核。将基本药物使用情况与基层实施基本药物制度补助资金的拨付挂钩。深化医保支付方式改革，建立健全医保经办机构与医疗机构间"结余留用、合理超支分担"的激励和风险分担机制。通过制定药品医保支付标准等方式，引导医疗机构和医务人员合理诊疗、合理用药。

3. 实施临床使用监测

依托现有资源建立健全国家、省两级药品使用监测平台以及国家、省、地市、县四级监测网络体系，重点监测医疗机构基本药物的配备品种、使用数量、采购价格、供应配送等信息，以及处方用药是否符合诊疗规范。开展以基本药物为重点的药品临床综合评价，指导临床安全合理用药。加强部门间信息互联互通，对基本药物从原料供应到生产、流通、使用、价格、报销等实行全过程动态监测。

📖 **知识链接**

《国家基本药物目录》与《基本医疗保险药品目录》的区别

《国家基本药物目录》与《基本医疗保险目录》的主要区别有以下几个方面。

1. 二者的作用不同

《国家基本药物目录》主要用于指导临床医师合理选择用药品种，通过引导药品生产企业的生产方向，从而保证基本药物的市场供应。而《基本医疗保险药品目录》的主要作用是控制基本医疗保险支付药品费用的范围，是社会保险经办机构支付参保人员药品费用的依据。其目的是保障参保人员的基本医疗需求，保证医疗保险基金的收支平衡。

2. 制定的依据不同

《国家基本药物目录》主要考虑药品临床使用的合理性和安全性，以及全社会的基本用药水平。《基本医疗保险药品目录》在考虑参保人员用药安全和疗效的同时，重点是依据基本医疗保险基金的承受能力。

3. 应用范围不同

《国家基本药物目录》适应全社会所有人群，而《基本医疗保险药品目录》适用于基本医疗保险的参保人员。

4. 执行效力不同

《国家基本药物目录》对临床医生用药起指导作用，主要通过对社会宣传和医生培训，引导自觉使用目录用药；而《基本医疗保险药品目录》在社会保险经办机构支付费用时执行。

第四节　基本医疗保险药品管理

✈ **学习目标**

知识目标：1. 掌握基本医疗保险药品的概念及管理要点。
　　　　　　2. 熟悉《基本医疗保险药品目录》的内容、基本医疗保险制度的定义。
　　　　　　3. 了解基本医疗保险制度的发展历史、改革。
能力目标：能根据基本医疗保险制度的有关要求，从事药品生产、经营以及管理等相关工作。
素质目标：1. 加强诚信意识。
　　　　　　2. 树立互助共济、责任共担、共建共享的理念。

🌐 **药事火花**

医保谈判"灵魂砍价"彰显人民健康至上理念

在 2021 年国家医保药品目录谈判中，7 种罕见病用药纳入医保目录。正式纳入医保目录的诺西那生钠注射液，是目前唯一获批的治疗罕见病脊髓性肌萎缩症（SMA）的"救命药"，市场价格高达每针 70 万元。在谈判现场，诺西那生钠注射液经历 8 次艰难谈判，一路从 53680 元最终被砍到了 33000 元，价格降了 2 万多元，极大降低了患者的用药经济负担。

据国家医疗保障局介绍，今年进行谈判的药品共计 117 种，最终 94 个药品谈判成功，总体谈判成功率达到 80.34%，目录外 67 种药品最终降价 61.71%，谈判成功率和降价幅度均创下三年新高。而且，新增药品中罕见病用药多达 7 种，这也是历年来最多的一次，实现高价罕见病用药进入医保"0 的突破"，为患者搬开了治疗费用的"大山"，对临床治疗和医药产业发展，都具有非常重要的意义。

医保谈判"灵魂砍价"场景频频出现的背后，乃是人民健康至上理念的有力支撑。近年来，我国加快医疗改革步伐，通过国家集采、医保报销等方式，实现规模市场换降价，最大幅度挤出药价虚高水分，有效降低医疗负担，让广大人民群众摆脱治病烦恼。

摘自光明网　2021.12.7

一、基本医疗保险药品

（一）基本医疗保险药品

基本医疗保险药品是国家基本医疗保险、工伤保险和生育保险药品的简称，是指在医保给予报销支付的药品。

（二）基本医疗保险药品目录

《国家基本医疗保险、工伤保险和生育保险药品目录》（简称《药品目录》）是基本医疗保险和生育保险基金支付药品费用的标准。国务院医疗保障行政部门建立《药品目录》完善动态调整机制，原则上每年调整一次。2021 年 12 月，国家医保局、人力资源和社会保障部印发《国家基本医疗保险、工伤保险和生育保险药品目录（2021 年）》（以下简称《2021 年药品目录》）。

《药品目录》一般由凡例、西药、中成药、协议期内谈判药品和中药饮片五部分组成。省级医疗保障行政部门按国家规定增补的药品单列。凡例是对《药品目录》中药品的分类与编号、名称与剂型、备注等内容的解释和说明。《2021 药品目录》西药部分 1273 个，中成药部分 1312 个（含民族药 93个），协议期内谈判药品部分 275 个（含西药 213 个、中成药 62 个），共计 2860 个。西药、中成药和协议期内谈判药品分甲、乙类管理，西药甲类药品 395 个，中成药甲类药品 246 个，其余为乙类药品。协议期内谈判药品按照乙类支付。中药饮片部分除列出基本医疗保险、工伤保险和生育保险基金准予支付的品种 892 个外，同时列出了不得纳入基金支付的饮片范围。《药品目录》包括限工伤保险基金准予支付费用的品种 6 个；限生育保险基金准予支付费用的品种 4 个。工伤保险和生育保险支付药品费用时不区分甲、乙类。

二、基本医疗保险药品管理要点

（一）基本医疗保险药品管理原则

基本医疗保险用药管理坚持以人民为中心的发展思想，切实保障参保人员合理的用药需求；坚持"保基本"的功能定位，既尽力而为，又量力而行，用药保障水平与基本医疗保险基金和参保人承受能力相适应；坚持分级管理，明确各层级职责和权限；坚持专家评审，适应临床技术进步，实现科学、规范、精细、动态管理；坚持中西药并重，充分发挥中药和西药各自优势。

（二）基本医疗保险药品管理体系

国务院医疗保障行政部门负责建立基本医疗保险用药管理体系，制定和调整全国范围内基本医疗保险用药范围、使用和支付的原则、条件、标准及程序等，组织制定、调整和发布国家《药品目录》并编制统一的医保代码，对全国基本医疗保险用药工作进行管理和监督。国家医疗保障经办机构受国务院医疗保障行政部门委托承担国家《药品目录》调整的具体组织实施工作。

省级医疗保障行政部门负责本行政区域内的基本医疗保险用药管理，制定本地区基本医疗保险用药管理政策措施，负责《药品目录》的监督实施等工作。各省（自治区、直辖市）以国家《药品目录》为基础，按照国家规定的调整权限和程序将符合条件的民族药、医疗机构制剂、中药饮片纳入省级医保支付范围，按规定向国务院医疗保障行政部门备案后实施。其中，甲类目录各地方管理部门不再进行调整，乙类目录各地方管理部门可根据地方实际情况进行调整，调整数量不得超过国家乙类药品数量的 15%。

统筹地区医疗保障部门负责《药品目录》及相关政策的实施，按照医保协议对定点医药机构医保用药行为进行审核、监督和管理，按规定及时结算和支付医保费用，并承担相关的统计监测、信息报送等工作。

（三）《药品目录》的调整

国务院医疗保障行政部门建立完善动态调整机制，原则上每年调整一次。国务院医疗保障行政部门根据医保药品保障需求、基本医疗保险基金的收支情况、承受能力、目录管理重点等因素，确定当年《药品目录》调整的范围和具体条件，研究制定调整工作方案，依法征求相关部门和有关方面的意见并向社会公布。对企业申报且符合当年《药品目录》调整条件的药品纳入该年度调整范围。

不能纳入基本医疗保险的药品范围：①主要起滋补作用的药品；②含国家珍贵、濒危野生动植物药材的药品；③保健药品；④预防性疫苗和避孕药品；⑤主要起增强性功能、治疗脱发、减肥、美容、戒烟、戒酒等作用的药品；⑥因被纳入诊疗项目等原因，无法单独收费的药品；⑦酒制剂、茶制剂、各类果味制剂（特别情况下的儿童用药除外）、口腔含服剂和口服泡腾剂（特别规定情形的除外）等；⑧其他不符合基本医疗保险用药规定的药品。

《药品目录》内的药品，有下列情况之一的，经专家评审后，直接调出《药品目录》：①被药品监管部门撤销、吊销或者注销药品批准证明文件的药品；②被有关部门列入负面清单的药品；③综合考虑临床价值、不良反应、药物经济性等因素，经评估认为风险大于收益的药品；④通过弄虚作假等违规手段进入《药品目录》的药品；⑤国家规定的应当直接调出的其他情形。

《药品目录》内的药品，符合以下情况之一的，经专家评审等规定程序后，可以调出《药品目录》：①在同治疗领域中，价格或费用明显偏高且没有合理理由的药品；②临床价值不确切，可以被更好替代的药品；③其他不符合安全性、有效性、经济性等条件的药品。

（四）《药品目录》的使用

在满足临床需要的前提下，医保定点医疗机构须优先配备和使用《药品目录》内药品。逐步建立《药品目录》与定点医疗机构药品配备联动机制，定点医疗机构根据《药品目录》调整结果及时对本医疗机构用药目录进行调整和优化。

（五）医保用药的支付

国家《药品目录》中的西药和中成药分为甲类药品和乙类药品。甲类药品是临床治疗必需、使用广泛、疗效确切、同类药品中价格或治疗费用较低的药品。乙类药品是可供临床治疗选择使用、疗效确切、同类药品中比甲类药品价格或治疗费用略高的药品。协议期内谈判药品纳入乙类药品管理。各省级医疗保障部门按国家规定将纳入《药品目录》的民族药、医疗机构制剂纳入乙类药品管理。中药饮片的甲乙分类由省级医疗保障行政部门确定。

参保人使用甲类药品按基本医疗保险规定的支付标准及分担办法支付；使用乙类药品按基本医疗保险

规定的支付标准，先由参保人自付一定比例后，再按基本医疗保险规定的分担办法支付。乙类药品个人先行自付的比例由省级或统筹地区医疗保障行政部门确定。

📖 **案例链接**

国家医保局通报 8 起欺诈骗取医保基金典型案例

2018 年 9 月起，国家医保局会同国家卫健委、公安部、国家药监局联合开展打击欺诈骗取医疗保障基金专项行动，并组织开展飞行检查。专项行动以来，各地加大打击力度，依法依规进行查处，形成高压态势。为达到宣传法规、净化环境、震慑犯罪的目的，此次专项行动通报了 8 起典型案例。

通报典型案例之一：安徽省阜阳市某医院收买患者骗取医保基金案。

经国家医保局飞行检查，安徽省阜阳市某医院采取以支付回扣形式向乡村医生收买患者、过度治疗、过度检查、超范围执业、非卫生技术人员独立开展诊疗活动等方式骗取医保基金。2016 年至 2018年 11 月，该院超范围开展手术套取医保基金 38.20 万元，过度治疗、过度检查 18.15 万元。医保部门依据《安徽省基本医疗保险监督管理暂行办法》第三十四条规定，追回医保基金 56.35 万元，并处罚款90.75 万元，解除医保服务协议，将相关问题线索移交公安机关进一步侦办。卫健部门依据《医疗机构管理条例》第四十八条、《医疗机构管理条例实施细则》第八十一条规定，给予该院罚款 4000 元，并吊销其医疗机构执业许可证。

摘自国家医疗保障局官网，2019.3.29

三、基本医疗保险制度

（一）基本医疗保险制度的定义

基本医疗保险是由用人单位和职工共同参加的一种社会保险。它按照财政、用人单位和职工的承受能力来确定职工的基本医疗保险水平，具有广泛性、共济性、强制性的特点。

广泛性是指用人单位和职工，不论是国家机关、企业单位，还是私营企业、个体劳动者，都在基本医疗保险的范围之内。共济性是指所有用人单位和职工按规定缴纳了医疗保险费后，一旦生病住院或患长期慢性病，医疗费用由统筹基金按比例报销。因此，参保人员所有花费的医疗费用不与单位经济效益挂钩，费用的风险由全部参保单位和人员共同分担。强制性是指按照法律规定，全部城镇用人单位和职工都必须参加基本医疗保险，因此，它不同于任何商业保险的自愿参加行为。

（二）基本医疗保险制度的发展

欧洲国家在 18 世纪工业革命后，先后迈入工业社会，而工业生产的社会化和规模化，促使越来越多的劳动者从乡村进入城镇工作与生活，并构成一个日益庞大的无产者阶层，以往作为家庭或个人风险的年老、疾病等特定事件，亦开始演变为一种社会风险，进而成为社会不稳定因素。在这种社会背景下，伴随着工人运动日益高涨等德国独特的内部因素的影响，促使德国成为最先建立社会保险制度的国家。

1883 年，德国政府颁布了《疾病保险法》，标志着世界上第一个强制性医疗保险制度的诞生。随着制度的不断发展，医疗卫生的费用也随之攀升。为了保证医疗卫生体制的可持续性，在医疗保险的药品管理方面，德国于 1989 年最先引入药品参考价格制度，根据一定的标准对法定医疗保险药品进行分类，并制定了相应的参考价格，这一举措可以看作是医疗保险药品分类的先行实践。

随着我国从计划经济体制向市场经济体制的转变，迫切要求建立和健全包括社会医疗保险在内的社会保障体系。1998 年 12 月，我国颁布了《关于建立城镇职工基本医疗保险制度的决定》，标志着新型医疗保障制度的建立。为了保障职工基本医疗用药，合理控制药品费用，次年 5 月下发了《城镇职工基本医疗保险用药范围管理暂行办法》，规定基本医疗保险用药范围通过制定《基本医疗保险目录》进行管理。2000年，《国家基本医疗保险药品目录》诞生，我国医疗保险制度改革配套措施正式启动。在此基础上，国家劳动和社会保障部又于2004年9月颁布了《国家基本医疗保险和工伤保险药品目录》。

现阶段我国建立了城镇职工基本医疗保险制度、新型农村合作医疗制度和城镇居民基本医疗保险制度。其中，城镇职工基本医疗保险由用人单位和职工按照国家规定共同缴纳基本医疗保险费，建立医疗保险基金，参保人员患病就诊发生医疗费用后，由医疗保险经办机构给予一定的经济补偿，以避免或减轻劳动者因患病、治疗等所带来的经济风险。新型农村合作医疗和城镇居民基本医疗保险实行个人缴费和政府补贴相结合，待遇标准按照国家规定执行。

（三）基本医疗保险制度的改革

改革开放以来，党和政府高度重视人民群众的医疗保障问题，不断完善医疗保障制度。20世纪90年代，我国开始建立城镇职工基本医疗保险制度。2003年，开始建立新型农村合作医疗制度。2007年，开始建立城镇居民基本医疗保险制度。这三项医保制度在不同时期针对不同人群相继建立，在保障群众基本医疗、防止因病致贫等方面发挥了重要作用。然而，这种体制分割、制度分设、经办分散的城乡二元结构也带来了不公平的问题。特别是城镇居民医保和新农合，筹资模式、缴费标准相近，享受待遇却有较大差别。

2016年1月3日，国务院印发《国务院关于整合城乡居民基本医疗保险制度的意见》，提出整合城镇居民基本医疗保险和新型农村合作医疗两项制度，建立统一的城乡居民基本医疗保险制度。这是推进医药卫生体制改革、实现城乡居民公平享有基本医疗保险权益、促进社会公平正义、增进人民福祉的重大举措。对促进城乡经济社会协调发展、全面建成小康社会具有重要意义。

意见就整合城乡居民医保制度政策明确提出了以下"六统一"的要求。

1. 统一覆盖范围

城乡居民医保制度覆盖范围包括现有城镇居民医保和新农合所有应参保（合）人员，即覆盖除职工基本医疗保险应参保人员以外的其他所有城乡居民。农民工和灵活就业人员依法参加职工基本医疗保险，有困难的可按照当地规定参加城乡居民医保。各地要完善参保方式，促进应保尽保，避免重复参保。

2. 统一筹资政策

坚持多渠道筹资，继续实行个人缴费与政府补助相结合为主的筹资方式，鼓励集体、单位或其他社会经济组织给予扶持或资助。各地要统筹考虑城乡居民医保与大病保险保障需求，按照基金收支平衡的原则，合理确定城乡统一的筹资标准。现有城镇居民医保和新农合个人缴费标准差距较大的地区，可采取差别缴费的办法，利用2～3年时间逐步过渡。整合后的实际人均筹资和个人缴费不得低于现有水平。

3. 统一保障待遇

遵循保障适度、收支平衡的原则，均衡城乡保障待遇，逐步统一保障范围和支付标准，为参保人员提供公平的基本医疗保障。妥善处理整合前的特殊保障政策，做好过渡与衔接。城乡居民医保基金主要用于支付参保人员发生的住院和门诊医药费用。稳定住院保障水平，政策范围内住院费用支付比例保持在75%左右。进一步完善门诊统筹，逐步提高门诊保障水平。逐步缩小政策范围内支付比例与实际支付比例间的差距。

4. 统一医保目录

统一城乡居民医保药品目录和医疗服务项目目录，明确药品和医疗服务支付范围。各省（区、市）要按照国家基本医保用药管理和基本药物制度有关规定，遵循临床必需、安全有效、价格合理、技术适宜、基金可承受的原则，在现有城镇居民医保和新农合目录的基础上，适当考虑参保人员需求变化进行调整，有增有减、有控有扩，做到种类基本齐全、结构总体合理。完善医保目录管理办法，实行分级管理、动态调整。

5. 统一定点管理

统一城乡居民医保定点机构管理办法，强化定点服务协议管理，建立健全考核评价机制和动态的准入退出机制。对非公立医疗机构与公立医疗机构实行同等的定点管理政策。原则上由统筹地区管理机构负责定点机构的准入、退出和监管，省级管理机构负责制订定点机构的准入原则和管理办法，并重点加强对统筹区域外的省、市级定点医疗机构的指导与监督。

6. 统一基金管理

城乡居民医保执行国家统一的基金财务制度、会计制度和基金预决算管理制度。城乡居民医保基金纳入财政专户，实行"收支两条线"管理。基金独立核算、专户管理，任何单位和个人不得挤占挪用。结合基金预算管理全面推进付费总额控制。基金使用遵循以收定支、收支平衡、略有结余的原则，确保应支付费用及时足额拨付，合理控制基金当年结余率和累计结余率。建立健全基金运行风险预警机制，防范基金风险，提高使用效率。强化基金内部审计和外部监督，坚持基金收支运行情况信息公开和参保人员就医结算信息公示制度，加强社会监督、民主监督和舆论监督。

📖 **知识链接** ————————

慢性病医保用药

2019年3月15日，在两会结束之后的总理记者会上，李克强总理在接受央视记者关于如何解决民众看病难、看病贵以及优质医疗资源紧张等问题时表示，今年要做两件这方面的事，其中一件就是把高血压、糖尿病等慢性病患者的用药50%纳入保险。这有效提升了医保服务水平和效能，使人民群众在看病就医、健康保障上的获得感、幸福感不断提升，并且相关政策和措施每年不断优化。以2020年宁波市象山县为例说明。

一、城乡居民医保慢性病病种

象山县城乡居民医保慢性病病种共有12种，具体为：高血压、糖尿病、肺结核、冠心病、支气管哮喘、慢性肾脏病、慢性阻塞性肺疾病、慢性肝病、帕金森病、类风湿关节炎、阿尔茨海默病、精神分裂症（情感性精神病）。

二、具体执行特点和要求

1. 覆盖药品范围广

在宁波市原有《宁波市基层医疗机构部分慢性病门诊常用药品范围（2016年调整）》97种的基础上，新增56种，合计纳入慢性病常用药品为153种，药品品种更加丰富。

2. 一次处方量延长

慢性病参保人员在签约社区卫生服务机构配取目录内慢性病药品的，根据疾病治疗需要，一次处方医保用药量可延长到不超过3个月药量。

3. 多处配药更便捷

参保人员持社区卫生服务机构出具处方到定点零售药店外配慢性病药品的，根据疾病治疗需要，一次处方医保用药量可延长到不超过1个月。

4. 特殊病种有保障

12种慢性病种中，肺结核（包括耐多药肺结核）、中重度阿尔茨海默病、精神分裂症、情感性精神病（包括双相情感障碍）已纳入了象山县门诊特殊病种范围，其待遇标准、用药、就医管理等仍按象山县门诊特殊病种政策和管理办法执行。

5. 保障人群全覆盖

慢性病门诊保障制度除了覆盖城乡居民医保参保人员，象山县职工医保参保人员的慢性病药品范围、配药管理，也参照执行。

2021年宁波市慢性病常用药品目录共153种，象山县执行此目录。

实训 3　药店药品分类管理调研

一、任务要求

1. 能正确识别药品与非药品；能区分处方药和非处方药。
2. 掌握处方药与非处方药分类管理要点。
3. 调研药店处方药与非处方药分类管理的情况，加深对处方药与非处方药分类管理要点的理解，在将来的工作岗位上能严格遵守相关要求。

二、任务准备

学生以 5 人左右为一组，选出组长；认真学习处方药与非处方药分类管理要点；准备好身份证、实训证、笔记本、白色工作服、相机等相关证明与工具，在企业允许的情况下，必要时可采取录音、照相等。

三、任务实施

1. 在学校模拟药店或实体药店进行实训，各小组进入实训药店进行观察。
2. 按要求区分药店内的药品和非药品，每个小组各找出五种药品和非药品，并说明其区分依据和摆放位置，并形成书面报告。
3. 按要求区分药店内的处方药、甲类非处方药和乙类非处方药，各找出一种进行对比，说明三者之间的标识物、警示语（忠告语）和销售要求有何不同，并形成书面报告。
4. 上交实训报告。

四、任务评价

实训评价表

序号	评价项目	分值	教师评价	自评
1	能正确识别药品与非药品，并说明区分依据	10		
2	能说明药品和非药品摆放位置的差异	10		
3	能正确识别处方药、甲类非处方药、乙类非处方药，指出处方药、甲类非处方药和乙类非处方药三者的标识物的不同	20		
4	能说明处方药和非处方药摆放位置的差异及其依据	10		
5	能在药店内指出处方药和非处方药的警示语（忠告语）的不同	10		
6	能判断药店内执业药师或药师的配备是否符合药品分类管理的要求	10		
7	根据掌握的处方药与非处方药分类管理要点，自行观察，再找出药店内至少两处与药品分类管理有关的细节	20		
8	实训报告撰写	10		
	合计	100		
点评				

知识导图

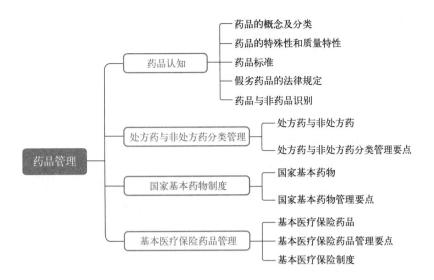

药品管理
- 药品认知
  - 药品的概念及分类
  - 药品的特殊性和质量特性
  - 药品标准
  - 假劣药品的法律规定
  - 药品与非药品识别
- 处方药与非处方药分类管理
  - 处方药与非处方药
  - 处方药与非处方药分类管理要点
- 国家基本药物制度
  - 国家基本药物
  - 国家基本药物管理要点
- 基本医疗保险药品管理
  - 基本医疗保险药品
  - 基本医疗保险药品管理要点
  - 基本医疗保险制度

课后检测

一、单项选择题

1. 以下不属于药品的是（   ）。

A. 生化药品　　　　　B. 中药材　　　　　C. 卫生消毒用品　　　　D. 化学原料药

2. 以下不属于药品质量特性的是（   ）。

A. 有效性　　　　　　B. 安全性　　　　　C. 生命关联性　　　　　D. 均一性

3. 以下不属于国家药品标准的是（   ）。

A. 企业内控标准　　　B. 中国药典标准　　C. 局颁标准　　　　　　D. 部颁标准

4. 甲类非处方药规定必须印刷的特殊标识是（   ）。

A. 绿底白字　　　　　B. 红底白字　　　　C. 黑底白字　　　　　　D. 蓝底白字

5. 药品分为甲类非处方药和乙类非处方药的依据是（   ）。

A. 药品价格　　　　　B. 药品安全性　　　C. 药品包装　　　　　　D. 药品广告

6. 以下可能是非处方药的是（   ）。

A. 麻醉药品　　　　　B. 不良反应轻微的药品　C. 注射剂　　　　　D. 新型化合物

7. 以下不属于非处方药遴选原则的是（   ）。

A. 价格低廉　　　　　B. 应用安全　　　　C. 疗效确切　　　　　　D. 使用方便

8. 对于《基本医疗保险目录》乙类目录中各省可调整的数量不应超过目录总数量的（   ）。

A. 5%　　　　　　　　B. 10%　　　　　　C. 15%　　　　　　　　D. 20%

9. 《国家基本药物目录》内容不包括（   ）。

A. 化学药品和生物制品　B. 中成药　　　　C. 少数民族药　　　　　D. 中药饮片

10. 《国家基本药物目录》的调整周期为（   ）。

A. 1 年　　　　　　　B. 2 年　　　　　　C. 3 年　　　　　　　　D. 5 年

二、多项选择题

1. 以下属于国家药品标准的有（   ）。

A. 《中华人民共和国药典》标准　　　　　B. 部颁标准

C. 局颁标准　　　　　　　　　　　　　　D. 药品注册标准

E. 医疗机构制剂标准

2. 根据《中华人民共和国药品管理法》，下列属于假药的情形有（   ）。

A. 药品所含成分与国家药品标准规定的成分不符的

B. 以非药品冒充药品或者以他种药品冒充此种药品的

C. 变质的药品

D. 药品所标明的适应证或者功能主治超出规定范围

E. 国务院药品监督管理部门规定禁止使用的

3. 根据《中华人民共和国药品管理法》，下列属于劣药的情形有（ 　）。

A. 药品成分的含量不符合国家药品标准　　　　B. 被污染的药品

C. 未标明或者更改有效期的药品　　　　D. 未注明或者更改产品批号的药品

E. 直接接触药品的包装材料和容器未经批准的

4. 下列属于非处方药特点的有（ 　）。

A. 药物针对的适应证易判断，患者能自行选择　　　　B. 使用方法较为特殊

C. 药品不致细菌耐药性　　　　D. 药品安全范围大，不良反应轻微

E. 药品误用、滥用的潜在可能性较小

5. 处方药销售时（ 　）。

A. 处方药不得采用开架自选的方式陈列和销售

B. 药品生产企业、经营企业不得以搭售、购买药品赠药品、买商品赠药品等方式向公众赠送处方药或甲类非处方药

C. 药品经营企业不得用互联网交易等方式直接向公众销售处方药

D. 处方药必须凭执业医师或助理执业医师处方销售、购买和使用

E. 执业药师或药师不在岗时禁止销售处方药

6. 国家基本药物遴选原则为（ 　）。

A. 防治必需　　　　B. 安全有效　　　　C. 价格合理　　　　D. 使用方便　　　　E. 中西药并重

7. 基本医疗保险制度具有（ 　）。

A. 广泛性　　　　B. 共济性　　　　C. 强制性　　　　D. 经济性　　　　E. 合理性

8. 基本医疗保险药品分类有（ 　）。

A. 甲类　　　　B. 乙类　　　　C. 丙类　　　　D. 丁类　　　　E. 戊类

9. 不能纳入基本医疗保险的药品范围包括（ 　）。

A. 主要起滋补作用的药品

B. 含国家珍贵、濒危野生动植物药材的药品

C. 预防性疫苗和避孕药品

D. 主要起增强性功能、治疗脱发、减肥、美容、戒烟、戒酒等作用的药品

E. 酒制剂、茶制剂、各类果味制剂（特别情况下的儿童用药除外）、口腔含服剂和口服泡腾剂（特别规定情形的除外）等

10.《国家基本医疗保险、工伤保险和生育保险药品目录（2021 年）》中的目录内容包括（ 　）。

A. 凡例　　　　B. 西药　　　　C. 中成药　　　　D. 协议期内谈判药品　　　　E. 中药饮片

参考答案

一、单项选择题

1. C；2. C；3. A；4. B；5. B；6. B；7. A；8. C；9. C；10. C

二、多项选择题

1. ABCD；2. ABCD；3. ABCD；4. ACDE；5. ABDE；6. ABCDE；7. ABC；8. AB；9. ABCDE；10. ABCDE

第五章 药品研制与注册管理

[内容简介]

研制药品，其根本目的是抵御疾病、增进健康、造福人类，国家鼓励研究和创制新药。新药创制是一件投资大、风险高的工作，药物从发现到进入临床使用的整个过程，是一项动态系统的巨大工程。药品注册是控制药品市场准入的前置性管理，是对药品上市的事前管理。为了保证药品质量，保障人体用药安全，国家通过药品注册审批，确保上市药品的安全性、有效性、质量可控性。药品注册管理是药品监督管理的重要组成部分。本章目将介绍药品研制的特点和药品注册的发展史、药品注册管理的重要性、药品注册相关概念、药品注册分类、药品注册审批流程、药品注册管理规定要点以及药品知识产权保护等内容。

[学习要求]

1. **掌握** 药品注册相关概念；药品注册审批流程；药品注册管理要点；药品专利保护的有关规定。
2. **熟悉** 药品上市许可持有人制度；仿制药质量一致性评价；药品专利的类型及特点。
3. **了解** 药品研制的特点；药品注册的发展史；药品注册管理的重要性。

案例导入

2023年2月28日，华中科技大学的"金线莲苷应用"成果转化项目正式签约，按协议定价2.4亿元以转让方式实施成果转化。华中科技大学金线莲苷一类新药研发团队从2000年起开展系统深入研究，项目组已经完成了金线莲药材的基源确定、组织培养和质量标准制定等工作，形成了成熟的金线莲苷提取纯化工艺，并且完成了药理学、毒理学、药物代谢、药物稳定性、制剂学等研究，将于近期申报国家一类新药。此次成果转化将有力推动这一新药研发的后续临床研究，该药物将填补国内外保护肝脏药物的多项空白，为开发具有自主知识产权的国产创新药物作出贡献。

摘自《长江日报》，2023.2.28

思考：1. 新药研究的基本流程是什么？

2. 什么样的新药才符合国家一类新药的条件？

第一节 药品研制管理

🌐 药事火花

世界首例血管内皮抑制素抗癌新药

　　重组人血管内皮抑制素注射液（商品名：恩度），是我国海外留学归国科学家团队在国家重大科技专项"创新药物和中药现代化"及国家 863 计划支持下，率先研发出具有自主知识产权的抗肿瘤血管靶向药物。经过中国医学科学院肿瘤医院等 25 家医院三期临床研究证实，重组人血管内皮抑制素注射液与传统肿瘤化疗药物相比，具有靶向明确、无耐药性、毒副作用小等优点。2005 年 9 月恩度被国家食药监局批准联合长春瑞滨/顺铂用于中国晚期非小细胞肺癌患者的治疗。目前恩度抗血管生成联合化疗已经成为中国晚期非小细胞肺癌一线治疗的标准方案。

　　恩度从药物设计到制备技术实现了多项世界性重大突破：首次将重组人血管内皮抑制素大规模成功复性，并研发出千克级制备技术；首次将重组人血管内皮抑制素开发成抗肿瘤新药，并验证其确切疗效，获得国家一类新药证书。

　　创新药物的研发，是使我国由医药大国走向医药强国的必由之路。一个个具有自主知识产权的新药产品诞生并成功上市，我国新药自主创新能力正在绽放光芒。

摘自《科技日报》，2015.8.5

一、药物研究开发

　　近年来，由于国家政策的支持，我国的生物医药产业正在成为发展最活跃的产业，医药研发进展可谓日新月异。药物研究开发包括以下内容。

　　（1）突破性新药研发。研究和开发新化学实体、新分子实体或新活性实体。就其来源有：合成新药、天然药物的单一有效成分、采用重组等新技术制得的生物技术药品，习称创新药。这是药物研究开发的重点，是世界制药公司竞争占领国际药品市场的关键。

　　（2）已知化合物用作新药。

　　（3）已上市药物结构改造。将药物或活性物质进行局部结构改造，是开发新药较易进行的途径之一。

　　（4）已上市药物延伸性研究。如已上市药物新适应证、新剂型、新给药途径、新复方制剂、新的用法用量的研究开发。

　　（5）研究开发新的中药，包括中药材人工制成品、新的药用部位、新的有效部位等。

（6）新工艺、新材料（原辅料）的研究开发。

（7）仿制药研发。仿制药研发的目的是做到规模生产化，强调本地化，以实现"替代性"。

国家支持以临床价值为导向、对人的疾病具有明确或者特殊疗效的药物创新，鼓励具有新的治疗机理、治疗严重危及生命的疾病或者罕见病、对人体具有多靶向系统性调节干预功能等的新药研制，推动药品技术进步。

国家鼓励运用现代科学技术和传统中药研究方法开展中药科学技术研究和药物开发，建立和完善符合中药特点的技术评价体系，促进中药传承创新。

国家采取有效措施，鼓励儿童用药品的研制和创新，支持开发符合儿童生理特征的儿童用药品新品种、剂型和规格，对儿童用药品予以优先审评审批。

（一）新药研发流程

药物研究开发主要涉及各类型新药开发，故又称新药研究开发。新药研发是指药物从发现到进入临床使用的整个过程，是一项动态系统的巨大工程。以传统的小分子化合物药为例，一个创新药从无到有，到最后上市的基本流程可分为以下六大步。

（1）药物靶点确认及新化合物实体的发现。

（2）临床前研究。

（3）新药临床试验申请。

（4）临床试验。

（5）新药申请。

（6）上市及监测。

（二）新药研发的特点

新药研发涉及人才、市场、资金、技术、管理、政策、环境等诸多因素，是一项多学科相互渗透、相互合作的技术密集型工程，是高投入、周期长、风险大的系统工程。

新药研发的主要特点如下。

（1）需要多学科协同配合。新药研究通常需要化学、生物学、医学、药学等多门学科的科学家、技术人员协同配合。

（2）原创新药开发的费用、时间、风险日益增大。

（3）研究开发成功的创新药品，给人类防治疾病带来新手段，并给创制企业带来巨额利润。同时，也刺激企业持续不断地投入巨额资金研究开发新药。

二、药品研制过程中的质量管理

药品研制过程中的质量管理是控制产品质量的最初活动，其质量管理水平决定了最终的药品质量。质量管理工作是药品研发的基础性工作之一。药品研发过程中，诸如实验设计不科学、研发实验记录不完整、实验结果不准确、方法研究草率、实验用原辅料无法溯源、实验用原辅料及各类试剂没有相应科学妥善的管理、实验室温湿度控制不达标、实验的规模及批次的重复上不具备实用性等问题，造成的后果就是实验室产品和最终上市产品的质量不具备同一性，生产不能按实验室得出的工艺条件实施，实验室处方在工艺生产中不可行，结果导致按批准的处方和工艺不能组织有效的生产。所以，有必要在药品研发企业建立相应的质量管理体系。

我国以药品管理法为依据，制定了《药品注册管理办法》《药物非临床研究质量管理规范》（Good Laboratory Practice，GLP）《药物临床试验质量管理规范》（Good Clinical Practice，GCP）等法规文件，规范药品研制过程中的质量管理。

(一)《药物非临床研究质量管理规范》

GLP是药物进行临床前研究必须遵循的基本准则，是有关非临床安全性评价研究机构运行管理和非临床安全性评价研究项目试验方案设计、组织实施、执行、检查、记录、存档和报告等全过程的质量管理要求。

我国现行的GLP于2017年6月20日经原国家食品药品监督管理总局局务会议审议通过，自2017年9月1日起施行。

实施GLP是为了保证药品非临床研究质量，确保试验资料的真实性、完整性及可靠性。

GLP适用于为申请药品注册而进行的药物非临床安全性评价研究。非临床安全性评价研究，指为评价药物安全性，在实验室条件下用实验系统进行的试验，包括安全药理学试验、单次给药毒性试验、重复给药毒性试验、生殖毒性试验、遗传毒性试验、致癌性试验、局部毒性试验、免疫原性试验、依赖性试验、毒代动力学试验以及与评价药物安全性有关的其他试验。以注册为目的的其他药物临床前相关研究活动，参照GLP执行。

GLP的内容包括药物非临床研究中对药物安全性评价的实验设计、操作、记录、报告、监督等一系列行为和实验室的规范要求，是从源头上提高新药研究质量、确保人民群众用药安全的根本性措施。

GLP共12章50条，包括第一章总则，第二章术语及其定义，第三章组织机构和人员，第四章设施，第五章仪器设备和实验材料，第六章实验系统，第七章标准操作规程，第八章研究工作的实施，第九章质量保证，第十章资料档案，第十一章委托方，第十二章附则。

(二)《药物临床试验质量管理规范》

GCP是药物临床试验全过程的质量标准，包括方案设计、组织实施、监查、稽查、记录、分析、总结和报告。

我国现行的GCP于2020年4月23日经国家药品监督管理局会同国家卫生健康委员会审议通过，自2020年7月1日起施行。

GCP是为保证药物临床试验过程规范，结果科学可靠，保护受试者的利益，并保障其安全，根据《药品管理法》并参照国际公认原则而制定的。

GCP适用于药物临床研究，凡药品进行各期临床试验，包括人体生物利用度或生物等效性试验，均须按规范执行。GCP规定了其维护受试者权益的原则，即所有以人为对象的研究必须符合《赫尔辛基宣言》和国际医学科学组织委员会颁布的《人体生物医学研究国际道德指南》的道德原则，即公正、尊重人格、力求使受试者最大限度受益和尽可能避免伤害。伦理委员会与知情同意书是保障受试者权益的主要措施。

GCP共9章83条，主要内容包括第一章总则，第二章术语及其定义，第三章伦理委员会，第四章研究者，第五章申办者，第六章试验方案，第七章研究者手册，第八章必备文件管理，第九章附则。

第二节　药品注册管理

 学习目标

　　知识目标：1. 掌握药品注册的定义及类型、管理机构、基本制度及要求；药品上市注册的流程；药物临床研究的分期及要求；药品加快上市注册的类型及政策支持。

2. 熟悉药品注册管理的意义、药品上市后变更和再注册的管理规定。

3. 了解药品注册管理发展史、违反药品注册管理规定应承担的法律责任。

能力目标：1. 能根据药品的创新性判断药品的注册分类。

2. 能根据药品注册要求准备药品注册资料，开展相应的药品注册工作。

素质目标：1. 建立药品全面质量管理意识。

2. 树立药品研制管理规范意识。

🌐 药事火花

药品审评审批"中国速度"获点赞

解决用药难，首先要解决药品可及性的问题。为此，中国近年来推出了优化审评审批制度等一系列改革措施，且取得了明显成效。在中国发展高层论坛 2019 年会上，国家药监局药品注册管理司司长王平介绍，在 2018 年中国批准 48 种新药上市，且审评时间节省了 12 个月，审评更贴近需求。

一些跨国药企对此感受颇深。诺华公司首席执行官万思瀚表示，对于原研药，可能全世界很多监管机构都难以做到像中国的审评系统这么快。中国药品注册和上市速度的加快，也让越来越多创新药和原研药在中国涌现。早在 2017 年 12 月，国家食药监总局就发布了《关于鼓励药品创新实行优先审评审批的意见》，明确列出了三大类 18 种情形，是属于加快审评的条件。同时，监管部门也在大力完善药物研发技术体系，推进药品的研发审评与国际接轨。

摘自《每日经济新闻》，2019.3.23

《药品注册管理办法》是国家市场监督管理总局为规范药品注册行为，保证药品的安全、有效和质量可控，根据《中华人民共和国药品管理法》《中华人民共和国中医药法》《中华人民共和国疫苗管理法》《中华人民共和国行政许可法》《中华人民共和国药品管理法实施条例》等法律、行政法规，制定的部门规章。

我国现行《药品注册管理办法》于 2020 年 1 月 15 日经国家市场监督管理总局 2020 年第 1 次局务会议审议通过，自 2020 年 7 月 1 日起施行。

一、药品注册的定义

药品注册是指药品注册申请人依照法定程序和相关要求提出药物临床试验、药品上市许可、再注册等申请以及补充申请，药品监督管理部门基于法律法规和现有科学认知进行安全性、有效性和质量可控性等审查，决定是否同意其申请的活动。

二、药品注册的分类

《药品注册管理办法》第四条规定，药品注册按照中药、化学药和生物制品等进行分类注册管理。

国家药品监督管理局根据注册药品的产品特性、创新程度和审评管理需要对中药、化学药和生物制品进行了细化分类。

（一）中药注册分类

中药是指在我国中医药理论指导下使用的药用物质及其制剂。

（1）中药创新药　指处方未在国家药品标准、药品注册标准及国家中医药主管部门发布的《古代经典名方目录》中收载，具有临床价值，且未在境外上市的中药新处方制剂。

（2）中药改良型新药　指改变已上市中药的给药途径、剂型，且具有临床应用优势和特点，或增加功能主治等的制剂。

（3）古代经典名方中药复方制剂　古代经典名方是指符合《中华人民共和国中医药法》规定的，至今仍广泛应用、疗效确切、具有明显特色与优势的古代中医典籍所记载的方剂。古代经典名方中药复方制剂是指来源于古代经典名方的中药复方制剂。

（4）同名同方药　指通用名称、处方、剂型、功能主治、用法及日用饮片量与已上市中药相同，且在安全性、有效性、质量可控性方面不低于该已上市中药的制剂。

（二）化学药品注册分类

化学药品注册分类分为创新药、改良型新药、仿制药、境外已上市境内未上市化学药品，分为以下5个类别。

1类：境内外均未上市的创新药。指含有新的结构明确的、具有药理作用的化合物，且具有临床价值的药品。

2类：境内外均未上市的改良型新药。指在已知活性成分的基础上，对其结构、剂型、处方工艺、给药途径、适应证等进行优化，且具有明显临床优势的药品。

3类：境内申请人仿制境外上市但境内未上市原研药品的药品。该类药品应与参比制剂的质量和疗效一致。

4类：境内申请人仿制已在境内上市原研药品的药品。该类药品应与参比制剂的质量和疗效一致。

5类：境外上市的药品申请在境内上市。

（三）生物制品注册分类

生物制品是指以微生物、细胞、动物或人源组织和体液等为起始原材料，用生物学技术制成，用于预防、治疗和诊断人类疾病的制剂。为规范生物制品注册申报和管理，将生物制品分为预防用生物制品、治疗用生物制品和按生物制品管理的体外诊断试剂。

预防用生物制品是指为预防、控制疾病的发生、流行，用于人体免疫接种的疫苗类生物制品，包括免疫规划疫苗和非免疫规划疫苗。

治疗用生物制品是指用于人类疾病治疗的生物制品，如采用不同表达系统的工程细胞（如细菌、酵母、昆虫、植物和哺乳动物细胞）所制备的蛋白质、多肽及其衍生物；细胞治疗和基因治疗产品；变态反应原制品；微生态制品；人或者动物组织或者体液提取或者通过发酵制备的具有生物活性的制品等。生物制品类体内诊断试剂按照治疗用生物制品管理。

按照生物制品管理的体外诊断试剂包括用于血源筛查的体外诊断试剂、采用放射性核素标记的体外诊断试剂等。

药品注册分类在提出上市申请时确定，审评过程中不因其他药品在境内外上市而变更。

1. 预防用生物制品注册分类

1类：创新型疫苗。指境内外均未上市的疫苗。

2类：改良型疫苗。指对境内或境外已上市疫苗产品进行改良，使新产品的安全性、有效性、质量可控性有改进，且具有明显优势的疫苗。

3类：境内或境外已上市的疫苗。

2. 治疗用生物制品注册分类

1类：创新型生物制品。指境内外均未上市的治疗用生物制品。

2类：改良型生物制品。指对境内或境外已上市制品进行改良，使新产品的安全性、有效性、质量可控性有改进，且具有明显优势的治疗用生物制品。

3类：境内或境外已上市生物制品。

3. 按生物制品管理的体外诊断试剂的注册分类

1类：创新型体外诊断试剂。

2类：境内外已上市的体外诊断试剂。

三、药品注册管理的意义

（一）保证药品安全有效，维护人民健康

人类社会在发展过程中，为了自身疾病诊断和治疗需要，不断研究开发新药物和新的生产技术，这一过程中药物研发筛选和评价技术水平迅速发展，新的药物品种不断涌现。但是，药物研发风险巨大，人类药物发展史上，不断出现的药害事件使人们付出生命和鲜血的惨痛代价，并认识到只有通过严格系统的评价，才能够确保安全并具有确切疗效的药物生产上市。因此，必须通过法律等强制性手段规范药品的研究过程，对药品进行注册监管。

（二）提高新药研发水平，提升医药科技竞争力

20世纪以来，美国最先通过立法，制定和完善药品注册管理法律法规和技术标准，较早建立了GLP实验室认证制度。严格的药品注册制度提高了新药质量，为该国争夺国际药品市场提供了有力保证。20世纪60年代以后，医药经济发达国家也纷纷制定了自己的药品注册管理办法和技术标准，并取得良好效果。欧美国家采用药品注册的法规和技术标准，几乎垄断了国际药品市场，增强了他们的"品牌效益"。我国自1985年实施《新药审批办法》以来，药品质量亦有显著提高。但是在一些技术指标、质量保证体系方面差距还很明显，我国药物制剂还很难通过国际药品市场的法规和技术要求。通过与国际接轨的药品注册技术原则的指导和药品审批管理，可引导新药研发方向，提高药品生产质量，提升医药科技竞争力。

（三）规范药学科研行为，维护科研道德

新药上市带来的巨额利益是制药企业以无比热情投入药物研发的动力，药物研发的成果，也会给研究者带来名誉和金钱的收获。在制药企业追求利益最大化和研究者追求科研成就的过程中，往往会产生商业利益、个人利益和科研道德责任的失衡。在药物研发过程中弄虚作假，伪造数据；未取得知情同意擅自进行临床试验；在审评工作中把关不严，暗箱操作，甚至泄露信息等事件时有发生，不仅增加了人民身体健康和生命安全的潜在危险，也损害了企业和消费者的公平权利和合法权益，破坏了社会经济秩序。药物研发过程中科研行为的规范和科研道德的维护，不仅取决于药物研发和相关人员的科学素养、知识水平及工作态度，还依赖于药品注册管理法律法规、相应质量管理规范和技术指导原则的严密规定、严格约束和对违法行为的严厉处罚。

知识链接

我国药品注册管理发展历程

我国药品注册管理经历了曲折发展的道路，从分散管理到集中管理，从粗放式的行政规定管理逐步过渡到科学化法制化管理。

在20世纪60年代我国加强新药管理，原卫生部、化工部发布了《药品新产品管理办法（试行）》，这是我国第一个单行的新药管理规章，迈出了新药法制化管理第一步。1978年卫生部和国家医药管理总局联合发布《新药管理办法（试行）》，对新药的定义、分类、研究、临床、鉴定、审批、生产和管理作了全面规定。在1985年以前，新药基本上由各省卫生厅（局）审批，仅有麻醉药品、放射性药品、避孕药、中药人工合成品等少数新药由卫生部审批。

1984年《药品管理法》颁布，1985年7月卫生部发布《新药审批办法》，自此新药集中由卫生部统一审批。1998年新药审批工作划归国家药品监督管理局主管，1999年国家药品监督管理局发布修订后的《新药审批办法》。国家药品监督管理局还制定了二十多个类别药物临床研究指导原则、四十多个中医病症临床研究指导原则等一系列技术指标，建立了一批临床药理基地，组建了药品审评委员会，形成了一系列药品注册及管理的法律法规。

2001 年 12 月我国加入了世界贸易组织，根据世贸组织协议之一《与贸易有关的知识产权协定》（TRIPS）的宗旨、准则和有关具体规定，修订了有关新药管理办法。将新药概念定位为"未曾在中国境内上市销售的药品"，缩小了原新药管理办法中新药概念。取消了与《专利法》不接轨的原行政保护。增加了按 TRIPS 有关条文制定的，对含有新化合物新药未披露数据的保护，和基于保护公众健康而设置的监护期等。

2002 年 10 月，国家药品监督管理部门发布《药品注册管理办法》及其附件，于 2002 年 12 月 1 日施行。1999 年发布的《新药审批办法》《新生物制品审批办法》《新药保护和技术转让的规定》《仿制药品审批办法》和《进口药品管理办法》同时废止。

2019 年 6 月和 8 月，全国人大常委会先后审议通过《疫苗管理法》和新修订的《药品管理法》，于 12 月 1 日起施行。两部法律全面实施药品上市许可持有人制度，建立药物临床试验默示许可、附条件批准、优先审评审批、上市后变更分类管理等一系列管理制度，并要求完善药品审评审批工作制度，优化审评审批流程，提高审评审批效率。2020 年，坚持贯彻新修订法律要求，国家市场监督管理总局对《药品注册管理办法》进行了全面修订，吸纳药品审评审批制度改革成果，围绕明确药品注册管理工作的基本要求，对药品注册的基本制度、基本原则、基本程序和各方主要责任义务等作出规定，自 2020 年 7 月 1 日起施行。

四、药品注册管理制度要点

（一）药品注册管理机构

国家药品监督管理局主管全国药品注册管理工作，负责建立药品注册管理工作体系和制度，制定药品注册管理规范，依法组织药品注册审评审批以及相关的监督管理工作。

国家药品监督管理局药品审评中心（以下简称药品审评中心）负责药物临床试验申请、药品上市许可申请、补充申请和境外生产药品再注册申请等的审评。

中国食品药品检定研究院（以下简称中检院）、国家药典委员会（以下简称药典委）、国家药品监督管理局食品药品审核查验中心（以下简称药品核查中心）、国家药品监督管理局药品评价中心（以下简称药品评价中心）、国家药品监督管理局行政事项受理服务和投诉举报中心、国家药品监督管理局信息中心（以下简称信息中心）等药品专业技术机构，承担依法实施药品注册管理所需的药品注册检验、通用名称核准、核查、监测与评价、制证送达以及相应的信息化建设与管理等相关工作。

省、自治区、直辖市药品监督管理部门负责本行政区域内以下药品注册相关管理工作：境内生产药品再注册申请的受理、审查和审批；药品上市后变更的备案、报告事项管理；组织对药物非临床安全性评价研究机构、药物临床试验机构的日常监管及违法行为的查处；参与国家药品监督管理局组织的药品注册核查、检验等工作；国家药品监督管理局委托实施的药品注册相关事项。

省、自治区、直辖市药品监督管理部门设置或者指定的药品专业技术机构，承担依法实施药品监督管理所需的审评、检验、核查、监测与评价等工作。

（二）从事药物研制和药品注册活动的基本要求

从事药物研制和药品注册活动，应当遵守有关法律、法规、规章、标准和规范，参照相关技术指导原则；采用其他评价方法和技术的，应当证明其科学性、适用性；应当保证全过程信息真实、准确、完整和可追溯。

申请药品注册，应当提供真实、充分、可靠的数据、资料和样品，证明药品的安全性、有效性和质量可控性。使用境外研究资料和数据支持药品注册的，其来源、研究机构或者实验室条件、质量体系要求及其他管理条件等应当符合国际人用药品注册技术要求协调会通行原则，并符合我国药品注册管理的相关要求。

（三）应符合的药品标准

药品应当符合国家药品标准。经国务院药品监督管理部门核准的药品质量标准高于国家药品标准的，按照经核准的药品质量标准执行；没有国家药品标准的，应当符合经核准的药品质量标准。

国务院药品监督管理部门颁布的《中华人民共和国药典》和药品标准为国家药品标准。

国家药品标准，是指国家为保证药品质量所制定的质量指标、检验方法以及生产工艺等的技术要求。

1. 《中华人民共和国药典》

《中华人民共和国药典》，简称《中国药典》，是药品研制、生产、经营、使用和监督管理等均应遵循的法定依据。

中华人民共和国成立以后，党和政府高度重视医药卫生事业，建国伊始即着手启动药品标准体系建设。1950 年成立了第一届药典委员会，并于 1953 年颁布了第一版《中国药典》。此后陆续颁布了 1963 年版、1977 年版、1985 年版、1990 年版、1995 年版、2000 年版、2005 年版、2010 年版、2015 年版，2020年版，共 11 版。

2020 年版《中国药典》共收载品种 5911 种，于 2020 年 12 月 30 日起正式实施。

2. 药品注册标准

药品注册标准，是指经国家药品监督管理局核准的药品质量标准。药品注册标准应当符合《中华人民共和国药典》通用技术要求，不得低于《中华人民共和国药典》的规定。申报注册品种的检测项目或者指标不适用《中华人民共和国药典》的，申请人应当提供充分的支持性数据。

（四）药品注册申请人

药品注册申请人是药品注册申请的主体，申请人应当为能够承担相应法律责任的企业或者药品研制机构等。境外申请人应当指定中国境内的企业法人办理相关药品注册事项。

申请人在申请药品上市注册前，应当完成药学、药理毒理学和药物临床试验等相关研究工作。申请人在药物临床试验申请前、药物临床试验过程中以及药品上市许可申请前等关键阶段，可以就重大问题与药品审评中心等专业技术机构进行沟通交流。

（五）药物临床试验

药物临床试验是指以药品上市注册为目的，为确定药物安全性与有效性在人体开展的药物研究。

1. 药物临床试验的分期及目的

药物临床试验分为Ⅰ期临床试验、Ⅱ期临床试验、Ⅲ期临床试验、Ⅳ期临床试验以及生物等效性试验。根据药物特点和研究目的，研究内容包括临床药理学研究、探索性临床试验、确证性临床试验和上市后研究。

Ⅰ期临床试验：初步的临床药理学及人体安全性评价试验。观察人体对于新药的耐受程度和药代动力学，为制定给药方案提供依据。

Ⅱ期临床试验：治疗作用初步评价阶段。其目的是初步评价药物对目标适应证患者的治疗作用和安全性，也包括为Ⅲ期临床试验研究设计和给药剂量方案的确定提供依据。

Ⅲ期临床试验：治疗作用确证阶段。其目的是进一步验证药物对目标适应证患者的治疗作用和安全性，评价利益与风险关系，最终为药物注册申请的审查提供充分的依据。试验一般应为具有足够样本量的随机盲法对照试验。

Ⅳ期临床试验：新药上市后由申请人进行的应用研究阶段。其目的是考察在广泛使用条件下的药物的疗效和不良反应，评价在普通或者特殊人群中使用的利益与风险关系以及改进给药剂量等。

生物等效性试验：是指用生物利用度研究的方法，以药代动力学参数为指标，比较同一种药物的相同或者不同剂型的制剂，在相同的试验条件下，其活性成分吸收程度和速度有无统计学差异的人体试验。

🟰 课堂互动

　　谈一谈，药物临床试验是如何分期的？各阶段实施的目的是什么？对试验方法有什么要求？

2. 药物临床试验的有关要求

　　（1）药物临床试验应当在具备相应条件并按规定备案的药物临床试验机构开展。其中，疫苗临床试验应当由符合国家药品监督管理局和国家卫生健康委员会规定条件的三级医疗机构或者省级以上疾病预防控制机构实施或者组织实施。

　　（2）开展药物临床试验需要经过申报审批。开展药物临床试验，应当按照国务院药品监督管理部门的规定如实报送研制方法、质量指标、药理及毒理试验结果等有关数据、资料和样品，经国务院药品监督管理部门批准，方可按照提交的方案开展药物临床试验。开展生物等效性试验的，报国务院药品监督管理部门备案。

　　（3）开展药物临床试验，应当符合伦理原则，制定临床试验方案，经伦理委员会审查同意，保障受试者合法权益，维护社会公共利益。

　　（4）实施药物临床试验，应当向受试者或者其监护人如实说明和解释临床试验的目的和风险等详细情况，取得受试者或者其监护人自愿签署的知情同意书，并采取有效措施保护受试者合法权益。

　　（5）药物临床试验期间，发现存在安全性问题或者其他风险的，临床试验申办者应当及时调整临床试验方案、暂停或者终止临床试验，并向国务院药品监督管理部门报告。必要时，国务院药品监督管理部门可以责令调整临床试验方案、暂停或者终止临床试验。

　　（6）药物临床试验应当在批准后3年内实施。药物临床试验申请自获准之日起，3年内未有受试者签署知情同意书的，该药物临床试验许可自行失效。仍需实施药物临床试验的，应当重新申请。

　　（7）药物临床试验用药品的管理应当符合药物临床试验质量管理规范的有关要求。

　　（8）仿制药、按照药品管理的体外诊断试剂以及其他符合豁免药物临床试验条件的，申请人可以直接提出药品上市许可申请。仿制药应当与参比制剂质量和疗效一致。

（六）药品上市许可

1. 申报的前提

　　申请药品上市许可时，申请人和生产企业应当已取得相应的药品生产许可证，并具备以下前提条件。

　　（1）完成支持药品上市注册的药学、药理毒理学和药物临床试验等研究。

　　（2）确定质量标准。

　　（3）完成商业规模生产工艺验证。

　　（4）做好接受药品注册核查检验的准备。

🟰 课堂互动

　　谈一谈，要进行药品上市许可申请，应做好哪些准备工作？

2. 药品上市许可申报与审批流程

　　药品上市许可申报与审批流程如图5-1所示。

　　申请人向国家局药品审评中心提出药品上市许可申请，按照申报资料要求提交相关研究资料。经对申报资料进行形式审查，符合要求的，予以受理。

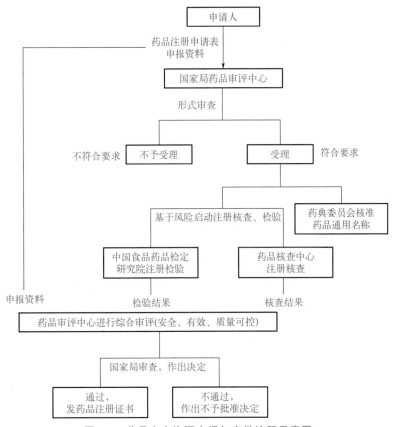

图 5-1 药品上市许可申报与审批流程示意图

申报药品拟使用的药品通用名称，未列入国家药品标准或者药品注册标准的，申请人应当在提出药品上市许可申请时同时提出通用名称核准申请。药品上市许可申请受理后，通用名称核准相关资料转药典委，药典委核准后反馈药品审评中心。

药品审评中心应当组织药学、医学和其他技术人员，按要求对已受理的药品上市许可申请进行审评。审评过程中基于风险启动药品注册核查、检验，相关技术机构应当在规定时限内完成核查、检验工作。

药品审评中心根据药品注册申报资料、核查结果、检验结果等，对药品的安全性、有效性和质量可控性等进行综合审评，非处方药还应当转药品评价中心进行非处方药适宜性审查。

综合审评结论通过的，批准药品上市，发给药品注册证书。综合审评结论不通过的，作出不予批准决定。

📖 知识链接

仿制药一致性评价

仿制药是指与被仿制药具有相同的活性成分、剂型、给药途径和治疗作用的药品。原研药品是指境内外首个获准上市，且具有完整和充分的安全性、有效性数据作为上市依据的药品。目前，仿制药的用量在临床使用上占了多数，但其价格远低于原研药。

仿制药一致性评价是指对已经批准上市的仿制药，按与原研药质量和疗效一致的原则，分期分批进行质量一致性评价。

仿制药生产企业必须以参比制剂（原研药或国际公认的同种药物）为对照，全面深入地开展比对研究，包括处方、质量标准、晶型、粒度和有关物质、溶出曲线等主要药学指标，证明仿制药与原研药药学等效（PE）。再通过临床生物等效试验，证明仿制药与原研药体内生物利用度一致，即生物等效（BE），从而实现治疗等效（TE）。

根据2021年12月30日发布的《"十四五"国家药品安全及促进高质量发展规划》,"十三五"时期,我国扎实推进仿制药质量和疗效一致性评价工作,公布参比制剂目录3963个品规,通过一致性评价申请964件278个品种。

"十四五"时期,将继续推进仿制药质量和疗效一致性评价。持续推进化学药品仿制药口服固体制剂一致性评价,稳步推进化学药品仿制药注射剂一致性评价。健全一致性评价政策和技术标准,更新完善参比制剂目录,推动仿制药质量提升。持续跟踪监督通过一致性评价后的仿制药质量。

3. 关联审评审批

药品审评中心在审评药品制剂注册申请时,对药品制剂选用的化学原料药、辅料及直接接触药品的包装材料和容器进行关联审评。

化学原料药、辅料及直接接触药品的包装材料和容器生产企业应当按照关联审评审批制度要求,在化学原料药、辅料及直接接触药品的包装材料和容器登记平台登记产品信息和研究资料。根据登记情况及风险考虑,在选用化学原料药、辅料及直接接触药品的包装材料和容器时,可有以下三种做法。

(1)直接选用　化学原料药、辅料及直接接触药品的包装材料和容器生产企业应当按照关联审评审批制度要求,在化学原料药、辅料及直接接触药品的包装材料和容器登记平台登记产品信息和研究资料。

(2)申报审批　选用未登记的化学原料药、辅料及直接接触药品的包装材料和容器的,相关研究资料应当随药品制剂注册申请一并申报,进行关联审批。

(3)延伸检查　可以基于风险提出对化学原料药、辅料及直接接触药品的包装材料和容器企业进行延伸检查。

4. 药品注册核查

药品注册核查,是指为核实申报资料的真实性、一致性以及药品上市商业化生产条件,检查药品研制的合规性、数据可靠性等,对研制现场和生产现场开展的核查活动,以及必要时对药品注册申请所涉及的化学原料药、辅料及直接接触药品的包装材料和容器生产企业、供应商或者其他受托机构开展的延伸检查活动。

药品注册核查启动的原则、程序、时限和要求,由药品审评中心制定公布;药品注册核查实施的原则、程序、时限和要求,由药品核查中心制定公布。

药品审评中心根据药物创新程度、药物研究机构既往接受核查情况等,基于风险决定是否开展药品注册研制现场核查。

对于创新药、改良型新药以及生物制品等,应当进行药品注册生产现场核查和上市前药品生产质量管理规范检查。对于仿制药等,根据是否已获得相应生产范围药品生产许可证且已有同剂型品种上市等情况,基于风险进行药品注册生产现场核查、上市前药品生产质量管理规范检查。

需要上市前药品生产质量管理规范检查的,由药品核查中心协调相关省、自治区、直辖市药品监督管理部门与药品注册生产现场核查同步实施。

5. 药品注册检验

药品注册检验,包括标准复核和样品检验。标准复核,是指对申请人申报药品标准中设定项目的科学性、检验方法的可行性、质控指标的合理性等进行的实验室评估。样品检验,是指按照申请人申报或者药品审评中心核定的药品质量标准对样品进行的实验室检验。

与国家药品标准收载的同品种药品使用的检验项目和检验方法一致的,可以不进行标准复核,只进行样品检验。其他情形应当进行标准复核和样品检验。

中检院或者经国家药品监督管理局指定的药品检验机构承担以下药品注册检验。

(1)创新药。

（2）改良型新药（中药除外）。

（3）生物制品、放射性药品和按照药品管理的体外诊断试剂。

（4）国家药品监督管理局规定的其他药品。

境外生产药品的药品注册检验由中检院组织口岸药品检验机构实施。

其他药品的注册检验，由申请人或者生产企业所在地省级药品检验机构承担。

（七）药品加快上市注册程序

为建立药品加快上市注册制度，支持以临床价值为导向的药物创新，2020 年版《药品注册管理办法》第四章，明确符合条件的药品注册申请，申请人可以申请突破性治疗药物程序、附条件批准程序、优先审评审批程序和特别审批程序四个加速通道（表 5-1）。同时，在药品研制和药品注册过程中，药品监督管理部门及其专业技术机构给予必要的技术指导、沟通交流、优先配置资源、缩短审评时限等政策和技术支持。

表 5-1　药品加快上市注册程序比较

通道类型	入选条件	享受政策
突破性治疗药物	用于防治严重危及生命或者严重影响生存质量的疾病，且尚无有效防治手段或者与现有治疗手段相比有足够证据表明具有明显临床优势的创新药或者改良型新药等	药品审评中心安排审评人员进行沟通交流；药品审评中心基于已有研究资料，对下一步研究方案提出意见或者建议，并反馈给申请人
附条件批准	治疗严重危及生命且尚无有效治疗手段的疾病的药品，药物临床试验已有数据证实疗效并能预测其临床价值的；公共卫生方面急需的药品，药物临床试验已有数据显示疗效并能预测其临床价值的；应对重大突发公共卫生事件急需的疫苗或者国家卫生健康委员会认定急需的其他疫苗，经评估获益大于风险的	申请人应当就附条件批准上市的条件和上市后继续完成的研究工作等与药品审评中心沟通交流，经沟通交流确认后提出药品上市许可申请
优先审评审批	临床急需的短缺药品、防治重大传染病和罕见病等疾病的创新药和改良型新药；符合儿童生理特征的儿童用药品新品种、剂型和规格；疾病预防、控制急需的疫苗和创新疫苗；纳入突破性治疗药物程序的药品；符合附条件批准的药品；其他优先审评审批的情形	药品上市许可申请的审评时限为一百三十日；临床急需的境外已上市境内未上市的罕见病药品，审评时限为七十日；需要核查、检验和核准药品通用名称的，予以优先安排；经沟通交流确认后，可以补充提交技术资料
特别审批	在发生突发公共卫生事件的威胁时以及突发公共卫生事件发生后，国家药品监督管理局可以依法决定对突发公共卫生事件应急所需防治药品实行特别审批	国家药品监督管理局按照统一指挥、早期介入、快速高效、科学审批的原则，组织加快并同步开展药品注册受理、审评、核查、检验工作

通过加快上市注册程序，可大大加快符合条件的药品注册审评审批速度。

（八）药品批准证明文件

1. 药品注册证书

药品注册证书是指国家药品监督管理局根据药品注册申请人的申请，依照法定程序，对拟上市销售的药品的安全性、有效性、质量可控性等进行系统评价，并决定同意其申请后颁发的批准证明文件。药品注册证书中载明药品批准文号、上市许可持有人、生产企业等信息，同时附经核准的生产工艺、质量标准、说明书和标签。非处方药的药品注册证书还应当注明非处方药类别。批准的化学原料药发给化学原料药批准通知书及核准后的生产工艺、质量标准和标签。

药品注册证书式样见图 5-2。

2. 药品批准文号

药品批准文号是国家药品监督管理局批准药品在中国境内上市的文号，是药品合法性的重要标志。国外以及中国香港、澳门和台湾地区生产的药品进入中国大陆地区上市销售的，必须经国家药品监督管理局批准注册，并取得相应药品批准文号。

境内生产药品批准文号格式为：国药准字 H（Z、S）＋四位年号＋四位顺序号。

药品注册证书

受理号：		证书编号：	
药品名称	药品通用名称： 英文名/拉丁名：		
商品名称			
主要成分			
剂　型		申请事项	
规　格		注册分类	
药品注册 标准编号		药品有效期	
包装规格		处方药/非处方药	
审批结论			
上市许可持有人	名称： 地址：		
生产企业	名称： 地址：		
药品批准文号		药品批准文号有效期	至
附　件	□生产工艺 □质量标准 □说明书 □标签 □上市后研究要求 □其他		
主　送			
抄　送			
备　注			

国家药品监督管理局药品注册专用章

××××年×月××日

图 5-2　药品注册证书式样（2020 版）

中国香港、澳门和台湾地区生产药品批准文号格式为：国药准字 H（Z、S）C＋四位年号＋四位顺序号。

境外生产药品批准文号格式为：国药准字 H（Z、S）J＋四位年号＋四位顺序号。

其中，H 代表化学药，Z 代表中药，S 代表生物制品。

药品批准文号，不因上市后的注册事项的变更而改变。

中药另有规定的从其规定。

课堂互动

药品批准文号的格式是怎样的？找一个药品批准文号，试试解读其含义。

3. 再注册批准通知书

药品注册证书的有效期为 5 年，持有人应当在药品注册证书有效期届满前六个月申请再注册。境内生产药品再注册申请由持有人向其所在地省、自治区、直辖市药品监督管理部门提出，境外生产药品再注册申请由持有人向药品审评中心提出。

药品再注册申请受理后，省、自治区、直辖市药品监督管理部门或者药品审评中心对持有人开展药品上市后评价和不良反应监测情况，按照药品批准证明文件和药品监督管理部门要求开展相关工作情况，以及药品批准证明文件载明信息变化情况等进行审查，符合规定的，予以再注册，发给药品再注册批准通知书。不符合规定的，不予再注册，并报请国家药品监督管理局注销药品注册证书。

药品再注册批准通知书式样见图 5-3。

药品再注册批准通知书

受理号：   通知书编号：

药品名称	药品通用名称： 英文名/拉丁名：		
商品名称			
主要成分			
剂　型		申请事项	
规　格		注册分类	
药品注册 标准编号		原药品批准文号	
包装规格		药品有效期	
审批结论			
上市许可持有人	名称： 地址：		
生产企业	名称： 地址：		
药品批准文号		药品批准文号有效期	至
主　送			
抄　送			
备　注			

_____省、自治区、直辖市药品监督管理局(盖章)

××××年×月××日

图 5-3　药品再注册批准通知书式样（2020 版）

4. 药品补充申请批准通知书

药品批准上市后，持有人应当持续开展药品安全性和有效性研究，根据有关数据及时备案或者提出修订说明书的补充申请，不断更新完善说明书和标签。

药品上市后的变更，按照其对药品安全性、有效性和质量可控性的风险和产生影响的程度，实行分类管理，分为审批类变更、备案类变更和报告类变更。

（1）审批类变更

① 药品生产过程中的重大变更。

② 药品说明书中涉及有效性内容以及增加安全性风险的其他内容的变更。

③ 持有人转让药品上市许可。

④ 国家药品监督管理局规定需要审批的其他变更。

（2）备案类变更

① 药品生产过程中的中等变更。

② 药品包装标签内容的变更。

③ 药品分包装。

④ 国家药品监督管理局规定需要备案的其他变更。

以上变更，持有人应当在变更实施前，报所在地省、自治区、直辖市药品监督管理部门备案；境外生产药品发生上述变更的，应当在变更实施前报药品审评中心备案。

（3）报告类变更

① 药品生产过程中的微小变更。

② 国家药品监督管理局规定需要报告的其他变更。

药品补充申请批准通知书式样见图 5-4。

国家药品监督管理局
药品补充申请批准通知书

受理号：   通知书编号：

药品名称	药品通用名称： 英文名/拉丁名：
商品名称	

剂　型		注册分类	
规　格		原药品批准文号	
包装规格		药品注册标准编号	
申请内容			
审批结论			
上市许可持有人	名称： 地址：		
生产企业	名称： 地址：		
药品批准文号		药品批准文号有效期	至
附　件	□ 生产工艺 □ 质量标准 □ 说明书 □ 标签 □ 其他		
主　送			
抄　送			
备　注			

国家药品监督管理局药品注册专用章

××××年×月××日

图 5-4　药品补充申请批准通知书式样（2020 版）

知识链接

药品上市许可持有人制度
（Marketing Authorization Holder，MAH）

药品上市许可持有人制度，指拥有药品技术的药品研发机构、科研人员、药品生产企业等主体，通过提出药品上市许可申请并获得药品上市许可批件，并对药品质量在其整个生命周期内承担主要责任的制度。

药品上市许可持有人就是指取得药品注册证书的企业或者药品研制机构等。

依照《药品管理法》，药品上市许可持有人应当对药品的非临床研究、临床试验、生产经营、上市后研究、不良反应监测及报告与处理等承担责任。药品上市许可持有人的法定代表人、主要负责人对药品质量全面负责。

上市许可持有人和生产许可持有人可以是同一主体，也可以是两个相互独立的主体。根据自身状况，上市许可持有人可以自行生产，也可以委托其他生产企业进行生产。如果委托生产，上市许可持有人依法对药品的安全性、有效性和质量可控性负全责，生产企业则依照委托生产合同的规定就药品质量对上市许可持有人负责。

自行生产，药品上市许可持有人应当依法取得药品生产许可证，并建立药品质量保证体系，配备专门人员独立负责药品质量管理。

委托生产，药品上市许可持有人应当委托符合条件的药品生产企业，签订委托协议和质量协议，并严格履行协议约定的义务，对受托药品生产企业、药品经营企业的质量管理体系进行定期审核，监督其持续具备质量保证和控制能力。

以往，我国实行药品批准文号与生产企业捆绑模式，药品研发机构无法获得药品批准文号，药品上市前后全生命周期安全性有效性保证责任主体不明。药品上市许可持有人制度的实施，实现了上市许可与生产许可分离，可以鼓励新药创制，促进产业升级，优化资源配置，落实主体责任。

（九）非处方药的申报与审批

符合以下情形之一的，可以直接提出非处方药上市许可申请。

（1）境内已有相同活性成分、适应证（或者功能主治）、剂型、规格的非处方药上市的药品。

（2）经国家药品监督管理局确定的非处方药改变剂型或者规格，但不改变适应证（或者功能主治）、给药剂量以及给药途径的药品。

（3）使用国家药品监督管理局确定的非处方药的活性成分组成的新的复方制剂；

（4）其他直接申报非处方药上市许可的情形。

第三节　药品知识产权保护

 学习目标

知识目标：1. 掌握药品专利的类型及特点；药品专利保护的有关规定。

2. 熟悉药品注册中涉及该药品专利问题处理原则；未披露的试验数据保护。

3. 了解我国药品知识产权保护的类型。

能力目标：1. 能利用我国专利法的有关规定进行药品研制过程中知识产权的保护。

2. 能利用药品注册中涉及的专利问题处理原则规避首仿药专利侵权问题。

素质目标：增强知识产权保护意识。

药事火花

中国药品专利发展现状及反思

影片《我不是药神》的上映引起了民众对药品专利的广泛关注，该影片改编自"陆勇妨害信用卡管理、销售假药撤诉案"。案件虽然告一段落，背后反映的药品专利问题尤值深思。

目前中国药品专利现状存在两个主要矛盾，其一，以药品专利问题为主的外国原研药与国内仿制药之间的矛盾；其二，国内药品质量低及价格高与国内民众对药品高质量及低价格强烈需求之间的矛盾。

国内药品专利条款及强制许可条款最能反映我国药品专利现状，同时我国药品专利链接条款也反映出我国为了改善国内药品行业所作出的借鉴他国经验的努力。但从药品行业发展实践来看，目前国内药品专利发展现状形势依然严峻。

摘自《电子知识产权》期刊，2019 年第 8 期

知识产权指的是专利权、商标权、版权（也称著作权）、商业秘密专有权等人们对自己创造性的智力劳动成果所享有的民事权利。

在我国，药品知识产权保护主要包括药品的专利保护、商标保护、商业秘密的保护和未披露数据的保护，其中专利保护最为重要和复杂。

为了创制新药，保护研制者合法权益，促进药品的技术贸易和交流，国家对药品实行专利保护。

一、我国药品专利制度的建立

1978 年，为了适应改革开放和经济建设的需要，开始筹建专利制度，起草专利法。

1980 年，我国加入世界知识产权组织。

1984 年 3 月 12 日全国人大常委会通过了《中华人民共和国专利法》（以下简称《专利法》），并于

1985 年 4 月 1 日起施行。规定对"疾病的诊断和治疗方法"以及"药品和用化学方法获得的物质"不授予专利权，只有药物化合物或制剂的制备方法发明和医疗器械发明可以申请专利，可以获得专利保护的仅是药品的制造方法，而药品本身被排除在专利保护之外。也就是说，并不禁止他人用不同的方法获得相同的药品，这对于药品本身的保护是相当不利的。

1985 年我国加入了《保护工业产权巴黎公约》。

1992 年 9 月 4 日全国人大常委会通过了专利法修正案，对专利法作了重要修改，并于 1993 年开始施行。修改后的专利法扩大了专利保护的范围，开始对药品和化学物质实行产品的专利保护，使专利的保护范围达到一个新水平。

2000 年 8 月 25 日全国人大常委会第二次修正专利法。制定、修订、颁布专利法的目的是保护发明创造专利权，鼓励发明创造，有利于发明创造的推广应用，促进科学技术进步和创新，适应社会主义现代化建设需要。

2001 年 12 月我国正式加入世界贸易组织，根据世贸组织的"与贸易有关的知识产权协定（TRIPS）"，加强我国专利法制化建设。

2008 年 12 月 27 日全国人民代表大会常委会第三次修正专利法，对于利用生物遗传资源申请的专利，增加了披露来源的义务；完善了强制许可制度，对于涉及公共健康的药品专利可以实行强制许可。

2020 年 10 月 17 日全国人大常委会审议通过并自 2021 年 6 月 1 日起施行的专利法修正案（第四次修正），针对医药专利方面的变化主要涉及两项内容，一是规定了药品专利期限补偿制度，二是新增了药品专利早期纠纷解决机制（亦称药品专利链接制度），这对我国医药产业的创新发展将产生重大影响。

二、药品专利的类型

医药领域与其他技术领域一样，专利也分发明、实用新型及外观设计三类。

（一）发明专利

发明，是指对产品、方法或者其改进所提出的新的技术方案。药品发明专利包括新药物专利、新制备方法专利和新用途专利。

新药物，包括医药用途的新化合物、已知化合物和药物组合物；新微生物和基因工程产品（生物制品）；制药领域中涉及新原料、新辅料、中间体、代谢物、药物前体、新药物制剂；新的异构体；新的有效晶型；新分离或提取的天然物质等。

新制备方法，包括新工艺、新配方、新的加工处理方法，新动物、新矿物、新微生物的生产方法，中药新提取、纯化方法及新炮制方法等。

药物新用途，包括首次发现其有医疗价值，或发现其有第二医疗用途的，新的给药途径等可以申请发明专利。

（二）实用新型

实用新型专利，指对产品的形状、构造或者其结合所提出的适于实用的新的技术方案。

如某些与功能相关的药物剂型、形状、结构的改变；某种新型缓释制剂；生产制剂的专用设备；诊断用药的试剂盒与功能有关的形状、结构；某种单剂量给药器以及药品包装容器的形状、结构、开关技巧等。

（三）外观设计

外观设计，指对产品的整体或者局部的形状、图案或者其结合，以及色彩与形状、图案的结合所作出的富有美感并适于工业应用的新设计。

主要涉及药品外观和包装容器外观等，如药品的新造型或其与图案、色彩的搭配与组合；新的盛放容器如药瓶、药袋、药瓶的瓶盖等；富有美感和特色的说明书、容器和包装盒等。

三、授予专利权的条件

授予专利的发明和实用新型，应当具备新颖性、创造性和实用性。

（一）新颖性

新颖性是指申请日以前没有同样的发明或实用新型在国内外出版物上公开发表过，在国内公开使用过或者以其他方式为公众所知，也没有同样的发明或者实用新型由他人向专利局提出过申请并且记载在申请日以后公布的专利申请文件中。

（二）创造性

创造性是指与申请日以前已有的技术相比，该发明具有突出的实质性特点和显著的进步。

（三）实用性

实用性是指该发明或实用新型能够制造或使用，并且能产生积极的效果。

《专利法》第二十五条规定，对下列各项，不授予专利权。

（1）科学发现。

（2）智力活动的规则和方法。

（3）疾病的诊断和治疗方法。

（4）动物和植物品种。

（5）原子核变换方法以及用原子核变换方法获得的物质。

（6）对平面印刷品的图案、色彩或者二者的结合作出的主要起标识作用的设计。

对上款第（4）项所列产品的生产方法，按照《专利法》的规定可以授予专利权。

四、专利权的保护范围、期限、终止和无效

（一）专利权的期限

发明专利权的期限为二十年，实用新型专利权的期限为十年，外观设计专利权的期限为十五年，均自申请日起计算。

为补偿新药上市审评审批占用的时间，对在中国获得上市许可的新药相关发明专利，国务院专利行政部门应专利权人的请求给予专利权期限补偿。补偿期限不超过五年，新药批准上市后总有效专利权期限不超过十四年。

（二）专利权的保护范围

专利保护的是无形财产，如何确定专利保护范围，《专利法》规定，发明或者实用新型专利权的保护范围以其权利要求的内容为准，说明书及附图可以用于解释权利要求的内容。

外观设计专利权的保护范围以表示在图片或者照片中的该产品的外观设计为准，简要说明可以用于解释图片或者照片所表示的该产品的外观设计。

（三）专利权的终止

有以下几种情况：第一，专利权期限届满自行终止；第二，专利权人以书面声明放弃其专利权；第三，专利权人不按时缴纳年费而终止。

专利权终止后，其发明创造就成为公共财富，任何人都可以利用。

（四）专利权的无效宣告

《专利法》规定，自国务院专利行政部门公告授予专利权之日起，任何单位或个人认为该专利权的授予不符合专利法规定的，都可以请求国务院专利行政部门宣告该专利无效。宣告无效的专利视为自始即不存在。

五、专利保护

（一）禁止他人未经专利人许可实施其专利

发明和实用新型专利权被授予后，除法律另有规定的以外，任何单位和个人未经专利权人许可，不得为生产经营目的制造、使用、许诺销售、销售、进口其专利产品，或者使用专利方法以及使用、许诺销售、销售、进口依照该专利方法直接获得的产品。外观设计专利权被授予后，任何单位和个人未经专利权人许可，不得为生产经营目的制造、许诺销售、销售、进口其外观设计专利产品。

（二）进口权的规定

专利权被授予后，除法律另有规定的以外，专利权人有权阻止他人未经专利权人许可，为上述用途进口其专利产品或者进口依照其专利方法直接获得的产品。

（三）许可他人实施其专利权的权利

（四）转让其专利权的权利

《专利法》规定，专利权可以转让，但这种转让有一定限制，即全民所有制单位持有的专利权转让时，必须经上级主管机关批准，当向外国人转让时，不管是单位或个人都必须经国务院有关主管部门批准。

（五）注明标记的权利

即有权在其专利产品或产品包装上标明专利标记和专利号。

六、药品注册中涉及该药品专利问题处理原则

申请人申请药品注册时应同时提交有关专利的信息资料，并提交对他人专利不侵权的保证书。药品注册申请批准后发生专利纠纷的，当事人应当自行解决。

已获中国专利的药品，其他申请人在该药品专利期满前2年内可以提出申请。国家药监局对符合规定的，在专利期满后批准生产或进口。

利授权证书显示，其在 2005 年 2 月 7 日在中国就该药品申请发明专利注册，并于 2010 年 12 月 8 日获得专利授权，目前距离专利保护期届满还有将近三年。2020 年 12 月 11 日，艾地骨化醇软胶囊正式在中国获批上市。

本案被告方温州海鹤药业有限公司此前向国家药监部门申请注册名称为"艾地骨化醇软胶囊"的仿制药上市许可申请，并在中国上市药品专利信息登记平台作出仿制药未落入相关专利权保护范围的声明。

原告中外制药株式会社依据新《专利法》相关规定向北京知识产权法院提起确认是否落入专利权保护范围纠纷。

北京知识产权法院经审理认为，涉案仿制药使用的技术方案与涉案专利权利的技术方案既不相同，亦不等同，未落入涉案专利权利要求的保护范围，原告主张不能成立，法院不予支持。

药品专利保护制度给予专利原研药一定时长的市场独占，确保研发企业实现收支平衡；另一方面，药品关乎人的生命，一家企业长期垄断某一品种有违公共福祉。因此专利保护期结束后，通常允许其他企业生产仿制药，以较低价格惠及患者。

摘自《界面新闻》，2022.4.20

七、对未披露的试验数据保护问题

药品数据保护是指在药品注册过程中，药品开发商必须向负责药品注册的政府部门呈交有关的未披露数据，以证明药品的安全性和有效性，并由政府部门对数据进行保护的方式。

药品开发商为取得这些数据，需要投入大量的时间和金钱。我国已同意遵守《与贸易有关的知识产权协议》要求，对申请市场许可而提交的含有新化学成分的药品和农业化学产品的未披露数据提供有效保护。依照《药品管理法实施条例》和《药品注册管理办法》的规定，上述数据的保护期限为药品管理部门批准上市后的六年，负责保护的单位为药品监督管理部门。如药品监督管理部门及其工作人员违反规定，泄露生产者或销售者为获得生产、销售含有新型化学成分药品许可而提交的未披露试验数据或者其他数据，造成申请人损失的，由药品监督管理部门依法承担赔偿责任；药品监督管理部门赔偿损失后，应当责令故意或者有重大过失的工作人员承担部分或者全部赔偿费用，并对直接责任人员依法给予行政处分。药品数据保护既可对提供未披露数据的药品开发商以应有的回报，也可以在数据保护期过后，方便药品仿制商产品的注册，并可使仿制药品的研发时间和成本大大降低，更快地进入市场。

知识导图

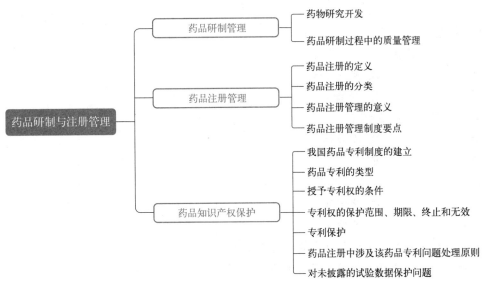

一、单项选择题

1.《药物非临床研究质量管理规范》的英文缩写为（　　）。

A. GMP　　　　　　　　B. GSP　　　　　　　　C. GLP　　　　　　　　D. GCP

2.《药物临床试验质量管理规范》的英文缩写为（　　）。

A. GMP　　　　　　　　B. GSP　　　　　　　　C. GLP　　　　　　　　D. GCP

3. 组织国家药品标准的制定和修订的法定专业技术机构是（　　）。

A. 药品认证委员会　　　　　　　　　　　　B. 新药审评中心

C. 药典委员会　　　　　　　　　　　　　　D. 药品检验所

4. 药品注册证书的有效期是（　　）。

A. 3 年　　　　　　　　B. 4 年　　　　　　　　C. 5 年　　　　　　　　D. 6 年

5. 药物临床试验应当在批准后（　　）内实施。

A. 1 年　　　　　　　　B. 2 年　　　　　　　　C. 3 年　　　　　　　　D. 5 年

6.（　　）主管全国药品注册管理工作，负责建立药品注册管理工作体系和制度，制定药品注册管理规范，依法组织药品注册审评审批以及相关的监督管理工作。

A. 国家药品监督管理局　　　　　　　　　　B. 药品审评中心

C. 药品审核查验中心　　　　　　　　　　　D. 中国食品药品检定研究院

7.（　　）负责药物临床试验申请、药品上市许可申请、补充申请和境外生产药品再注册申请等的审评。

A. 国家药品监督管理局　　　　　　　　　　B. 药品审评中心

C. 药品审核查验中心　　　　　　　　　　　D. 中国食品药品检定研究院

8. 化学药品批准文号的格式是（　　）。

A. 国药准字 S＋8 位数字　　　　　　　　　B. 国药准字 H＋8 位数字

C. 国药证字 H＋8 位数字　　　　　　　　　D. 国药准字 Z＋8 位数字

9. 已获中国专利的药品，其他申请人在该药品专利期满前（　　）年内可以提出申请。

A. 1　　　　　　　　　B. 2　　　　　　　　　C. 3　　　　　　　　　D. 4

10. 药品注册时，申请人向负责药品注册的政府部门呈交有关的未披露数据，依照《药品管理法实施条例》和《药品注册管理办法》的规定，药品监督管理部门对其数据的保护期限为药品管理部门批准上市后（　　）。

A. 2 年　　　　　　　　B. 4 年　　　　　　　　C. 6 年　　　　　　　　D. 8 年

二、多项选择题

1. 授予发明专利权的药品应当具备（　　）。

A. 经济性　　　　　B. 高新技术　　　　　C. 实用性

D. 创造性　　　　　E. 新颖性

2. 药品注册主要审查药品的（　　）。

A. 安全性　　　　　B. 有效性　　　　　C. 质量可控性

D. 创新性　　　　　E. 价格

3.《药品注册管理办法》第四条规定，药品注册按照（　　）进行分类注册管理。

A. 中药　　　　　　B. 化学药　　　　　C. 疫苗

D. 特殊药　　　　　E. 生物制品

4. 申请药品上市许可时，申请人应具备的前提条件包括（　　）。

A. 完成支持药品上市注册的药学、药理毒理学和药物临床试验等研究

B. 确定质量标准

C. 完成商业规模生产工艺验证

D. 做好接受药品注册核查检验的准备

E. 成立专门的营销团队

5. 药品审评中心在审评药品制剂注册申请时，对药品制剂选用的（ ）进行关联审批。

A. 化学原料药　　　　　　B. 辅料　　　　　　C. 生产设备

D. 直接接触药品的包装材料和容器　　　　　　E. 说明书

6. 中检院或者经国家药品监督管理局指定的药品检验机构承担的药品注册检验有（ ）。

A. 创新药

B. 改良型新药（中药除外）

C. 生物制品和放射性药品

D. 按照药品管理的体外诊断试剂

E. 国家药品监督管理局规定的其他药品

7. 药品加快上市注册程序包括（ ）。

A. 突破性治疗药物程序　　　　　　　　B. 附条件批准程序

C. 优先审评审批程序　　　　　　　　　D. 特别审批程序

E. 特殊药品的审批程序

8. 以下药品注册补充申请的情形属于审批类变更的有（ ）。

A. 药品生产过程中的重大变更

B. 药品分包装

C. 药品包装标签内容的变更

D. 药品说明书中涉及有效性内容以及增加安全性风险的其他内容的变更

E. 持有人转让药品上市许可

9. 2020 年 10 月 17 日全国人大常委会审议通过并自 2021 年 6 月 1 日起施行的专利法修正案（第四次修正），针对医药专利方面的变化主要涉及（ ）。

A. 对于利用生物遗传资源申请的专利，增加了披露来源的义务

B. 完善了强制许可制度，对于涉及公共健康的药品专利可以实行强制许可

C. 扩大了专利保护的范围，开始对药品和化学物质实行产品的专利保护

D. 规定了药品专利期限补偿制度

E. 新增了药品专利早期纠纷解决机制（亦称药品专利链接制度）

10. 药品发明专利包括的情形有（ ）。

A. 新药物专利

B. 新制备方法专利

C. 新用途专利

D. 与功能相关的药物剂型、形状、结构改变的专利

E. 药品新造型的专利

三、配伍题

A. Ⅰ期临床试验　　　　B. Ⅱ期临床试验　　　　C. Ⅲ期临床试验

D. Ⅳ期临床试验　　　　E. 生物等效性试验

1. 新药上市后应用研究阶段属于（ ）。

2. 治疗作用初步评价阶段属于（ ）。

3. 初步的临床药理学及人体安全性评价试验属于（ ）。

4. 治疗作用确证阶段属于（ ）。

5. 较同一种药物的相同或者不同剂型的制剂，在相同的试验条件下，其活性成分吸收程度和速度有无统计学差异的人体试验属于（　　　）。

参考答案

一、单项选择题

1. C；2. D；3. C；4. C；5. C；6. A；7. B；8. B；9. B；10. C

二、多项选择题

1. CDE；2. ABC；3. ABE；4. ABCD；5. ABD；6. ABCDE；7. ABCD；8. ADE；9. DE；10. ABC

三、配伍题

1. D；2. B；3. A；4. C；5. E

第六章　药品生产管理

[内容简介]

　　药品生产是药品质量形成的环节，对生产质量风险进行合理管控是生产出合格药品的重要保证。药品生产管理通常是指药品监督管理部门依法对药品生产条件和生产过程进行审查、许可、监督检查等管理活动。药品生产管理的核心是药品质量风险管控。本章目着重介绍了药品生产企业的开办与管理、药品生产质量管理规范及药品包装、标签、说明书等标识物管理等内容。

[学习要求]

1. 掌握　药品生产企业开办的基本条件；《药品生产质量管理规范》的基本内容和主要规定。

2. 熟悉　药品生产许可证申办程序；药品包装、标签、说明书管理的基本要求。

3. 了解　药品生产的定义及特点；药品生产企业的定义、分类；药品制造工业发展状况。

[1＋X 证书拓展]

药物制剂生产职业技能等级证书职业技能要求

职业技能等级	1＋X 证书职业技能要求
初级	1. 具有良好职业道德和人文素养。 2. 能自觉遵守药品生产质量管理规范及相关法律法规知识。 3. 能根据标准操作规程进行口服固体制剂、口服液体制剂、无菌制剂生产相关仪器设备的清洁、使用和基本维护。 4. 能进行物料信息标识的使用和管理，规范进行领料、物料流转与控制、包材管理以及药品仓储管理。 5. 能读懂工艺文件并根据模板填写生产记录。 6. 能从事口服固体制剂、液体制剂实际生产工作
中级	1. 具有良好职业道德和人文素养。 2. 具备 GMP 核心知识，能修订工具模板，培训开展初级技能证书培训。 3. 能正确物料平衡计算、监督管理。 4. 能开展生产环境的检查与监控，监督现场安全生产。 5. 能从事口服固体制剂、口服液体制剂、最终灭菌制剂生产及部分管理工作
高级	1. 具有良好职业道德和人文素养。 2. 进一步掌握药品质量管理应知应会关键知识，能开展初、中级技能证书培训。 3. 具备生产过程中偏差调查能力。 4. 具备监督现场安全生产、工艺验证和改进工艺能力。 5. 能从事口服固体制剂、口服液体制剂、无菌制剂生产及公用系统（纯化水系统）的验证和管理工作

天津市某药业有限公司生产假药小败毒膏案

2020年7月，药品监管部门监测发现，天津市某药业有限公司生产的口服药小败毒膏出现聚集性不良反应信号。天津市药监局立即对涉案批次药品采取风险控制措施，并深入开展调查。经查，该公司在生产小败毒膏过程中，误将生产外用药的原料颠茄流浸膏用于该涉案批次小败毒膏生产，导致所含成分与国家药品标准规定不符。涉案批次药品共10980盒，金额91591.5元。调查中研判认为，现有证据不足以证明该公司具有生产假药的主观故意，由药品监管部门依法处理。2021年7月，天津市药监局根据《药品管理法》第九十八条第二款第一项规定，认定涉案批次药品为假药；依据《药品管理法》第一百一十六条、第一百一十八条、第一百三十七条第四项等规定，处以该公司没收涉案药品、没收违法所得5625.5元、责令停产停业整顿、罚款300万元的行政处罚，处以该公司法定代表人没收违法行为发生期间自本单位所获收入1万元、罚款3万元、终身禁止从事药品生产经营活动的行政处罚。2022年2月，国家药监局依据《药品管理法》第一百一十六条规定，吊销该产品的药品批准证明文件。

摘自《国家药监局公布5起药品安全专项整治典型案例》，2022.4

问题：药品生产过程质量管理的重要意义是什么？

第一节　药品生产准入与监督管理

学习目标

知识目标： 1. 掌握药品生产企业开办的基本条件及应遵守的有关规定。
2. 熟悉药品生产许可制度及药品生产许可证申办程序。
3. 了解药品生产的特点、药品生产企业的定义及分类。
能力目标： 1. 能判定药品生产企业的合法性。
2. 能运用药品生产许可制度的有关规定规范药品生产。
素质目标： 1. 培养遵纪守法、依法从事药品生产的意识。
2. 树立药品质量意识和规范意识。

药事火花

扬子江药业"为父母制药，为亲人制药"的质量文化

扬子江药业集团创建于1971年，是科技部命名的全国首批创新型企业，相继荣获"欧洲质量奖""全球卓越绩效奖"（世界级）"亚洲质量创新奖""全国重合同守信用企业""全国文明单位"等称号。

扬子江药业集团推行"为父母制药、为亲人制药"的质量文化。"任何困难都不能把我们打倒，唯有质量"——扬子江药业集团创始人徐镜人反复强调的这句话，被上万名"扬子江人"铭记在心里，落实在行动中，视质量为企业的生命。

扬子江药业致力于保证每一粒药的质量，2013年将辅料微量杂质偏高但药品检验合格的一批产品全部销毁，用实际行动为全体"扬子江人"敲响了质量警钟。这一事件折射出扬子江药业"以患者为中心"的理念，背后是无数敏锐发现风险信号、坚持不懈查找原因、当机立断攻坚克难的"扬子江人"的执着追求。

摘自《医药经济报》，2021.12.25

一、药品生产与药品生产企业

（一）药品生产

药品生产是指将原料加工制成能够供医疗使用的药品的过程。药品生产的过程通常可分为原料药生产阶段和将原料药制成一定剂型的制剂生产阶段。此外，对某些药物来说，还包括制药中间体的生产。

1. 原料药的生产

原料药指用于生产各类制剂的原料药物，是制剂中的有效成分，有化学合成、植物提取或生物技术制备的各种用来作为药用的粉末、结晶、浸膏等类型。原料药只有加工成为药物制剂，才能成为可供临床应用的药品。

因为原料药的生产过程往往包含复杂的化学和生物变化过程，且具有较为复杂的中间控制过程，生产过程中往往会产生副产物，通常需要有纯化过程。目前不少制药公司在开发绿色化学技术，期望采用更环保的方法生产原料药和中间体，提高生产效率和降低成本。原料药生产有以下特点。

（1）生产过程复杂　原料药的生产过程中包含了复杂的生物、物理及化学反应过程，为此原料药生产中往往需要进行多个单元操作，包括后续的蒸馏、萃取、提纯等，技术以及设备设施等都较为复杂。

（2）生产过程危险程度较高　因为原料药生产需要原辅材料繁多，且常需要使用较多的有机溶剂，其原辅材料和中间体不少是易燃、易爆、有毒或腐蚀性很强的物质，同时反应过程常伴随高温或高压等控制，对防火、防爆、劳动保护以及工艺和设备等方面有严格的要求。

（3）产品质量要求严格　质量是关系到原料药生产的重要指标，如果不能保证原料药的质量，将直接影响后续药品的生产质量。

（4）物料净收率很低　原料药的生产合成中，随着各种副反应的进行，往往几吨至上百吨的原料才生产一吨产品，因而副产品多，三废也多。

（5）对操作环境要求高　生产过程中需要有防止造成污染和交叉污染的措施，需要满足GMP及各项法律法规的要求，才能更好地进入市场。对于原料药生产，GMP主要是适用于生产中影响成品质量的各关键工艺，主要指精制、烘干、包装等工序。

2. 制剂的生产

制剂生产是指将具有生理活性、符合药用规格的原料药，制成适宜于患者服用、能较好发挥药效、降低副作用的各种剂型，并分装成便于贮运和使用的各种包装形式的药品的过程。每种药物常有多种剂型，如阿司匹林就有片剂、针剂、软膏剂、栓剂、糖浆剂、小儿片剂、泡腾片剂、缓释片剂、肠溶片剂、微囊片剂以及多种的复方制剂，以满足医疗上不同给药方式的需要。药物在体内的吸收、利用和治疗效果，不仅与其所含药物的化学结构和剂量有关，而且也与原料药的晶型、粒度以及其制剂的剂型、配伍的药物、所用的辅料和生产工艺密切相关。如抗凝血药双香豆素片剂的处方和工艺条件稍有改变，便可显著地影响其溶出速度和治疗作用。

制剂生产则需要有符合条件的人员、厂房、设备、检验仪器和良好的卫生环境以及各种必需的制剂辅料和内、外包装材料相配合。主要表现为以下四个方面的特点。

（1）准入条件严　药品的质量直接关系到人民群众的身体健康和生命安全，因此我国对药品的生产和经营采取严格的行业准入制度。药品生产企业在生产药品前必须取得药品生产许可证，生产具体品种、剂型、规格的药品需要取得相应的药品生产批准文件。

（2）品种规格多，药品生产复杂　原料药及制剂生产涉及复杂的工艺路线，对生产环境要求严苛。制药企业需不断优化工艺，降低成本，提高产品质量，以形成产品竞争力。

（3）产品质量要求严格　药品直接关系到人们的生命健康，其质量不得有半点马虎。药品生产对质量控制必须有严格的要求，其严格程度远远高于一般商品。药品的质量必须由专业人员依照法定的药品标准和测试方法进行鉴定。

（4）生产管理法制化　为保证药品质量，国家对药品生产系统各环节的质量保证和质量控制作出了明确、严格的规定，使药品生产置于法制化管理之下，依法管理，依法生产，违反者将受到法律的制裁。

（二）药品生产企业

药品生产企业是指生产药品的专营企业或者兼营企业。

药品是商品，药品生产企业具有与其他产品生产企业相同的基本性质——经济性、营利性、独立性和开放性。同时，由于药品是特殊商品，它直接关系到使用者的生命健康，因此，药品生产企业的特点主要表现在以下几个方面。

（1）药品生产企业在讲求经济效益的同时必须比一般企业更加注重社会效益。

（2）企业的开办条件及生产要求更高。

（3）药品生产过程要符合有关法律法规的要求，接受更为严格的监督与管理。

（4）负有质量自检的责任和不符合质量标准的药品不得出厂的义务。

（5）负有对物料、中间产品和成品进行留样的责任和进行药品不良反应监测与报告的义务。

（三）我国医药制造业发展现状

国家药品监督管理局发布的《药品监督管理统计报告（2021年第三季度）》显示，截至2021年9月底，有效期内药品生产许可证共7354个（含中药饮片、医用气体等），其中原料药和制剂生产企业4587家，特殊药品生产企业216家。

据国家统计局数据显示，受新冠疫情影响，2021年我国医药制造业保持高速增长，增速分别高于高技术制造业、全国工业6.4个、15.2个百分点；出口交货值同比增长64.6%，有力支持全球抗疫；企业效益大幅提升，医药制造业利润总额两年平均增长41.7%，增速较2019年提高35.8个百分点。

近年来，随着各国经济的发展，人民生活水平的不断提高，作为人口大国，我国对医药行业的质量要求和数量需求也越来越多，医药行业规模不断扩大。

驱动医药制造业高速发展的因素主要有以下三点。

（1）政策利于行业发展　医药行业是我国国民经济的重要组成部分，并且与人民健康密切相关，是关系和谐社会构建的重要行业。近年来，国家采取多项措施，鼓励并推动我国医药行业的健康发展。

（2）我国人口老龄化严重　老年人的整体代谢水平和免疫能力会逐渐下降，人口老龄化加剧，导致长期用药、疾病控制和科学管理的支出加大。

（3）卫生费用支出持续增加　国家医疗保险体系的不断改革使得公共医疗保险的覆盖范围逐渐扩大，我国卫生费用支出持续增长。

除此以外，民众收入增长、健康意识的提高以及各国医疗保障体制的不断完善，也使全球医药市场需求始终处于较高水平。

📖 知识链接

医药企业国际化

根据"十四五"医药工业发展规划，要推动国内医药企业更高水平进入国际市场，措施包括支持企业开展创新药国内外同步注册，开展面向发达国家市场的全球多中心临床研究，在更广阔的空间实现创新药价值；把握生物类似药国际市场机遇，鼓励疫苗生产企业开展国际认证，按照国际疫苗采购要求生产、出口疫苗。增加在发达国家仿制药注册数量，提高首仿药、复杂制剂等高附加值产品比重。加快产业链全球布局，鼓励企业提高国际市场运营能力，加强与共建"一带一路"国家投资合作，积极开拓新兴医药市场。

药政方面，也要夯实国际医药合作基础：加强国际药政合作，深入参与国际监管协调机制，在国际人用药品注册技术协调组织（ICH）相关指南的制定过程中发挥重要作用，积极推动加入国际药品检查合作计划（PIC/S），促进国内外法规接轨、标准互认和质量互信。通过推动与重点区域的药品监管合作与互认，为医药产品更便捷地走向国际市场创造条件。加强与国际草药监管合作组织（IRCH）的交流合作，发挥中药标准全球引领作用。推动国内外行业组织在贸易促进、信息交流、行业自律、应对摩擦等方面加强交流合作，搭建医药国际合作公共服务平台。

上述政策意味着"十四五"医药工业发展规划希望国内企业积极应对全球医药创新链、产业链、供应链重塑的新形势，深化产业国际合作，加快培育竞争新优势，更高水平融入全球创新网络和产业体系，也就是业界常说的国内药企国际化之路要在"十四五"期间打通。

摘自"E药经理人"，2022.2.21

二、药品生产许可证

取得药品生产许可证是药品生产企业合法性的标志。根据《药品管理法》《药品生产监督管理办法》等相关规定，企业若想从事关于生产药品的活动，需要提前办理药品生产许可证，药品生产许可证的申办条件、办理程序、现场检查要求等环节都是非常严格的。

（一）药品生产许可证申办条件

申办药品生产许可证，从事药品生产活动，应当符合以下条件。

（1）有依法经过资格认定的药学技术人员、工程技术人员及相应的技术工人，法定代表人、企业负责人、生产管理负责人、质量管理负责人、质量受权人及其他相关人员符合《药品管理法》《疫苗管理法》规定的条件。

（2）有与药品生产相适应的厂房、设施、设备和卫生环境。

（3）有能对所生产药品进行质量管理和质量检验的机构、人员。

（4）有能对所生产药品进行质量管理和质量检验的必要的仪器设备。

（5）有保证药品质量的规章制度，并符合药品生产质量管理规范要求。

从事疫苗生产活动的，还应当具备下列条件。

（1）具备适度规模和足够的产能储备。

（2）具有保证生物安全的制度和设施、设备。

（3）符合疾病预防、控制需要。

（二）药品生产许可证申办流程

药品生产许可证经所在地省、自治区、直辖市人民政府药品监督管理部门批准取得。如图 6-1 所示，基本申办流程如下。

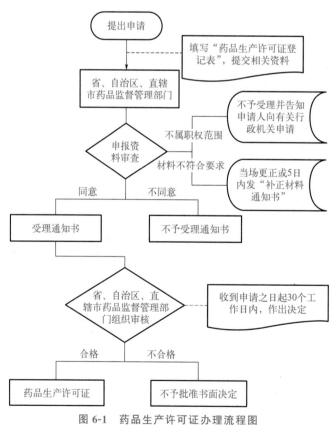

图 6-1 药品生产许可证办理流程图

1. 受理

省、自治区、直辖市药品监督管理部门在法律法规设定的行政许可范围及满足相关法定条件内，进行形式审查。申请材料齐全、符合形式审查要求，或者申请人按照要求提交全部补正材料的，予以受理。受理或者不予受理药品生产企业开办申请的，应当出具加盖本部门受理专用印章并注明日期的"受理通知书"或者"不予受理通知书"。

2. 审核

受理中心受理的材料，将依照法定条件和程序送交进行资料实质性审查，涉及技术审查的，严格按照有关申请事项技术标准、技术规范进行现场检查或技术评审。

3. 审批

现场检查验收合格的，经公示无异议后，应当在法定期限内，按照规定程序作出是否许可的审查结果决定。

4. 颁证

准予许可的事项，网上及时生成电子证书，不予许可事项，网上发出"不予行政许可决定书"，系统及时通知企业。受理中心将行政许可决定送达申请人。

📖 **知识链接**

药品生产许可证办理所需材料
（药品上市许可持有人自行生产）

1. 药品生产许可证申请表。

2. 基本情况，包括企业名称、生产线、拟生产品种、剂型、工艺及生产能力（含储备产能）。

3. 企业的场地、周边环境、基础设施、设备等条件说明以及投资规模等情况说明。

4. 营业执照（申请人不需要提交，监管部门自行查询）。

5. 组织机构图（注明各部门的职责及相互关系、部门负责人）。

6. 法定代表人、企业负责人、生产负责人、质量负责人、质量受权人及部门负责人简历、学历、职称证书和身份证（护照）复印件；依法经过资格认定的药学及相关专业技术人员、工程技术人员、技术工人登记表，并标明所在部门及岗位；高级、中级、初级技术人员的比例情况表。

7. 周边环境图、总平面布置图、仓储平面布置图、质量检验场所平面布置图。

8. 生产工艺布局平面图（包括更衣室、盥洗间、人流和物流通道、气闸等，并标明人、物流向和空气洁净度等级），空气净化系统的送风、回风、排风平面布置图，工艺设备平面布置图。

9. 拟生产的范围、剂型、品种、质量标准及依据。

10. 拟生产剂型及品种的工艺流程图，并注明主要质量控制点与项目、拟共线生产情况。

11. 空气净化系统、制水系统、主要设备确认或验证概况；生产、检验用仪器、仪表、衡器校验情况。

12. 主要生产设备及检验仪器目录。

13. 生产管理、质量管理主要文件目录。

14. 药品出厂、上市放行规程。

15. 申请材料全部内容真实性承诺书。

16. 凡申请企业申报材料时，申请人不是法定代表人或负责人本人的，企业应当提交"授权委托书"。

17. 按申请材料顺序制作目录。

中药饮片等参照自行生产的药品上市许可持有人申请要求提交相关资料。疫苗上市许可持有人还应当提交疫苗的贮存、运输管理情况，并明确相关的单位及配送方式。

（三）药品生产许可证的管理

药品生产许可证由国家药品监督管理局统一印制。药品生产许可证有效期为5年。有效期届满，需要继续生产药品的，持证企业应当在许可证有效期届满前 6 个月，向原发证机关申请换发药品生产许可证。

1. 证件内容

药品生产许可证分正本和副本，正本、副本具有同等法律效力。药品生产许可证样式由国家药品监督管理局统一制定。药品生产许可证电子证书与纸质证书具有同等法律效力。

药品生产许可证正本和副本样式见图 6-2 和图 6-3。

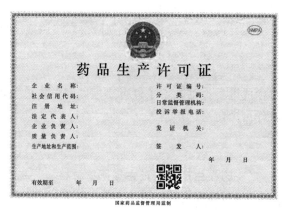

图 6-2　药品生产许可证正本样式

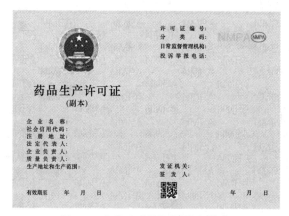

图 6-3　药品生产许可证副本样式

药品生产许可证应当载明许可证编号、分类码、企业名称、统一社会信用代码、住所（经营场所）、法定代表人、企业负责人、生产负责人、质量负责人、质量受权人、生产地址和生产范围、发证机关、发证日期、有效期限等项目。企业名称、统一社会信用代码、住所（经营场所）、法定代表人等项目应当与市场监督管理部门核发的营业执照中载明的相关内容一致。药品生产许可证载明事项分为许可事项和登记事项。许可事项是指生产地址和生产范围等。登记事项是指企业名称、住所（经营场所）、法定代表人、企业负责人、生产负责人、质量负责人、质量受权人等。

企业名称应当符合药品生产企业分类管理的原则；生产地址按照药品实际生产地址填写；许可证编号和生产范围按照国家药品监督管理局规定的方法和类别填写。

2. 变更

药品生产许可证变更分为许可事项变更和登记事项变更。

许可事项是指生产地址和生产范围等。

登记事项是指企业名称、住所（经营场所）、法定代表人、企业负责人、生产负责人、质量负责人、质量受权人等。

变更药品生产许可证许可事项的，向原发证机关提出药品生产许可证变更申请。未经批准，不得擅自变更许可事项。

3. 无药生产许可证生产药品应承担的法律责任

未取得药品生产许可证生产药品的，责令关闭，没收违法生产、销售的药品和违法所得，并处违法生产的药品（包括已售出和未售出的药品）货值金额十五倍以上三十倍以下的罚款；货值金额不足十万元的，按十万元计算。

案例链接

无证生产销售药品　一男子被罚 6000 万元

2020 年 10 月 27 日，邛崃市市场监督管理局执法人员根据线索，联合邛崃市公安局、辖区社区到某民房进行检查。现场检查发现，该地址的庭院中有若干"面锅""煮锅"以及"药液包装机"，且这些装置都在使用中。同时，现场还发现各种中药材和包装材料。

经询问，该检查地址为当事人彭某租下用于生产加工中药，且现场无法提供药品生产许可证。经查，彭某 2020 年 4 月 2 日租下邛崃市金鹅村一民房，在未办理药品生产许可证的情况下，开始在此地用上述检查发现的自购简易设备进行药品的生产加工活动，再通过其微信店铺进行销售。

彭某微店上在售的产品共 42 种，分别以 12 元至 755 元不等的价格进行销售，根据微店所显示上述产品的销量进行计算，销售金额共计 1301106.07 元。现场检查扣押的物品，经执法人员与当事人现场称重，并且经当事人确认，药品的货值金额共计为 154656.90 元。

后经法院裁定，准予邛崃市市场监督管理局作出的行政处罚决定书中对被执行人彭某没收违法所得 130 万余元、罚款 3000 万元，加处罚款 3000 万元。

摘自《华西都市报》，2022.3.3

第二节　药品生产质量管理概述

学习目标

知识目标： 1. 掌握 GMP 的基本理念、目标要素及我国现行 GMP 的主要内容。

　　　　　　2. 熟悉 GMP 的类型及特点。

　　　　　　3. 了解 GMP 发展史和实施 GMP 的意义。

能力目标： 1. 能从整体上形成药品质量管理的意识。

　　　　　　2. 能理解和运用 GMP 的有关要求指导药品生产过程管理。

素质目标： 1. 培养遵纪守法、依法从事药品生产的意识。

　　　　　　2. 树立药品生产质量管理规范意识、质量风险意识。

药事火花

"质量源于设计"——济民可信诠释中国药企的工匠精神

"制药是安全、健康、缜密的行业，而以疗效为重的药品关系百姓健康，既然我决定了自己的使命，就要终身追求，重视信义。"这是济民可信集团董事长李义海先生的创业理念，也是济民可信集团二十多年企业发展中始终坚守的信条。

在"济世惠民，信待天下"的使命驱动下，济民可信集团始终将产品质量视为企业的生命线，严格贯彻"质量源于设计"的理念，精诚设计制药过程中的每一环节，全力以赴奏响民族制药工业的质量强音。

李义海表示，每一粒药都承载着企业的主体责任，牢把药品质量关，做到利国利民利他利己，企业才能持续发展。

要守住"济世惠民、信待天下"的创业初心，又要实现企业在激烈的市场竞争中的可持续发展，济民可信集团始终努力以过硬的药品质量获得百姓信任，彰显了民族制药人的脊梁与坚守，为健康中国的建设添砖加瓦，奏响民族制药工业的质量强音。

摘自《新华网》，2020.2.9

一、GMP 概述

《药品生产质量管理规范》（Good Manufacturing Practice of Medical Products，GMP）是在药品生产全过程实施质量管理，保证生产出优质药品的一整套系统的、科学的管理规范，是药品生产和质量管理的基本准则，适用于药品制剂生产的全过程和原料药生产中影响成品质量的关键工序。GMP 是人们医药实践经验、教训的总结和人类智慧的结晶。世界各国药品生产与质量管理的长期实践证明，GMP 是防止药品在生产过程中发生差错、混杂、污染，确保药品质量的十分必要的和有效的手段。GMP 的灵魂是"防止混药，防止交叉污染"。其中心指导思想是：药品质量是在生产过程中形成的，而不是检验出来的。

（一）药品质量管理理念

有关药品质量管理的理念经历了 3 个阶段。

第一阶段，质量源于检验（Quality by Testing，QbT）。起初，人们认为检验合格等于质量好，检验不合格就是质量不好，只要终产品检测合格就可以了。然而终产品的检测往往是毁坏性的，只能抽检。对于药物的质量而言，有一个明显的悖论，"经过检验的药品不可能在临床应用，在临床应用的药物都没有被检验"。抽检的 100% 合格并不代表所有产品都合格。

第二阶段，质量源于生产（Quality by Production，QbP）。这种理念认为产品质量是生产出来的。只有在生产过程中的每个环节，严格按照生产工艺和作业指导书要求进行，才能保证产品的质量。如果忽略过程控制，只靠检验，是不可能保证产品质量的，因为质量检验，只能剔除次品和废品，并不能提高产品质量。也就是说，质量控制的重点决不能放在事后把关，而必须放在制造阶段，即生产过程阶段。基于此理念 GMP 诞生了，药品生产质量得到很好的落实。

第三阶段，质量源于设计（Quality by Design，QbD）。所谓"质量源于设计"是指在药物的设计阶段，即考虑药物的质量问题。将优质的药物作为设计目标，在开发过程中考虑影响质量的关键因素（包括物料、生产设备、参数等），进而确定在生产过程中需要控制的关键因素，并在不断的生产过程中验证药品的质量。质量源于设计涵盖制药过程的所有主要方面。目前，质量源于设计的理念在医药行业得到了普遍认可。不同药品质量管理理念比较见表 6-1。

表 6-1　不同药品质量管理理念比较

质量管理理念	特点		
质量源于检验	侧重终产品检测	滞后，单点控制	事后控制
质量源于生产	侧重过程控制	多点同步控制	事中控制
质量源于设计	侧重前期设计阶段	增加风险控制	事前控制

当生产系统合理设计时，GMP 便是药品质量保障的基础，只有在规范的管理操作流程下，生产出来的药品才能更安全、更可靠。在我国 2010 年版的 GMP 中，体现了 QyD、QyP、QyT 三种质量管理策略的综合运用。

（二）GMP 的类型

1. 按 GMP 适用范围分类

（1）具有国际性质的 GMP　如 WHO 的 GMP，欧洲自由贸易联盟的 GMP，东南亚国家联盟的 GMP 等。

（2）国家权力机构颁布的 GMP　如中华人民共和国国家药品监督管理局、美国食品药物管理局（Food and Drug Administration，FDA）、英国卫生和社会保障部、日本厚生劳动省等政府机关制定的 GMP。

（3）制药工业组织制定的 GMP　如美国制药工业联合会、中国医药工业公司、瑞典工业协会等制定的 GMP，以及药厂或公司自己制定的 GMP。

2. 按 GMP 制度性质分类

（1）作为法律规定、具有法律效力的 GMP，如中国、美国、日本的 GMP。

（2）作为建议性的规定，对药品生产和质量管理起指导性作用，不具有法律效力的 GMP。如我国医药工业公司于 1982 年制定的 GMP、联合国 WHO 的 GMP。

1992 年，卫生部修订颁布了《药品生产质量管理规范（1992 年修订）》。

1998 年，国家药品监督管理局成立后，建立了国家药品监督管理局药品认证管理中心，并于 1999 年 6 月 18 日颁发了《药品生产质量管理规范（1998 年修订）》。

2011 年，卫生部颁布了 2010 版《药品生产质量管理规范》，自 2011 年 3 月 1 日起施行。

（三）GMP 的三大目标要素

实施 GMP 的目标要素在于将人为的差错控制在最低的限度，防止对药品的污染和降低质量，保证高质量产品的质量管理体系。

1. 将人为的差错控制在最低的限度

（1）在管理方面　例如，质量管理部门从生产管理部门独立出来；建立相互监督检查制度；指定各部门责任者；制订规范的实施细则和作业程序；各生产工序严格复核，如称量、材料贮存领用等；在各生产工序，对用于生产的运送容器、主要机械，要标明正在生产的药品名称、规格、批号等状态标志；整理和保管好记录（一般按产品有效期终止后 1 年，未规定有效期的药品应保存 3 年）；人员的配备、教育和管理。

（2）在装备方面　例如，各工作间要保持宽敞，消除妨碍生产的障碍；不同品种操作必须有一定的间距，严格分开。

2. 防止对药品的污染和降低质量

（1）在管理方面　例如，操作室清扫和设备洗净的标准及实施；对生产人员进行严格的卫生教育；操作人员定期进行身体检查，以防止生产人员带有病菌病毒而污染药品；限制非生产人员进入工作间等。

（2）在装备方面　例如，防止粉尘对药品的污染，要有相应的机械设备（空调净化系统等）；操作室专用化；对直接接触药品的机械设备、工具、容器，选用对药物不发生变化的材质制造，如使用 L316 型不锈钢材等，注意防止机械润滑油对药品的污染；操作室的结构及天花板、地面、墙壁等清扫容易；对无菌操作区要进行微粒检查和浮游菌、沉降菌的检查，定期灭菌等。

3. 保证高质量产品的质量管理体系

（1）在管理方面　例如，质量管理部门独立行使质量管理职责；机械设备、工具、量具定期维修校正；检查生产工序各阶段的质量，包括工程检查；有计划的合理的质量控制，包括质量管理实施计划、试验方案、技术改造、质量攻关要适应生产计划要求；追踪药品批号，并作好记录；在适当条件下保存出厂后的产品质量检查留下的样品；收集消费者对药品投诉的情报信息，随时完善生产管理和质量管理等。

（2）在装备方面　例如，操作室和机械设备的合理配备，采用先进的设备及合理的工艺布局；为保证质量管理的实施，配备必要的实验、检验设备和工具等。

二、GMP 的主要内容和特点

（一）我国 GMP 的主要内容

我国现行的 2010 版 GMP，全文共 14 章 313 条。主要内容包括质量管理、机构与人员、厂房与设施、设备、物料与产品、确认与验证、文件管理、生产管理、质量控制与质量保证、委托生产与委托检验、产品发运与召回、自检等方面内容，涉及药品生产与质量的各个方面，强调通过对生产全过程的质量管理来保证生产出优质药品。

GMP 的内容涵盖了药品生产的五大基本要素，可以概括为：人、机、料、法、环。

要实现GMP的"三大目标要素"，就必须首先建立适宜生产的厂房、设施，组织一支训练有素的人员队伍（包括管理人员和生产人员）；选购符合法规要求的物料；用经过验证的方法进行生产；对生产过程进行严格控制和质量管理；通过可靠的检验手段得到准确的检测结果；并进行完善的售后服务（包括收回和不良反应管理）。因此，GMP主要针对药品生产五大基本要素规范药品生产质量管理工作。

1. 人

人是影响药品质量诸因素中最活跃、最积极的因素，要把人这个因素管理起来，必须赋予它一定的权限和职责，这就形成了组织机构。组织机构是开展GMP工作的载体，也是GMP体系存在及运行的基础。因此建立一个高效、合理的组织机构是开展GMP的前提。

质量管理部门是整个GMP规范实施的核心组织和保障机构。没有它的有效运作，产品质量也就无法得到保证。因此，在日常工作中，有许多工作都需要质量管理部门来参与、确认，提供一种质量信任，从而确保执行GMP的有效性、符合性、适宜性。

从组织机构、关键人员、人员培训和人员卫生等方面对"人"这一要素进行了规定。

（1）组织机构　企业应当建立与药品生产相适应的管理机构，并有组织机构图。

企业应当设立独立的质量管理部门，履行质量保证和质量控制的职责。质量管理部门可以分别设立质量保证部门和质量控制部门。

（2）关键人员　关键人员至少应当包括企业负责人、生产管理负责人、质量管理负责人和质量受权人，均应当为企业的全职人员。

质量管理负责人和生产管理负责人不得互相兼任。质量管理负责人和质量受权人可以兼任。应当制定操作规程确保质量受权人独立履行职责，不受企业负责人和其他人员的干扰。

企业负责人是药品质量的主要责任人，全面负责企业日常管理。为确保企业实现质量目标并按照GMP要求生产药品，企业负责人应当负责提供必要的资源，合理计划、组织和协调，保证质量管理部门独立履行其职责。

生产管理负责人应当至少具有药学或相关专业本科学历（或中级专业技术职称或执业药师资格），具有至少三年从事药品生产和质量管理的实践经验，其中至少有一年的药品生产管理经验，接受过与所生产产品相关的专业知识培训。

质量管理负责人应当至少具有药学或相关专业本科学历（或中级专业技术职称或执业药师资格），具有至少五年从事药品生产和质量管理的实践经验，其中至少一年的药品质量管理经验，接受过与所生产产品相关的专业知识培训。

质量受权人应当至少具有药学或相关专业本科学历（或中级专业技术职称或执业药师资格），具有至少五年从事药品生产和质量管理的实践经验，从事过药品生产过程控制和质量检验工作。质量受权人应当具有必要的专业理论知识，并经过与产品放行有关的培训，方能独立履行其职责。

GMP还明确规定了关键人员的主要职责。

（3）人员培训　企业应当指定部门或专人负责培训管理工作，有经生产管理负责人或质量管理负责人审核或批准的培训方案或计划，与药品生产、质量管理有关的所有人员都应当参加培训，并有培训档案。高风险操作区（如：高活性、高毒性、传染性、高致敏性物料的生产区）的工作人员还应当接受专门的培训。

（4）人员卫生　药品生产企业所有人员都应当接受卫生要求的培训，建立人员卫生操作规程。卫生操作规程应当包括与健康、卫生习惯及人员着装相关的内容。

企业要为员工建立健康档案。直接接触药品的生产人员上岗前应接受健康检查，以后每年至少体检1次。体表有伤口、患有传染病或其他可能污染药品的疾病的人员不得从事直接接触药品的生产工作。

参观人员和未经培训的人员要进入生产区和质量控制区必须经过批准并安排有人员指导洗手、更衣等。

任何进入生产区的人员均应当按照规定更衣。工作服的选材、式样及穿戴方式应当与所从事的工作和空气洁净度级别要求相适应。

进入洁净生产区的人员不得化妆和佩戴饰物。

生产区、仓储区应当禁止吸烟和饮食，禁止存放食品、饮料、香烟和个人用药品等非生产用物品。

操作人员应当避免裸手直接接触药品、与药品直接接触的包装材料和设备表面。

规范人员卫生，目的是最大限度地降低人员对药品生产造成污染的风险。

2. 机

"机"主要指厂房与设施、设备等硬件基础，是实施药品 GMP 的必要条件。用于药品生产的设施、设备，其好与坏直接影响产品质量，所以 GMP 对设施、设备有如下要求。

（1）洁净室（区）厂房内表面平整光滑、无裂缝、接口严密、无颗粒物脱落，便于清洁。其建筑结构、装备及其使用均具有减少该区域内污染的介入、产生和滞留功能。

（2）温度、湿度、照度、压差、沉降菌、尘埃粒子等基本指标，只有当各项指标符合标准，才能进行生产。

（3）厂房应按照生产工艺流程及所要求的空气洁净度级别进行合理布局。同一厂房内以及相邻厂房之间的生产操作不得相互妨碍。不同品种、规格的生产操作不得在同一操作间同时进行。

（4）厂房应有防止昆虫和其他动物进入的设施。

（5）设备的设计、选型、安装、改造和维护必须符合预定用途，应当尽可能降低产生污染、交叉污染、混淆和差错的风险，便于操作、清洁、维护，以及必要时进行的消毒或灭菌。应当建立设备使用、清洁、维护和维修的操作规程，并保存相应的操作记录。应当建立并保存设备采购、安装、确认的文件和记录。

与药品直接接触的生产设备表面应当平整、光洁、易清洗或消毒、耐腐蚀，不得与药品发生化学反应、吸附药品或向药品中释放物质。设备所用的润滑剂、冷却剂等不得对药品或容器造成污染，应当尽可能使用食用级或级别相当的润滑剂。

（6）用于生产和检验的仪器、仪表、量具、衡具，其适用范围和精密度应符合生产和检验要求，有明显的合格标志，并定期校检。

（7）在操作岗位中，一定要做到"一平""二净""三见""四无"：一平，工房四周平整；二净，玻璃、门窗净，地面通道净；三见，轴见光、沟见底、设备见本色；四无，无油垢、无积水、无杂物、无垃圾。

（8）生产用模具的采购、验收、保管、维护、发放及报废应当制定相应操作规程，设专人专柜保管，并有相应记录。模具是一种特殊生产设备，主要用于产品的成型，对产品质量有着直接的影响，所以在生产过程中要加强模具管理。模具必须上锁管理。每次使用前必须检查模具有无缺损、划伤、变形，润滑是否良好，上下模具时要轻拿轻放。每批清场时应对模具进行清洁，清洁选用工具应不污染环境、模具、药品，且必须具有柔软性。

（9）与设备连接的主要管道应标明管内物料名称、流向，生产设备应有明显的状态标志。状态标志一定要正确，置于设备明显位置，但不得影响设备操作。

（10）制药用水应当适合其用途，并符合《中华人民共和国药典》的质量标准及相关要求。水处理设备及其输送系统的设计、安装、运行和维护应当确保制药用水达到设定的质量标准。水处理设备的运行不得超出其设计能力。纯化水、注射用水储罐和输送管道所用材料应当无毒、耐腐蚀；储罐的通气口应当安装不脱落纤维的疏水性除菌滤器；管道的设计和安装应当避免死角、盲管。纯化水、注射用水的制备、贮存和分配应当能够防止微生物的滋生。纯化水可采用循环，注射用水可采用 70℃以上保温循环。

3. 料

"料"指的是生产的物料，包括原料、辅料、中间产品、待包装产品、成品及包装材料等。物料管理的目标是预防污染、混淆和差错；确保贮存条件，保证产品质量；防止不合格物料投入使用或成品出厂；控制物料及成品的可追溯、数量、状态、效期等。

GMP 有如下规定。

（1）药品生产所用的物料，应符合药品标准、包装材料标准、生物制品规程或其他有关标准，不得对药品的质量产生不良影响。

（2）药品生产所用物料应从符合规定单位购进，并按规定验收入库。

（3）对温度、湿度或其他条件有特殊要求的物料、中间产品和成品，应按规定条件贮存。

规定的贮存条件如下。

① 温度：冷藏，2～10℃；阴凉，20℃以下；常温，0～30℃。

② 相对湿度：一般为45%～75%，特殊要求按规定贮存，如空心胶囊。

③ 贮存要求：遮光、干燥、密闭、密封、通风等。

不正确贮存会导致物料变质分解和有效期缩短，甚至造成报废。

（4）物料应按规定的使用期限贮存，无规定使用期限的，其贮存一般不超过3年，期满后应复验。

（5）待验、合格、不合格物料要严格管理。不合格的物料要专区存放，有易于识别的明显标志，并按有关规定及时处理。物料状态常采用色标（黄、绿、红色）管理，其分别表示的状态如下。

待验——黄色，标识处于搁置、等待状态。

合格——绿色，标识被允许使用或被批准放行。

不合格——红色，标识不能使用或不准放行。

明显、正确的标志是防止物料污染、混淆、差错的必须要求。

（6）药品的标签、使用说明书应专人保管、领用，其要求如下。

① 标签和使用说明书均应按品种、规格有专柜或专库存放，凭批包装指令发放，按实际需要量领取。

② 标签要计数发放、领用人核对、签名，使用数、残损数及剩余数之和应与领用数相符，印有批号的残损或剩余标签应由专人负责计数销毁。

③ 标签发放、使用、销毁应有记录。

（7）称量环境空气洁净度等级应与生产要求一致，并有捕尘和防止交叉污染的设施。

（8）质量管理部门负责药品生产全过程的质量管理和检验，决定物料和中间产品的使用，评价原料、中间产品及成品的质量稳定性，为确定物料贮存期、药品有效期提供数据，会同有关部门对主要物料供货商质量体系进行评估。

4. 法

法是国家的政策法规，是企业制定的质量标准、工艺规程、批生产记录、批包装记录、操作规程和记录等。企业的法从来源上可以分为"外部法"和"内部法"两种。

"外部法"包括国家的相关法律、法规、条例、通知、办法、规定等，如《药品管理法》《药品生产质量管理规范》（GMP）、《药品包装、标签和说明书管理规定》等，是行业共同遵循的准则。药品监督管理部门将监督药品生产企业及个人是否按照GMP组织生产，否则将依法追究相应的法律责任。

"内部法"包括公司的规章制度、质量标准、工艺规程、批生产记录、批包装记录、操作规程和记录等，涵盖企业管理的各个方面，是企业工作的依据和标准。内部法通常在企业形成书面规定，主要为药品生产质量管理文件，是GMP实施的保障，药品质量是要通过遵循各种标准的操作和管理来保证的。一套实用、可行且经过验证的文件系统至关重要。

5. 环

"环"即生产环境，在药品生产过程中，为了减少环境对产品的污染，通常需要在洁净室里组织生产。高标准的洁净室大大降低了药品生产过程中受环境污染的质量风险。

GMP有如下规定。

（1）药品生产企业必须有整洁的生产环境，厂区地面、路面及运输等应不对药品产生污染，生产、行政、生活和辅助区的总体布局应合理、不得互相妨碍。

（2）不同空气洁净度等级使用的工作服应分别清洗、整理，必要时消毒或灭菌。工作服洗涤、灭菌时不应带入附加的颗粒物质。工作服应制定清洗周期。

医药工业洁净厂房洁净度等级

我国医药工业洁净厂房分为 A 级、B 级、C 级、D 级四个等级。对室内空气中的悬浮粒子、浮游菌、沉降菌都有严格要求。

各级别空气悬浮粒子的标准规定如下表。

洁净度级别	悬浮粒子最大允许数/(个/m³)			
	静态		动态	
	≥0.5μm	≥5.0μm	≥0.5μm	≥5.0μm
A 级	3520	20	3520	20
B 级	3520	29	352000	2900
C 级	352000	2900	3520000	29000
D 级	3520000	29000	不作规定	不作规定

洁净区微生物监测的动态标准如下。

洁净度级别	浮游菌/(cfu/m³)	沉降菌(f90mm)/(cfu/4h)	表面微生物	
			接触(f55mm)/(cfu/碟)	5 指手套/(cfu/手套)
A 级	<1	<1	<1	<1
B 级	10	5	5	5
C 级	100	50	25	—
D 级	200	100	50	—

（二）GMP 的特点

GMP 的特点包括：原则性、时效性、基础性、一致性、多样性、地域性这六个方面。

1. 原则性

药品 GMP 条款仅指明了质量或质量管理所要达到的目标，而没有列出如何达到这些目标的解决办法。达到 GMP 要求的方法和手段是多样化的，企业有自主性、选择性，不同的药品生产企业可根据自身产品或产品工艺特点等情况选择适宜的方法或途径来满足 GMP 标准，例如，无菌药品的灭菌处理必须达到"无菌"，也就是药品的染菌率不得高于 10^{-6}。但是，"无菌"的处理方式有很多，如干热灭菌、湿热灭菌、辐射灭菌、过滤灭菌等，企业可以根据自身产品和产品工艺要求进行选择，只要能满足 GMP 要求，就是适宜的方法。

2. 时效性

药品 GMP 是具有时效性的，因为 GMP 条款只能根据该国、该地区现有一般药品生产水平来制定，随着医药科技和经济贸易的发展，GMP 条款需要定期或不定期地补充、修订。这和制定药品标准类似，对目前有法定效力或约束力或有效性的 GMP，称为现行 GMP，新版 GMP 颁布后，前版的 GMP 废止。

3. 基础性

GMP 是保证药品生产质量的最低标准。任何一国的药品 GMP 都不可能把只能由少数药品生产企业做得到的一种生产与质量管理标准作为全行业的强制性要求。例如，GMP 规定针剂灌封工序要求空气洁净程度为 B 级，如果本行业药品生产企业都很难达到这个标准，GMP 也不会作这样的规定。但是，如果一旦规定 B 级为标准，如果有的企业为了确保质量，提高洁净度到 A 级，这完全符合标准，当然这也是企业自身的决定或自身的事务，但如果企业降低到 C 级，则违反了 GMP 的规定。生产企业的生产要求与目标市场的竞争结合起来必然会形成现实标准的多样性，因此，企业有自主性，可以超越 GMP。

4. 一致性

各类 GMP 有一个特征就是在结构与内容的布局上基本一致。各类药品都是从药品生产与质量管理所涉及的硬件（如厂房设施、仪器设备、物料与产品等）、软件（如制度与程序、规程与记录等）、人员（如人员的学历、经验与资历等）、现场（如生产管理、质量管理、验证管理等）进行规定的，都基本分为：人员与组织、厂房与设施、仪器与设备、物料与产品、文件管理、验证管理、生产管理、质量管理等主要章节。这些章节的具体分类也基本一致。比如，质量管理这个章节，各类药品 GMP 都包括：质量控制实验室管理、物料和产品放行、持续稳定性考察、变更控制、偏差处理、纠正措施和预防措施、供应商的评估和批准、产品质量回顾分析、投诉与不良反应报告。虽然在具体内容方面有所侧重和差异，但具体框架和基本规定基本一致。各类药品 GMP 都是强调对这些元素或过程实施全面、全过程、全员的质量管理，防止污染和差错的发生，保证生产出优质药品。

5. 多样性

尽管各类 GMP 在结构、基本原则或基本内容上一致或基本相同，但同样的标准要求，在所要求的细节方面，有时呈现多样性，有时这样的多样性还会有很大的差异。例如，各国 GMP 中都对生产车间的管理铺设提出了一定的要求，这主要是为了防止污染，保持室内洁净。但是，有的国家的 GMP 就要求生产车间中不能有明管存在，各种管道一律暗藏。也有国家 GMP 中规定，只要能便于清洁并具有严格的卫生制度，管道不一定要全部暗藏。管道是否暗设，对于药品生产企业来说，从厂房设计、管道走向设计以及随之展开的工艺布局，情况是大相径庭的。不同国家的 GMP 表现出一定的水平差异和各自的特色，使得各药品 GMP 得以相互借鉴、相互促进和提高。

6. 地域性

一般而言，一个国家（地区）在一个特定的时期，有一个版本的 GMP，只有符合这个版本的 GMP 要求，药品质量才能得到这个国家（地区）有关部门的认可，才能在这个国家（地区）进行销售使用。但是，有的国家却可以通行多个不同版本的 GMP，比如有的国家既认可本国的 GMP，也认可 WHO 的 GMP、美国的 GMP、欧盟的 GMP 等。

课堂互动

实施 GMP 的三大目标要素是什么？围绕三大目标要素，谈谈 GMP 有哪些相关的规定或要求。

第三节　药品标识物管理

学习目标

知识目标：1. 掌握药品包装、说明书和标签管理的规定。
2. 熟悉直接接触药品的包装材料和容器的基本要求、药品名称和注册商标的使用的要求。
3. 了解药包材的标准、药包材生产申请与注册。

能力目标：1. 能判定药品包装材料和容器是否符合要求。
2. 能判定药品标签和说明书有无违规。

素质目标：1. 培养药品的质量核心意识。
2. 树立药品生产质量管理规范意识、质量风险意识。

"禁用""慎用"一字之差，差之千里

药品说明书应当列出该药品不能应用的各种情况，例如禁止应用该药品的人群、疾病等情况。尚不清楚有无禁忌的，可在该项下以"尚不明确"来表述。

"禁忌"是厂商对药品安全使用的警示性提示，直接关系到用药者的人身安全。用于表示"禁忌"的词语有"慎用""忌用""禁用"。

慎用，是指谨慎使用药物，必须密切观察用药情况，一旦出现不良反应须立刻停药。慎用对象大多数是小孩、老人、孕妇以及心肝肾功能不好的患者，因为这些人群的药物代谢功能差，出现不良反应的可能性高。慎用，不是不能用，而是要谨慎使用。

忌用，是指不适宜使用或应避免反复使用。标明忌用的药物，说明其不良反应比较明确，发生不良后果的可能性较大。

禁用，也就是禁止使用，是对用药的最严厉警告，因用后会发生严重不良反应或中毒。

包装、标签和说明书统称为药品标识物。它是药品生产、经营企业向医药卫生专业人员和消费者介绍药品特性、指导合理用药和普及医药知识的重要途径，是传递药品信息的最直接媒介，为药品的贮存、运输、保管提供了必要的信息。它既是药品质量的外在体现，也是医师用药、药师指导消费者选药以及公众自主选择、购买药品的重要信息来源，是安全、有效、经济、合理地使用药品的重要依据之一。

《药品管理法》规定，直接接触药品的包装材料和容器，必须符合药用要求，符合保障人体健康、安全的标准，并由国家药品监督管理部门在审批药品时一并审批。药品包装必须适合药品质量的要求，方便贮存、运输和医疗使用。药品包装必须按照规定印有或贴有标签并附有说明书。

2006年3月10日，经国家食品药品监督管理局局务会审议通过了《药品说明书和标签管理规定》，自2006年6月1日起施行。

一、药品包装的管理

药品包装是指药品在使用、保管、运输和销售过程中，为保持其价值和保护其安全而用包装材料经技术处理的一种状态。药品的包装分为内包装和外包装。内包装是指直接与药品接触的包装，如安瓿、西林瓶、大输液瓶、片剂或胶囊剂的泡罩铝箔等，是保证药品在生产、运输、贮藏及使用过程中质量，并便于医疗使用的重要因素之一。内包装以外的包装称为外包装，按由里向外可分为中包装和大包装。外包装根据药品特性选用不易破损的包装，以保证药品在运输、贮藏、使用过程中的质量。

药品包装具有以下三个方面的基本功能。

1. 保护药品功能

在物流系统中，包装的主要作用是保护商品，避免在运输和贮存过程中发生货损货差。药品的高质量性要求和生命关联性使药品包装的保护功能更加突出。一方面，药品在生产、运输、贮存和使用过程中，易受外界自然环境，如温度、湿度、空气、光线等的影响，必须借由相应包装材料和容器提供防潮、密封、避光、控温等措施，以防止药品质量发生变化；药品外包装在药品储运过程中，有防破损、防冻、防潮、防虫鼠的作用。另一方面，完整的药品包装，能够有效防止掺杂、掺假，以及被儿童误用情况的发生，保护人们用药的安全。

2. 提高效率功能

在药品生产和流通过程中，按药品形态和标准订单数量包装药品，有助于提高物流作业的效率，合理的包装能够保证药品流通迅速便利，方便药品，尤其是原料药和中药材的运输和贮存，降低物流费用。不同的药物及其剂型选用适当的剂量包装，能够方便医疗使用。

3. 信息传递功能

药品包装的另一个重要功能就是信息传递。药品包装本身及其所附的标签和说明书上，往往简略或详细地列出药品名称、作用用途、用法用量、毒副作用、禁忌证、注意事项、规格含量、贮藏、有效期、批准文号等内容，这是药品生产、流通部门向医药卫生专业人员和消费者宣传介绍药品特性、指导合理用药和普及医药知识的重要媒介。

（一）药品包装用材料、容器的管理

某些药品制剂是依附包装而存在的，如注射剂的玻璃瓶、胶塞等。药品包装材料长时间和药品接触，有的组分可能被所接触的药品溶出或与药品产生化学作用，或被药液长期浸泡腐蚀脱片，直接影响药品的质量。因此，加强药品包装管理，对保障药品质量至关重要。

药品包装用材料、容器（简称药包材）是指药品生产企业生产的药品和医疗机构配制的制剂所使用的直接接触药品的包装材料和容器。新型药包材是指未曾在中国境内使用的药包材。生产、进口和使用药包材，必须符合药包材国家标准。药包材国家标准由国家药品监督管理部门制定和颁布。对于不能确保药品质量的药包材，国家药品监督管理部门公布淘汰的药包材产品目录。

药包材产品分为Ⅰ、Ⅱ、Ⅲ三类。

Ⅰ类药包材指直接接触药品且直接使用的药品包装用材料、容器。实施Ⅰ类管理的药包材产品包括药用丁基橡胶瓶塞，药品包装用PTP铝箔，药用PVC硬片，药用塑料复合硬片、复合膜（袋），塑料输液瓶（袋），固体、液体药用塑料瓶，塑料滴眼剂瓶，软膏管，气雾剂喷雾阀门，抗生素瓶铝塑组合盖，其他接触药品直接使用的药包材产品。

Ⅱ类药包材指直接接触药品，但便于清洗，在实际使用过程中，经清洗后需要并可以消毒灭菌的药品包装用材料、容器。实施Ⅱ类管理的药包材产品包括药用玻璃管、玻璃输液瓶、玻璃模制抗生素瓶、玻璃管制抗生素瓶、玻璃模制口服液瓶、玻璃管制口服液瓶、玻璃（黄料、白料）药瓶、安瓿、玻璃滴眼剂瓶、气雾剂罐、瓶盖橡胶垫片（垫圈）、输液瓶涤纶膜、陶瓷药瓶、中药丸塑料球壳，以及其他接触药品便于清洗、消毒灭菌的药包材产品。

Ⅲ类药包材指Ⅰ、Ⅱ类以外其他可能直接影响药品质量的药品包装用材料、容器。实施Ⅲ类管理的药包材产品包括抗生素瓶铝（合金铝）盖、输液瓶铝（合金铝）盖、铝塑组合盖、口服液瓶铝（合金铝）盖、铝塑组合盖，其他可能直接影响药品质量的药包材产品。

（二）药包材的注册管理

国家药品监督管理部门制定注册药包材产品目录，并对目录中的产品实行注册管理。

药包材须经药监部门注册并获得药包材注册证书后方可生产。生产Ⅰ类药包材，须经国家药监局批准注册，并发给药包材注册证书；生产Ⅱ、Ⅲ类药包材，须经省级药监局批准注册，并发给药包材注册证书。药包材注册证书有效期为5年，期满前6个月按规定申请换发。

国家鼓励研究、生产和使用新型药包材。新型药包材应当按照规定申请注册，经批准后方可生产、进口和使用。实施注册管理的药包材产品目录包括输液瓶（袋、膜及配件）、安瓿、药用（注射剂、口服或者外用剂型）瓶（管、盖）、药用胶塞、药用预灌封注射器、药用滴眼（鼻、耳）剂瓶（管）、药用硬片（膜）、药用铝箔、药用软膏管（盒）、药用喷（气）雾剂泵（阀门、罐、筒）、药用干燥剂共11大类。

（三）药品包装具体规定

药品包装必须适合药品质量的要求，包装过程应有详细的记录和台账。包装管理人员应具有中专以上或高中以上文化水平，经专业培训具备药品包装技术和管理知识。包装操作人员必须熟悉本岗位操作规程和职责，并定期进行健康检查。

包装厂房的流程布置必须防止药品的混杂和污染，厂房应有防止昆虫和其他动物进入的设施，室内表面光滑无缝隙。药品直接暴露在空气中的包装区域，要符合有关规定的洁净度的要求。药品包装必须加封口、封签、封条或使用防盗盖、瓶盖套等。标签不得与药物一起放入瓶内。凡封签、标签、包装容器等有破损的，不得出厂或销售。

药品的运输包装必须符合国家标准或行业标准，必须牢固、防震、防潮。包装用的衬垫材料、缓冲材料必须清洁卫生。凡怕冻、怕热药品，在不同季节发到不同地区，须采用相应的防寒或防暑措施。

二、药品标签的管理

（一）药品标签的定义

药品标签是指药品包装上印有或者贴有的内容，分为内标签和外标签。

内标签：直接接触药品的包装的标签。

外标签：内标签以外的其他包装的标签。

（二）药品标签相关管理规定

药品的每个最小销售单元的包装必须印有或贴有标签并附有说明书。药品包装、标签及说明书必须按国家药监局规定的要求印制，其文字及图案不得加入任何未经审批同意的内容。同一药品生产企业生产的同一药品，药品规格和包装规格均相同的，其标签的内容、格式及颜色必须一致；药品规格或者包装规格不同的，其标签应当明显区别或者规格项明显标注。同一药品生产企业生产的同一药品，分别按处方药与非处方药管理的，两者的包装颜色应当明显区别。

1. 药品标签的内容

《药品管理法》规定标签或者说明书应当注明药品的通用名称、成分、规格、上市许可持有人及其地址、生产企业及其地址、批准文号、产品批号、生产日期、有效期、适应证或者功能主治、用法、用量、禁忌、不良反应和注意事项。标签、说明书中的文字应当清晰，生产日期、有效期等事项应当显著标注，容易辨识。内标签与外标签的内容不得超出国家批准的药品说明书所限定的内容；文字表述应与说明书保持一致。

不同类型药品标签应包含的内容见表 6-2。

表 6-2　不同类型药品标签应包含的内容

标签类型	应包含内容
内标签	通用名称、适应证或者功能主治、规格、用法用量、生产日期、产品批号、有效期、生产企业等
内标签（包装尺寸过小）	通用名称、规格、产品批号、有效期等
外标签	通用名称、成分、性状、适应证或者功能主治、规格、用法用量、不良反应、禁忌、注意事项、贮藏、生产日期、产品批号、有效期、批准文号、生产企业等
运输/贮藏包装标签	通用名称、规格、贮藏、生产日期、产品批号、有效期、批准文号、生产企业（包装数量、运输注意事项或者其他标记等）
原料药标签	药品名称、贮藏、生产日期、产品批号、有效期、执行标准、批准文号、生产企业，包装数量以及运输注意事项等

2. 药品的特殊标识

麻醉药品、精神药品、医疗用毒性药品、放射性药品等特殊管理的药品、外用药品、非处方药品在其大包装、中包装、最小销售单元和标签上必须印有符合规定的标志；对贮藏有特殊要求的药品，必须在包装、标签的醒目位置中注明。

部分药品的规定标志见图 6-4。

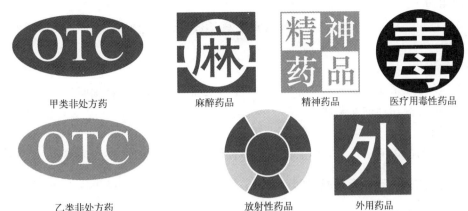

图 6-4　部分药品的规定标志（见彩图）

3. 药品有效期的标注方法

药品标签中的有效期应当按照年、月、日的顺序标注，年份用四位数字表示，月、日用两位数表示。其具体标注格式为"有效期至××××年××月"或者"有效期至××××年××月××日"；也可以用数字和其他符号表示为"有效期至××××.××."或者"有效期至××××/××/××"等。

预防用生物制品有效期的标注按照国家药品监督管理局批准的注册标准执行，治疗用生物制品有效期的标注自分装日期计算，其他药品有效期的标注自生产日期计算。

有效期若标注到日，应当为起算日期对应年月日的前一天，若标注到月，应当为起算月份对应年月的前一月。

4. 药品名称和注册商标的使用

药品说明书和标签中标注的药品名称必须符合国家药品监督管理局公布的药品通用名称和商品名称的命名原则，并与药品批准证明文件的相应内容一致。

药品通用名称应当显著、突出，其字体、字号和颜色必须一致，并符合以下要求。

（1）对于横版标签，必须在上三分之一范围内显著位置标出；对于竖版标签，必须在右三分之一范围内显著位置标出。

（2）不得选用草书、篆书等不易识别的字体，不得使用斜体、中空、阴影等形式对字体进行修饰。

（3）字体颜色应当使用黑色或者白色，与相应的浅色或者深色背景形成强烈反差。

（4）除因包装尺寸的限制而无法同行书写的，不得分行书写。

药品商品名称不得与通用名称同行书写，其字体和颜色不得比通用名称更突出和显著，其字体以单字面积计不得大于通用名称所用字体的二分之一。

药品说明书和标签中禁止使用未经注册的商标以及其他未经国家药品监督管理局批准的药品名称。

药品标签使用注册商标的，应当印刷在药品标签的边角，含文字的，其字体以单字面积计不得大于通用名称所用字体的四分之一。

三、药品说明书的管理

药品说明书是药品情报的重要来源之一，是医疗的重要文件，是医师、药师开方配药的依据，具有科学上、医学上及法律上的意义。药品说明书是药品审批的重要资料，由国家药监局在新药或仿制药品审批时一并审批，一旦批准，即成为药品的法定文件，任何单位不得擅自更改。

（一）药品说明书的作用

1. 介绍药品特性

药品说明书由药品生产企业按照国家要求的格式及内容撰写，是对药品主要特征的介绍。

2. 指导合理用药

药品说明书应当包含药品安全性、有效性的重要科学数据、结论和信息，用以指导安全、合理使用药品。

3. 普及医药知识

药品说明书的文字通俗易懂，并且增加有忠告语或警示语，提醒患者仔细阅读药品说明书，不仅增加患者用药知识，同时提高用药的安全性。

4. 减少医疗纠纷

按照国际惯例，药品说明书是所有国家医师、患者使用药品唯一具有法律依据的临床用药资料。

（二）药品说明书的相关管理规定

药品说明书应当包含药品安全性、有效性的重要科学数据、结论和信息，用以指导安全、合理使用药品。药品说明书的具体格式、内容和书写要求由国家药品监督管理局制定并发布。

药品说明书对疾病名称、药学专业名词、药品名称、临床检验名称和结果的表述，应当采用国家统一颁布或规范的专用词汇，度量衡单位应当符合国家标准的规定。

药品说明书应当列出全部活性成分或者组方中的全部中药药味。注射剂和非处方药还应当列出所用的全部辅料名称。

药品处方中含有可能引起严重不良反应的成分或者辅料的，应当予以说明。

药品生产企业应当主动跟踪药品上市后的安全性、有效性情况，需要对药品说明书进行修改的，应当及时提出申请。根据药品不良反应监测、药品再评价结果等信息，国家药品监督管理局也可以要求药品生产企业修改药品说明书。

药品说明书获准修改后，药品生产企业应当将修改的内容立即通知相关药品经营企业、使用单位及其他部门，并按要求及时使用修改后的说明书和标签。

药品说明书应当充分包含药品不良反应信息，详细注明药品不良反应。药品生产企业未根据药品上市后的安全性、有效性情况及时修改说明书或者未将药品不良反应在说明书中充分说明的，由此引起的不良后果由该生产企业承担。

药品说明书核准日期和修改日期应当在说明书中醒目标示。

（三）药品说明书规范细则

为规范药品说明书，国家药品监督管理部门组织制定了化学药品、生物制品、中药、天然药物处方药、放射性药品、非处方药说明书规范细则。现以化学药品说明书为例，介绍说明书各项内容书写要求。

【核准和修改日期】核准日期为国家药品监督管理部门批准该药品注册的时间，修改日期为此后历次修改的时间。核准和修改日期应当印制在说明书首页左上角。修改日期位于核准日期下方，按时间顺序逐行书写。

【特殊药品、外用药品标识】麻醉药品、精神药品、医疗用毒性药品、放射性药品和外用药品等专用标识在说明书首页右上方标注。

【说明书标题】"×××说明书"中的"×××"是指该药品的通用名称。必须标注"请仔细阅读说明书并在医师指导下使用"，并印制在说明书标题下方。

【警示语】是指对药品严重不良反应及其潜在的安全性问题的警告，还可以包括药品禁忌、注意事项及剂量过量等需提示用药人群特别注意的事项。有该方面内容的，应当在说明书标题下以醒目的黑体字注明。无该方面内容的，不列该项。

【药品名称】按下列顺序列出。

通用名称：中国药典收载的品种，其通用名称应当与药典一致；药典未收载的品种，其名称应当符合药品通用名称命名原则。

商品名称：未批准使用商品名称的药品不列该项。

英文名称：无英文名称的药品不列该项。

汉语拼音：

【成分】

（1）列出活性成分的化学名称、化学结构式、分子式、分子量。并按下列方式书写。

化学名称：

化学结构式：

分子式：

分子量：

（2）复方制剂可以不列出每个活性成分化学名称、化学结构式、分子式、分子量内容。本项可以表达为"本品为复方制剂，其组分为:"。组分按一个制剂单位（如每片、粒、支、瓶等）分别列出所含的全部活性成分及其量。

（3）多组分或者化学结构尚不明确的化学药品，应当列出主要成分名称，简述活性成分来源。

（4）处方中含有可能引起严重不良反应的辅料的，该项下应当列出该辅料名称。

（5）注射剂应当列出全部辅料名称。

【性状】包括药品的外观、臭、味、溶解度以及物理常数等。

【适应证】应当根据该药品的用途，采用准确的表述方式，明确用于预防、治疗、诊断、缓解或者辅助治疗某种疾病（状态）或者症状。

【规格】指每支、每片或其他每一单位制剂中含有主药（或效价）的重量或含量或装量。表示方法一般按照中国药典要求规范书写，有两种以上规格的应当分别列出。

【用法用量】应当包括用法和用量两部分。需按疗程用药或者规定用药期限的，必须注明疗程、期限。应当详细列出该药品的用药方法，准确列出用药的剂量、计量方法、用药次数以及疗程期限，并应当特别注意与规格的关系。用法上有特殊要求的，应当按实际情况详细说明。

【不良反应】应当实事求是地详细列出该药品不良反应。并按不良反应的严重程度、发生的频率或症状的系统性列出。

【禁忌】应当列出禁止应用该药品的人群或者疾病情况。

【注意事项】列出使用时必须注意的问题，包括需要慎用的情况（如肝、肾功能的问题），影响药物疗效的因素（如食物、烟、酒），用药过程中需观察的情况（如过敏反应，定期检查血常规、肝功、肾功）及用药对于临床检验的影响等。滥用或者药物依赖性内容可以在该项目下列出。

【孕妇及哺乳期妇女用药】着重说明该药品对妊娠、分娩及哺乳期母婴的影响，并写明可否应用本品及用药注意事项。未进行该项实验且无可靠参考文献的，应当在该项下予以说明。

【儿童用药】主要包括儿童由于生长发育的关系而对于该药品在药理、毒理或药代动力学方面与成人的差异，并写明可否应用本品及用药注意事项。未进行该项实验且无可靠参考文献的，应当在该项下予以说明。

【老年用药】主要包括老年人由于机体各种功能衰退的关系而对于该药品在药理、毒理或药代动力学方面与成人的差异，并写明可否应用本品及用药注意事项。未进行该项实验且无可靠参考文献的，应当在该项下予以说明。

【药物相互作用】列出与该药物产生相互作用的药物或者药物类别，并说明相互作用的结果及合并用药的注意事项。未进行该项实验且无可靠参考文献的，应当在该项下予以说明。

【药物过量】详细列出过量应用该药品可能发生的毒性反应、剂量及处理方法。未进行该项实验且无可靠参考文献的，应当在该项下予以说明。

【临床试验】为本品临床试验概述，应当准确、客观地进行描述。包括临床试验的给药方法、研究对象、主要观察指标、临床试验的结果包括不良反应等。

没有进行临床试验的药品不书写该项内容。

【药理毒理】包括药理作用和毒理研究两部分内容。药理作用为临床药理中药物对人体作用的有关信息。也可列出与临床适应证有关或有助于阐述临床药理作用的体外试验和（或）动物实验的结果。复方制剂的药理作用可以为每一组成成分的药理作用。毒理研究所涉及的内容是指与临床应用相关，有助于判断药物临床安全性的非临床毒理研究结果。应当描述动物种属类型，给药方法（剂量、给药周期、给药途径）和主要毒性表现等重要信息。复方制剂的毒理研究内容应当尽量包括复方给药的毒理研究结果，若无该信息，应当写入单药的相关毒理内容。

未进行该项实验且无可靠参考文献的，应当在该项下予以说明。

【药代动力学】应当包括药物在体内吸收、分布、代谢和排泄的全过程及其主要的药代动力学参数，以及特殊人群的药代动力学参数或特征。说明药物是否通过乳汁分泌、是否通过胎盘屏障及血脑屏障等。应以人体临床试验结果为主，如缺乏人体临床试验结果，可列出非临床试验的结果，并加以说明。

未进行该项实验且无可靠参考文献的，应当在该项下予以说明。

【贮藏】具体条件的表示方法按《中国药典》要求书写，并注明具体温度。如：阴凉处（不超过20℃）保存。

【包装】包括直接接触药品的包装材料和容器及包装规格，并按该顺序表述。

【有效期】以月为单位表述。

【执行标准】列出执行标准的名称、版本，如《中国药典》2020 年版二部。或者药品标准编号，如WS-10001（HD-0001）—2002。

【批准文号】指该药品的药品批准文号，进口药品注册证号或者医药产品注册证号。麻醉药品、精神药品、蛋白同化制剂和肽类激素还需注明药品准许证号。

【生产企业】国产药品该项内容应当与药品生产许可证载明的内容一致，进口药品应当与提供的政府证明文件一致。并按下列方式列出。

企业名称：

生产地址：

邮政编码：

电话和传真号码：须标明区号。

网址：如无网址可不写，此项不保留。

知识导图

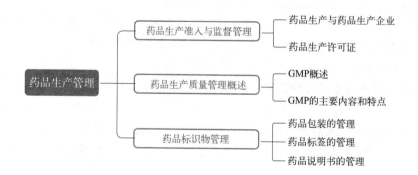

课后检测

一、单项选择题

1. 从事药品生产活动，应当经所在地（　　）批准，取得药品生产许可证。

A. 国家药品监督管理部门

B. 省级药品监督管理部门

C. 县级以上药品监督管理部门

D. 省级卫生行政部门

2. 《药品生产质量管理规范》的英文缩写为（ ）。

A. GMP   B. GSP   C. GLP   D. GCP

3. 药品生产许可证的有效期是（ ）。

A. 3 年   B. 4 年   C. 5 年   D. 6 年

4. 取得（ ）是药品生产企业合法性的标志。

A. 药品生产许可证   B. 药品经营许可证

C. 医疗机构制剂许可证   D. 药品批准文号

5. 以下不属于强制性的 GMP 的是（ ）。

A. 美国的 cGMP   B. 日本的 GMP   C. 世界卫生组织的 GMP   D. 中国的 GMP

6. 以下关于药品生产企业关键人员的说法错误的是（ ）。

A. 质量管理负责人和生产管理负责人不得互相兼任

B. 质量管理负责人和质量受权人不得兼任

C. 应确保质量受权人独立履行职责，不受企业负责人和其他人员的干扰

D. 企业负责人是药品质量的主要责任人

7. 直接接触药品的生产人员，至少每（ ）年进行一次健康检查。

A. 3   B. 2   C. 1   D. 半

8. 药品包装上必须注明（ ）。

A. 商品名称   B. 药品通用名称   C. 国际非专利名   D. 化学名称

9. 依照《药品说明书和标签管理规定》，有效期表述错误的是（ ）。

A. 有效期至 2024 年 08 月   B. 有效期至 2024.08

C. 有效期至 2024.8.8   D. 有效期至 2024/08/08

10. 《药品管理法》规定，直接接触药品的包装材料和容器，必须符合（ ）。

A. 卫生要求   B. 药用要求   C. 化学纯要求   D. 无菌要求

二、多项选择题

1. 我国 GMP 规定，药品生产企业的关键人员至少包括（ ）。

A. 企业负责人   B. 生产管理负责人   C. 质量受权人

D. 质量管理负责人   E. 设备管理负责人

2. 申办药品生产许可证，从事药品生产活动，应当符合的条件包括（ ）。

A. 有依法经过资格认定的药学技术人员、工程技术人员及相应的技术工人

B. 有与药品生产相适应的厂房、设施、设备和卫生环境

C. 有能对所生产药品进行质量管理和质量检验的机构、人员

D. 有能对所生产药品进行质量管理和质量检验的必要的仪器设备

E. 有保证药品质量的规章制度，并符合药品生产质量管理规范要求

3. 下列属于药品生产许可证的许可事项的有（ ）。

A. 生产地址   B. 生产范围   C. 企业负责人

D. 质量受权人   E. 企业名称

4. 以下关于制药用水的说法正确的是（ ）。

A. 纯化水、注射用水的制备、贮存和分配应当能够防止微生物的滋生

B. 水处理设备的运行不得超出其设计能力

C. 注射用水可采用低温循环

D. 纯化水、注射用水储罐和输送管道所用材料应当无毒、耐腐蚀

E. 储罐的通气口应当安装不脱落纤维的疏水性除菌滤器

5. 质量管理体系文件包括（ ）。

A. 质量管理制度　　　B. 部门及岗位职责　　　C. 操作规程

D. 档案、报告　　　　E. 记录和凭证

6. 实施《药品生产质量管理规范》的三大目标要素包括（　　　）。

A. 确保药品的安全性、有效性和质量可控性

B. 将人为的差错控制在最低的限度

C. 防止对药品的污染和降低质量

D. 保证高质量产品的质量管理体系

E. 节省成本

7. 药品内包装标签上至少要标注（　　　）。

A. 药品通用名称　　　B. 规格　　　　　　　C. 有效期

D. 商品名　　　　　　E. 产品批号

8. 药品说明书可以起到的作用包括（　　　）。

A. 介绍药品特性　　　B. 指导合理用药　　　C. 普及医药知识

D. 减少医疗纠纷　　　E. 指导药品定价

9. 以下属于Ⅰ类药包材的是（　　　）。

A. 口服液瓶铝盖　　　B. 药用丁基橡胶瓶塞　　　C. 药用 PVC 硬片

D. 塑料输液瓶　　　　E. 塑料滴眼剂瓶

10. 以下有关药品包装、标签及说明书的表述正确的是（　　　）。

A. 药品的每个最小销售单元的包装必须印有或贴有标签并附有说明书

B. 药品包装、标签及说明书必须按国家药监局规定的要求印制，其文字及图案不得加入任何未经审批同意的内容

C. 同一药品生产企业生产的同一药品，药品规格和包装规格均相同的，其标签的内容、格式及颜色必须一致

D. 同一药品生产企业生产的同一药品，分别按处方药与非处方药管理的，两者的包装颜色应当明显区别

E. 同一药品生产企业生产的同一药品，药品规格或者包装规格不同的，其标签应当明显区别或者规格项明显标注

参考答案

一、单项选择题

1. B；2. A；3. C；4. A；5. C；6. B；7. C；8. B；9. C；10. B

二、多项选择题

1. ABCD；2. ABCDE；3. AB；4. ABDE；5. ABCDE；6. BCD；7. ABCE；8. ABCD；9. BCDE；10. ABCDE

第七章 药品经营管理

[内容简介]

　　药品在生产企业经质量检验合格出厂后，就进入了药品流通环节。在药品流通过程中，同样要采取有效的质量控制措施，加强药品的经营质量管理，规范药品的经营行为，以保证药品质量，保障人民用药安全有效。本章目着重介绍了药品经营企业的开办与管理、药品购销存等环节遵守的质量管理制度、网络经营药品的管理及药品价格与广告的管理等内容。

[学习要求]

　　1. 掌握　药品经营企业开办的基本条件；《药品经营质量管理规范》的基本内容和要求；我国现行的药品价格管理政策；药品广告的审查发布标准。

　　2. 熟悉　药品经营许可证申办程序；互联网药品信息服务管理和药品网络销售管理的基本要求；广告批准文号的格式。

　　3. 了解　药品经营、药品经营企业的定义及特点；药品电子商务的定义和发展历程；药品价格管理的概念；药品广告的概念及审查程序。

[1+X 证书拓展]

药品购销职业技能等级证书考点要求

职业技能等级	1+X 证书考点
初级	1. 能正确处理顾客的投诉并做好记录。 2. 能对处方的规范性进行审核,正确完成处方药调配。 3. 能索取首营企业资料,填报首营企业、首营品种审批表。 4. 能按药品的功能属性、剂型及管理要求分类陈列药品。 5. 能根据药品质量特性对在库药品进行合理储存。 6. 能对温湿度进行有效监测和调控
中级	1. 能识别特殊管理药品并按照国家规定储存管理。 2. 能按规定对重点养护的药品实施养护并建立养护档案。 3. 能审核首营企业购货单位资质,建立供货方、客户档案。 4. 能审核首营品种资质,建立药品质量档案。 5. 能对采购到货和销后退回药品按程序进行验收,并形成验收记录。 6. 能对企业内部质量管理情况进行评审,并填写质量信息反馈表
高级	1. 能判别处方用药的合理性。 2. 能正确指导生物制品的储存和使用

山东非法经营疫苗案

2016 年 3 月，山东警方破获案值 5.7 亿元的非法疫苗案，震惊全国。自 2010 年以来，在长达 5 年多时间里，庞某母女在未取得药品经营许可证等资质条件下，在山东省多地进行非法药品经营活动。从陕西、重庆、吉林等 10 余个省市 70 余名医药公司业务员或疫苗贩子手中，低价购入流感、乙肝、狂犬病等 25 种人用疫苗（部分临期疫苗），存放于不符合冷藏要求的个人租赁场所，并以"配件"或"保健品"名义，用不符合冷藏要求的运输方式通过快递公司将上述药品加价售往湖北、安徽、广东、河南、四川等 24 个省、自治区、市 247 名人员手中。

摘自《中国审判》2018.1.5

问题：1. 该案例中，庞某母女违反了哪些法律法规条款的规定？

2. 根据其犯罪行为，庞某母女应承担何种法律责任？

第一节　药品经营准入与监督管理

📄 **学习目标**

知识目标： 1. 掌握药品经营企业开办的基本条件。

2. 熟悉药品经营许可证申办程序。

3. 了解药品经营的定义及特点；药品经营企业的定义、分类。

能力目标： 1. 能判定药品经营企业的合法性。

2. 能运用药品经营许可制度的有关规定规范药品经营。

素质目标： 1. 具有依法经营的法律意识。

2. 培养诚信经营的职业道德和严谨的工作态度。

🌐 **药事火花**

胡庆余堂的"戒欺"文化

胡庆余堂是一家闻名全国的百年老字号，由著名的徽州"红顶商人"胡雪岩于清代同治十三年（1874 年）创设于杭州。

胡庆余堂崇尚戒欺经营，清光绪四年四月，胡雪岩亲笔写下"戒欺"匾额作为店训，他告诫属下："凡百贸易均着不得欺字，药业关系性命，尤为万不可欺……"

戒欺的理念，涵盖方方面面，反映在经营上，首推的是真材实料，精心生产经营，"采办务真，修制务精"，杜绝假冒伪劣；其次是生意讲诚信、仁德，老少无欺，贫富无欺；还有货真价实，"真不二价"，拒绝虚高定价。"戒欺"是胡庆余堂以"江南药王"饮誉 140 余年的立业之本。

一、药品经营与药品经营企业

（一）药品经营认知

1. 药品经营的定义及特点

药品经营是经药品监督管理部门批准，具有一定的经营场所和经营范围，符合《药品经营质量管理规范》（GSP）相关要求，从事的药品流通活动。

药品经营是一个复杂的过程，管理难度大。与其他商品经营相比，药品经营有其自身的特点。

（1）经营者的社会责任重大　药品是直接关系到人民生命安危的特殊商品，经营企业担负着治病救人的重任。俗话说"好药治病，劣药致命"，经营企业必须树立"质量第一"的思想，遵守职业道德，以保证公众用药安全。

（2）要求有严格的质量保证　药品质量是药品安全有效的前提，药品从生产出来经检验合格，在流通环节必须确保药品不变质、不失效。同时，还必须防止不合格药品进入流通环节。

（3）药品品种、规格多，名称复杂　我国地域辽阔、人口众多，市场上流通的药品数以万计。药品同一品种有多种规格，同一规格又有多家企业生产。各地区人们也会根据不同的用药习惯和对药品品牌知名度的认同选择其品种和规格。同时，药品除有国家统一规定使用的药品通用名称外，有些还有化学名称、商品名等。这就需要人们学会辨识，否则极易出现不合理用药现象，对人体造成危害。

（4）药品消费大多为被动消费　药品在用于防病治病的消费过程中，除少数病症确切、消费者可自行选购的非处方药外，大部分是在医师和药师指导下消费。

（5）对从业人员要求高　因为药品存在上述特点，要求药品流通领域从业人员要有较高的专业素质。从采购到销售都必须有执业药师参与管理指导，有的关键环节要直接操作。在流通全过程所提供的药学服务，只有合格的药学专业技术人员才能完成。

2. 药品经营方式

药品经营方式分为药品批发和药品零售，划分依据是药品销售对象，与药品具体销售数量多少无关。

（1）药品批发　是指将药品销售给符合购进药品资质的药品上市许可持有人、药品生产企业、药品经营企业和药品使用单位的药品经营方式。

（2）药品零售　是指将药品直接销售给个人消费者的药品经营方式。

3. 药品经营范围

药品经营企业经营范围包括：麻醉药品、精神药品、医疗用毒性药品；生物制品；中药材、中药饮片、中成药、化学原料药及其制剂、抗生素原料药及其制剂、生化药品。其中，医疗用毒性药品、麻醉药品、精神药品、放射性药品和预防性生物制品的核定按照国家特殊药品管理和预防性生物制品管理的有关规定执行。

从事药品零售的，应先核定经营类别，确定申办人经营处方药或非处方药、乙类非处方药的资格，并在经营范围中予以明确，再核定具体经营范围。

（二）药品经营企业认知

1. 药品经营企业概述

药品经营企业，是指经营药品的专营企业或兼营企业。药品经营企业分为药品批发企业和药品零售企业。药品批发企业是指将购进的药品销售给药品生产企业、药品经营企业、医疗机构的药品经营企业。药品零售企业是指将购进的药品直接销售给消费者的药品经营企业。

根据国家药品监督管理局公布的《药品监督管理统计报告》（2021年第三季度），截至2021年9月底，全国共有药品经营许可证持证企业60.65万家，其中，批发企业1.34万家，零售连锁总部6658家，零售连锁门店33.53万家，单体药店25.12万家。

2. 药品零售企业的分类

药品零售企业包括药品零售连锁企业和药品零售单体药店。

（1）药品零售连锁企业　是指使用统一商号的若干零售门店，在同一药品零售连锁总部的管理下，采取统一采购、统一质量管理、统一配送、统一计算机系统、统一票据管理、统一药学服务标准，采购与销售分离，实行规模化管理的药品经营企业组织形式。

药品零售连锁企业一般由总部、配送中心和若干零售门店构成。跨地域开办时可设立分部。总部是药品零售连锁企业开展药品经营活动的管理核心，负责制定统一的质量管理制度并确保整个药品零售连锁企业执行到位，并对所属零售连锁门店的经营活动履行管理责任；配送中心是药品零售连锁企业的物流机构，承担将总部购进的药品配送至相关零售门店的职责；零售门店是药品零售连锁企业的基础，承担日常药品零售业务，并向个人消费者直接提供药学服务。

药品零售连锁企业总部的经营活动，应当执行药品批发企业管理的相关要求。应当确保门店各岗位人员有效执行总部下发的质量管理体系文件，不得从非本药品零售连锁企业总部外的其他任何渠道获取药品。未经本药品零售连锁企业总部批准，门店之间不得擅自调剂药品。药品零售连锁企业总部、配送中心不得向本连锁企业门店外的其他单位提供药品，不得直接向个人销售药品。门店不得自行采购药品。

（2）药品零售单体药店　是指单个独立经营管理的药店门店，区别于有连锁经营资质的药店，通常通过比较特色的健康服务与连锁药店竞争，也属于直接面向消费者销售药品、提供药品服务的药品流通的终端环节。

3. 鼓励药品零售连锁的措施

多年来，国务院和有关部委局下发了一系列文件鼓励支持药品零售连锁发展，主要有以下具体措施。

（1）允许药品零售连锁委托符合药品 GSP 的企业向企业所属门店配送药品，药品零售连锁企业可不再设立仓库。

（2）推进"互联网＋药品流通"，推广"网订店取""网订店送"等零售新模式，引导线上线下规范发展。

（3）鼓励药品零售连锁企业结合城市一刻钟便民生活圈、新建社区的服务网点建设，有效融入以多业态集聚形成的社区服务商圈，实现药品流通对基层的有效覆盖，提升人民群众用药的可及性、便利性。

（4）鼓励药品零售连锁企业在乡镇、村镇设店的积极性，支持进入农村市场。

（5）支持药品零售连锁企业专业化、多元化发展，加强药品零售品牌建设，提升老字号药店影响力。鼓励有条件的地区稳妥开展零售药店分类分级管理试点，改善购药服务体验。

2021 年，商务部发布的《关于"十四五"时期促进药品流通行业高质量发展的指导意见》中提到，到 2025 年，培育形成 5～10 家超五百亿元的专业化、多元化药品零售连锁企业，药品零售百强企业年销售额占药品零售市场总额 65％以上，药品零售连锁率接近 70％。

4. 药品零售企业不得零售的药品

为了加强药品零售的管理，保障公众用药安全，国家规定下列药品不得零售。

（1）麻醉药品　如可卡因、芬太尼、美沙酮等。

（2）第一类精神药品　如丁丙诺啡、三唑仑、司可巴比妥等。

（3）终止妊娠药品　如卡前列素、卡前列甲酯、天花粉蛋白等。

（4）蛋白同化制剂　如雄烯二醇、雄烯二酮等。

（5）肽类激素品种（胰岛素除外）　如促红细胞生成素、生长因子素、垂体促性素等。

（6）药品类易制毒化学品　如麦角胺、麦角新碱、麻黄素等。

（7）放射性药品。

（8）疫苗类。

（9）中药配方颗粒。

（10）我国法律法规规定的其他药品零售企业不得经营的药品。

二、药品经营许可证的管理

（一）药品经营企业的开办条件

为确保用药的安全性，我国对药品经营实行严格的准入控制。药品经营许可证是企业合法经营药品的唯一凭证。从事药品批发活动，应当经所在地省、自治区、直辖市人民政府药品监督管理部门批准，取得药品经营许可证。从事药品零售活动，应当经所在地县级以上地方人民政府药品监督管理部门批准，取得药品经营许可证。无药品经营许可证的，不得经营药品。

1. 开办药品批发企业的条件

开办药品批发企业，应符合省、自治区、直辖市药品批发企业合理布局的要求，并符合以下设置标准。

（1）具有保证所经营药品质量的规章制度。

（2）企业、企业法定代表人或企业负责人、质量管理负责人无《药品管理法》规定的禁止从事药品经营活动的情形。

（3）具有与经营规模相适应的一定数量的执业药师。质量管理负责人具有大学以上学历，且必须是执业药师。

（4）具有能够保证药品储存质量要求的、与其经营品种和规模相适应的常温库、阴凉库、冷库。仓库中具有适合药品储存的专用货架和实现药品入库、传送、分拣、上架、出库现代物流系统的装置和设备。

（5）具有独立的计算机管理信息系统，能覆盖企业内药品的购进、储存、销售以及经营和质量控制的全过程；能全面记录企业经营管理及实施《药品经营质量管理规范》方面的信息；符合《药品经营质量管理规范》对药品经营各环节的要求，并具有可以实现接受当地药品监督管理部门监管的条件。

（6）具有符合《药品经营质量管理规范》对药品营业场所及辅助、办公用房以及仓库管理、仓库内药品质量安全保障和进出库、在库储存与养护方面的条件。

2. 开办药品零售企业的条件

开办药品零售企业，应符合当地常住人口数量、地域、交通状况和实际需要的要求，符合方便群众购药的原则，并符合以下设置规定。

（1）具有保证所经营药品质量的规章制度。

（2）具有依法经过资格认定的药学技术人员。

经营处方药、甲类非处方药的药品零售企业，必须配有执业药师或者其他依法经过资格认定的药学技术人员。质量负责人应有一年以上（含一年）药品经营质量管理工作经验。

经营乙类非处方药的药品零售企业，以及农村乡镇以下地区设立药品零售企业的，应当按照《药品管理法实施条例》第15条的规定配备业务人员，有条件的应当配备执业药师。企业营业时间，以上人员应当在岗。

（3）企业、企业法定代表人、企业负责人、质量负责人无《药品管理法》规定的禁止从事药品经营活动的情形。

（4）具有与所经营药品相适应的营业场所、设备、仓储设施以及卫生环境。在超市等其他商业企业内设立零售药店的，必须具有独立的区域。

（5）具有能够配备满足当地消费者所需药品的能力，并能保证24小时供应。药品零售企业应备有的国家基本药物品种数量由各省、自治区、直辖市药品监督管理部门结合当地具体情况确定工作。

📖 **知识链接**

《药品管理法》对企业、企业法定代表人等的相关规定

2019年新修订的《药品管理法》有以下规定。

第一百一十八条　生产、销售假药，或者生产、销售劣药且情节严重的，对法定代表人、主要负责人、直接负责的主管人员和其他责任人员，没收违法行为发生期间自本单位所获收入，并处所获收入百分之三十以上三倍以下的罚款，终身禁止从事药品生产经营活动，并可以由公安机关处五日以上十五日以下的拘留。

对生产者专门用于生产假药、劣药的原料、辅料、包装材料、生产设备予以没收。

第一百二十三条　提供虚假的证明、数据、资料、样品或者采取其他手段骗取临床试验许可、药品生产许可、药品经营许可、医疗机构制剂许可或者药品注册等许可的，撤销相关许可，十年内不受理其相应申请，并处五十万元以上五百万元以下的罚款；情节严重的，对法定代表人、主要负责人、直接负责的主管人员和其他责任人员，处二万元以上二十万元以下的罚款，十年内禁止从事药品生产经营活动，并可以由公安机关处五日以上十五日以下的拘留。

（二）药品经营许可证核发

1. 筹建申请

申办药品批发企业，申办人向拟办企业所在地的省、自治区、直辖市药品监督管理部门提出筹建申请，并提交相关材料。申办药品零售企业，申办人向拟办企业所在地设区的市级药品监督管理部门提出筹建申请，并提交相关材料。

2. 受理审查

药品监督管理部门对申办人提出的申请根据情况作出处理。材料齐全、符合法定形式，发给"受理通知书"。并自受理申请之日起 30 个工作日内，依法对申报材料进行审查，作出是否同意筹建的决定，并书面通知申办人。

3. 验收申请

申办人完成筹建后，向受理申请的药品监督管理部门提出验收申请，并提交相关材料。

4. 审核批准

对药品批发企业，受理申请的药品监督管理部门在收到验收申请之日起 30 个工作日内，依据开办药品批发企业验收实施标准组织验收，作出是否发给药品经营许可证的决定。对药品零售企业，受理申请的药品监督管理部门在收到验收申请之日起 15 个工作日内，依据开办药品零售企业验收实施标准组织验收，作出是否发给药品经营许可证的决定。符合条件的，发给药品经营许可证；不符合条件的，应当书面通知申办人并说明理由，同时告知申办人享有依法申请行政复议或提起行政诉讼的权利。

5. 许可公示

对现场验收合格的拟开办药品经营企业，药品监督管理部门在其网站上进行许可公示。药品批发企业许可公示期为 10 天左右，药品零售企业许可公示期为 3～5 天。

课堂互动

药品批发企业、药品零售连锁企业与单体零售药店在申办程序上有何不同？

药品经营许可证是企业从事药品经营活动的法定凭证，任何单位和个人不得伪造、变造、买卖、出租和出借。药品经营许可证包括正本和副本（图 7-1、图 7-2），正本、副本具有同等法律效力。药品监督管理部门制作的药品经营许可电子证书与印制的药品经营许可证书具有同等法律效力。

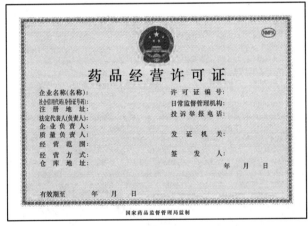

图 7-1　药品经营许可证正本样式

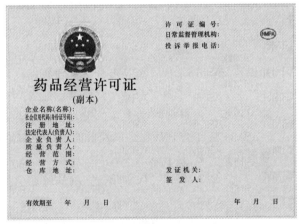

图 7-2　药品经营许可证副本样式

（三）药品经营许可证变更

药品经营许可证变更分为许可事项变更和登记事项变更。许可事项变更是指经营方式、经营范围、注册地址、仓库地址（包括增减仓库）、企业法定代表人或负责人以及质量负责人的变更。登记事项变更是指上述事项以外的其他事项的变更。企业分立、合并、改变经营方式、跨原管辖地迁移，应按照规定重新办理药品经营许可证。

（四）药品经营许可证换发

药品经营许可证有效期为 5 年。有效期届满，需要继续经营药品的，持证企业应在有效期届满前 6 个月内，向原发证机关申请换发药品经营许可证。原发证机关按申办条件进行审查，符合条件的，收回原证，换发新证。不符合条件的，可限期 3 个月进行整改，整改后仍不符合条件的，注销原药品经营许可证。

（五）药品经营许可证遗失补发

企业遗失药品经营许可证，应立即向发证机关报告，并在发证机关指定的媒体上登载遗失声明。发证机关在企业登载遗失声明之日起满 1 个月后，按原核准事项补发药品经营许可证。

（六）药品经营许可证注销

有下列情形之一的，药品经营许可证由原发证机关注销。
（1）药品经营许可证有效期届满未换证的。
（2）药品经营企业终止经营药品或者关闭的。
（3）药品经营许可证被依法撤销、撤回、吊销、收回、缴销或者宣布无效的。
（4）不可抗力导致药品经营许可证的许可事项无法实施的。
（5）法律、法规规定的应当注销行政许可的其他情形。
药品监督管理部门注销药品经营许可证的，应当自注销之日起 5 个工作日内通知有关市场监督管理部门。

第二节　药品经营质量管理

学习目标

知识目标：1. 掌握《药品经营质量管理规范》的基本内容和要求。
　　　　　2. 了解《药品经营质量管理规范》的附录内容。
能力目标：能根据国家现行 GSP 法规要求，正确开展药品采购、验收、储存、养护、陈列、销售等工作，确保药品经营的合法性和质量可靠性。
素质目标：1. 具有依法经营的法律意识。
　　　　　2. 培养"质量第一"的质量意识和精益求精的敬业精神。

《药品经营质量管理规范》的英文是 Good Supply Practice，英文缩写为 GSP，直译为"良好的供应规范"。GSP 是防止质量事故发生，保证药品符合质量标准的一整套管理标准和规程。

一、GSP 概述

GSP 是国际通行的规范药品经营质量管理的基本准则。1980 年国际药品联合会在西班牙马德里召开的全体大会上，通过决议呼吁各国成员实施《药品供应管理规范》（GSP），日本是实施 GSP 最早的国家之一。1982 年，日本的 GSP 被介绍到我国。1984 年，原国家医药管理局发布《医药商品质量管理规范（试行）》，这是我国医药商品流通环节第一套正式的质量管理规范。1992 年，原国家医药管理局修订后重新发布。2000 年，原国家药品监督管理局总结了过去几十年药品经营质量管理的经验，颁布了新版 GSP 及实施细则，并更名为《药品经营质量管理规范》，进一步完善了 GSP 制度。2012 年 11 月 6 日，原卫生部部务会议进行了第一次修订；2015年5月18日，国家食品药品监督管理总局局务会议进行了第二次修订；2016年6月30日，国家食品药品监督管理总局局务会议审议通过《关于修改〈药品经营质量管理规范〉的决定》，2016年7月13日发布，自发布之日起施行。

二、GSP的主要内容

GSP共四章一百八十四条，包括总则、药品批发的质量管理、药品零售的质量管理和附则。

（一）总则

为加强药品经营质量管理，规范药品经营行为，保障人体用药安全、有效，根据《中华人民共和国药品管理法》《中华人民共和国药品管理法实施条例》，制定GSP。

GSP是药品经营管理和质量控制的基本准则。企业应当在药品采购、储存、销售、运输等环节采取有效的质量控制措施，确保药品质量，并按照国家有关要求建立药品追溯系统，实现药品可追溯。

药品经营企业应当严格执行GSP。药品生产企业销售药品、药品流通过程中其他涉及储存与运输药品的，也应当符合GSP相关要求。

药品经营企业应当坚持诚实守信，依法经营。禁止任何虚假、欺骗行为。

（二）药品批发的质量管理

1. 质量管理体系

企业应当依据有关法律法规及GSP的要求建立质量管理体系，确定质量方针，制定质量管理体系文件，开展质量策划、质量控制、质量保证、质量改进和质量风险管理等活动。企业质量管理体系应当与其经营范围和规模相适应，包括组织机构、人员、设施设备、质量管理体系文件及相应的计算机系统等。企业应当定期以及在质量管理体系关键要素发生重大变化时，组织开展内审。

企业应当全员参与质量管理。各部门、岗位人员应当正确理解并履行职责，承担相应质量责任。

课堂互动

《药品经营质量管理规范》中为什么特意强调"企业应当全员参与质量管理"？各部门、岗位人员在企业中会分别承担哪些质量管理责任？

2. 组织机构与质量管理职责

企业应当设立与其经营活动和质量管理相适应的组织机构或者岗位，明确规定其职责、权限及相互关系。

企业负责人是药品质量的主要责任人，全面负责企业日常管理，负责提供必要的条件，保证质量管理部门和质量管理人员有效履行职责，确保企业实现质量目标并按照GSP要求经营药品。

企业质量负责人应当由高层管理人员担任，全面负责药品质量管理工作，独立履行职责，在企业内部对药品质量管理具有裁决权。

企业应当设立质量管理部门，有效开展质量管理工作。质量管理部门应当履行的职责包括：督促相关部门和岗位人员执行药品管理的法律法规及GSP；组织制订质量管理体系文件，并指导、监督文件的执行；负责对供货单位和购货单位的合法性、购进药品的合法性以及供货单位销售人员、购货单位采购人员的合法资格进行审核，并根据审核内容的变化进行动态管理；负责质量信息的收集和管理，并建立药品质量档案；负责药品的验收，指导并监督药品采购、储存、养护、销售、退货、运输等环节的质量管理工作；负责不合格药品的确认，对不合格药品的处理过程实施监督等共19项。

3. 人员与培训

（1）相关人员资质要求　药品批发企业从事药品经营和质量管理工作的人员，应当符合有关法律法规及GSP规定的资格要求，不得有相关法律法规禁止从业的情形。有关岗位的人员资质要求具体见表7-1。

表 7-1　药品批发企业经营和质量管理人员的资质要求

人员	资质要求
企业负责人	具有大学专科以上学历或者中级以上专业技术职称，经过基本的药学专业知识培训，熟悉有关药品管理的法律法规及GSP
企业质量负责人	具有大学本科以上学历、执业药师资格和3年以上药品经营质量管理工作经历，在质量管理工作中具备正确判断和保障实施的能力
企业质量管理部门负责人	具有执业药师资格和3年以上药品经营质量管理工作经历，能独立解决经营过程中的质量问题
质量管理工作人员	具有药学中专或者医学、生物、化学等相关专业大学专科以上学历或者具有药学初级以上专业技术职称
验收、养护工作人员	具有药学或者医学、生物、化学等相关专业中专以上学历或者具有药学初级以上专业技术职称
中药材、中药饮片验收人员	具有中药学专业中专以上学历或者具有中药学中级以上专业技术职称
中药材、中药饮片养护人员	具有中药学专业中专以上学历或者具有中药学初级以上专业技术职称
直接收购地产中药材验收人员	具有中药学中级以上专业技术职称
负责疫苗质量管理和验收工作的专业技术人员	具有预防医学、药学、微生物学或者医学等专业本科以上学历及中级以上专业技术职称，并有3年以上从事疫苗管理或者技术工作经历
药品采购工作人员	具有药学或者医学、生物、化学等相关专业中专以上学历
药品销售、储存工作人员	具有高中以上文化程度
从事特殊管理的药品和冷藏冷冻药品的储存、运输等工作人员	应当接受相关法律法规和专业知识培训并经考核合格后方可上岗

从事质量管理、验收工作的人员应当在职在岗，不得兼职其他业务工作。

（2）培训要求　企业应当对各岗位人员进行与其职责和工作内容相关的岗前培训和继续培训。培训内容应当包括相关法律法规、药品专业知识及技能、质量管理制度、职责及岗位操作规程等。

（3）健康检查　质量管理、验收、养护、储存等直接接触药品岗位的人员应当进行岗前及年度健康检查，并建立健康档案。患有传染病或者其他可能污染药品的疾病的，不得从事直接接触药品的工作。身体条件不符合相应岗位特定要求的，不得从事相关工作。

4. 质量管理体系文件

企业制定质量管理体系文件应当符合企业实际。文件包括质量管理制度、部门及岗位职责、操作规程、档案、报告、记录和凭证等。

（1）质量管理制度　质量管理制度应当包括的内容有：质量管理体系内审的规定；质量否决权的规定；质量管理文件的管理；质量信息的管理；供货单位、购货单位、供货单位销售人员及购货单位采购人员等资格审核的规定；药品采购、收货、验收、储存、养护、销售、出库、运输的管理；特殊管理的药品的规定；药品有效期的管理；不合格药品、药品销毁的管理；药品退货的管理；药品召回的管理；质量查询的管理；质量事故、质量投诉的管理；药品不良反应报告的规定；环境卫生、人员健康的规定；质量方面的教育、培训及考核的规定；设施设备保管和维护的管理；设施设备验证和校准的管理；记录和凭证的管理；计算机系统的管理；药品追溯的规定；其他应当规定的内容。

（2）部门及岗位职责　部门及岗位职责应当包括：质量管理、采购、储存、销售、运输、财务和信息管理等部门职责；企业负责人、质量负责人及上述部门负责人的岗位职责；质量管理、采购、收货、验收、储存、养护、销售、出库复核、运输、财务、信息管理等岗位职责；与药品经营相关的其他岗位职责。

（3）操作规程　企业应当制定药品采购、收货、验收、储存、养护、销售、出库复核、运输等环节及计算机系统的操作规程。

（4）相关记录　企业应当建立药品采购、验收、养护、销售、出库复核、销后退回和购进退出、运输、储运温湿度监测、不合格药品处理等相关记录，做到真实、完整、准确、有效和可追溯。书面记录及凭证应当及时填写，并做到字迹清晰，不得随意涂改，不得撕毁。更改记录的，应当注明理由、日期并签名，保持原有信息清晰可辨。记录及凭证应当至少保存5年。疫苗、特殊管理的药品的记录及凭证按相关规定保存。通过计算机系统记录数据时，有关人员应当按照操作规程，通过授权及密码登录后方可进行数据的录入或者复核；数据的更改应当经质量管理部门审核并在其监督下进行，更改过程应当留有记录。

5. 设施与设备

企业应当具有与其药品经营范围、经营规模相适应的经营场所和库房。

（1）库房基本设施设备要求　库房应当配备的设施设备包括：药品与地面之间有效隔离的设备；避光、通风、防潮、防虫、防鼠等设备；有效调控温湿度及室内外空气交换的设备；自动监测、记录库房温湿度的设备；符合储存作业要求的照明设备；用于零货拣选、拼箱发货操作及复核的作业区域和设备；包装物料的存放场所；验收、发货、退货的专用场所；不合格药品专用存放场所；经营特殊管理的药品有符合国家规定的储存设施。经营中药材、中药饮片的，应当有专用的库房和养护工作场所，直接收购地产中药材的应当设置中药样品室（柜）。

（2）储存、运输冷藏、冷冻药品设施设备要求　储存、运输冷藏、冷冻药品的，应当配备的设施设备包括：与其经营规模和品种相适应的冷库，储存疫苗的应当配备两个以上独立冷库；用于冷库温度自动监测、显示、记录、调控、报警的设备；冷库制冷设备的备用发电机组或者双回路供电系统；对有特殊低温要求的药品，应当配备符合其储存要求的设施设备；冷藏车及车载冷藏箱或者保温箱等设备。

6. 校准与验证

企业应当按照国家有关规定，对计量器具、温湿度监测设备等定期进行校准或者检定。企业应当对冷库、储运温湿度监测系统以及冷藏运输等设施设备进行使用前验证、定期验证及停用时间超过规定时限的验证。

7. 计算机系统

企业应当建立能够符合经营全过程管理及质量控制要求的计算机系统，实现药品可追溯。

各类数据的录入、修改、保存等操作应当符合授权范围、操作规程和管理制度的要求，保证数据原始、真实、准确、安全和可追溯。计算机系统运行中涉及企业经营和管理的数据应当采用安全、可靠的方式储存并按日备份，备份数据应当存放在安全场所，记录类数据应当至少保存5年。疫苗、特殊管理的药品的记录及凭证按相关规定保存。

8. 采购

企业的采购活动应当符合的要求有：确定供货单位的合法资格；确定所购入药品的合法性；核实供货单位销售人员的合法资格；与供货单位签订质量保证协议。采购中涉及的首营企业、首营品种，采购部门应当填写相关申请表格，经过质量管理部门和企业质量负责人的审核批准。必要时应当组织实地考察，对供货单位质量管理体系进行评价。

（1）首营企业审核　首营企业是指采购药品时，与本企业首次发生供需关系的药品生产或者经营企业。

对首营企业的审核，应当查验加盖其公章原印章的以下资料，确认真实、有效：药品生产许可证或者药品经营许可证复印件；营业执照、税务登记、组织机构代码的证件复印件，及上一年度企业年度报告公示情况；相关印章、随货同行单（票）样式；开户户名、开户银行及账号。

（2）首营品种审核　首营品种是指本企业首次采购的药品。首次从药品生产企业、药品批发企业采购的药品均为首营品种。

采购首营品种应当审核药品的合法性，索取加盖供货单位公章原印章的药品生产或者进口批准证明文件复印件并予以审核，审核无误的方可采购。以上资料应当归入药品质量档案。

（3）供货单位销售人员的合法资格审核　企业应当核实、留存供货单位销售人员以下资料：加盖供货单位公章原印章的销售人员身份证复印件；加盖供货单位公章原印章和法定代表人印章或者签名的授权书，授权书应当载明被授权人姓名、身份证号码，以及授权销售的品种、地域、期限；供货单位及供货品种相关资料。

（4）签订质量保证协议　企业与供货单位签订的质量保证协议至少包括的内容有：明确双方质量责任；供货单位应当提供符合规定的资料且对其真实性、有效性负责；供货单位应当按照国家规定开具发票；药品质量符合药品标准等有关要求；药品包装、标签、说明书符合有关规定；药品运输的质量保证及责任；质量保证协议的有效期限。

（5）采购发票及记录要求　采购药品时，企业应当向供货单位索取发票。发票上的购、销单位名称及金额、品名应当与付款流向及金额、品名一致，并与财务账目内容相对应。发票按有关规定保存。

采购药品应当建立采购记录。采购记录应当有药品的通用名称、剂型、规格、生产厂商、供货单位、数量、价格、购货日期等内容，采购中药材、中药饮片的还应当标明产地。

> ### 知识链接
>
> #### "两票制"
>
> "两票制"是指药品生产企业到流通企业开一次发票，流通企业到医疗机构开一次发票。药品生产企业或科工贸一体化的集团型企业设立的仅销售本企业（集团）药品的全资或控股商业公司（全国仅限1家商业公司）、境外药品国内总代理（全国仅限1家国内总代理）可视同生产企业。药品流通集团型企业内部向全资（控股）子公司或全资（控股）子公司之间调拨药品可不视为一票，但最多允许开一次发票。药品生产、流通企业要按照公平、合法和诚实信用原则合理确定加价水平。鼓励公立医疗机构与药品生产企业直接结算药品货款、药品生产企业与流通企业结算配送费用。

9. 收货与验收

企业应当按照规定的程序和要求对到货药品逐批进行收货、验收，防止不合格药品入库。

（1）收货要求　药品到货时，收货人员应当核实运输方式是否符合要求，并对照随货同行单（票）和采购记录核对药品，做到票、账、货相符。冷藏、冷冻药品到货时，应当对其运输方式及运输过程的温度记录、运输时间等质量控制状况进行重点检查并记录。不符合温度要求的应当拒收。收货人员对符合收货要求的药品，应当按品种特性要求放于相应待验区域，或者设置状态标志，通知验收。冷藏、冷冻药品应当在冷库内待验。

（2）验收要求　药品验收应当包括的程序有：①审查书面凭证。验收药品应当按照药品批号查验同批号的检验报告书。供货单位为批发企业的，检验报告书应当加盖其质量管理专用章原印章。检验报告书的传递和保存可以采用电子数据形式，但应当保证其合法性和有效性。②抽样。企业应当按照验收规定，对每次到货药品进行逐批抽样验收，抽取的样品应当具有代表性。③验收检查。验收人员应当对抽样药品的外观、包装、标签、说明书以及相关的证明文件等逐一进行检查、核对；验收结束后，应当将抽取的完好样品放回原包装箱，加封并标示。特殊管理的药品应当按照相关规定在专库或者专区内验收。④填写验收记录。验收药品应当做好验收记录，包括药品的通用名称、剂型、规格、批准文号、批号、生产日期、有效期、生产厂商、供货单位、到货数量、到货日期、验收合格数量、验收结果等内容。验收人员应当在验收记录上签署姓名和验收日期。验收不合格的还应当注明不合格事项及处置措施。⑤入库。对验收合格的药品，应当由验收人员与仓储部门办理入库手续，由仓储部门建立库存记录。验收不合格的，不得入库，并由质量管理部门处理。

10. 储存与养护

（1）药品储存　企业应当根据药品的质量特性对药品进行合理储存，并符合以下要求。①分库储存：保管员应按药品的温湿度要求将药品存放于相应的库中。按包装标示的温度要求储存药品，包装上没有标示具体温度的，按照《中国药典》规定的贮藏要求进行储存；储存药品相对湿度为35％～75％。②分类储存：药品与非药品、外用药与其他药品分开存放，中药材和中药饮片分库存放；特殊管理的药品实行专库或专柜存放，双人双锁管理，专账记录，做到账物相符；拆除外包装的零货药品应当集中存放。③色标管理：在人工作业的库房储存药品，按质量状态实行色标管理，合格药品为绿色，不合格药品为红色，待确定药品为黄色。④搬运和堆垛要求：搬运和堆码药品应当严格按照外包装标示要求规范操作，堆码高度符合包装图示要求，避免损坏药品包装；药品按批号堆码，不同批号的药品不得混垛，垛间距不小于5cm，与库房内墙、顶、温度调控设备及管道等设施间距不小于30cm，与地面间距不小于10cm。

（2）**药品养护** 养护人员应当根据库房条件、外部环境、药品质量特性等对药品进行养护，主要内容是：①指导和督促储存人员对药品进行合理储存与作业。②检查并改善储存条件、防护措施、卫生环境。③对库房温湿度进行有效监测、调控。④按照养护计划对库存药品的外观、包装等质量状况进行检查，并建立养护记录；对储存条件有特殊要求的或者有效期较短的品种应当进行重点养护。⑤发现有问题的药品应当及时在计算机系统中锁定和记录，并通知质量管理部门处理。⑥对中药材和中药饮片应当按其特性采取有效方法进行养护并记录，所采取的养护方法不得对药品造成污染。⑦定期汇总、分析养护信息。

企业应当采用计算机系统对库存药品的有效期进行自动跟踪和控制，采取近效期预警及超过有效期自动锁定等措施，防止过期药品销售。

11. 销售

企业应当将药品销售给合法的购货单位，并对购货单位的证明文件、采购人员及提货人员的身份证明进行核实，保证药品销售流向真实、合法。

企业销售药品，应当如实开具发票，做到票、账、货、款一致。并做好销售记录，销售记录应当包括药品的通用名称、规格、剂型、批号、有效期、生产厂商、购货单位、销售数量、单价、金额、销售日期等内容。

12. 出库

出库时应当对照销售记录进行复核。发现以下情况不得出库，并报告质量管理部门处理。

（1）药品包装出现破损、污染、封口不牢、衬垫不实、封条损坏等问题。

（2）包装内有异常响动或者液体渗漏。

（3）标签脱落、字迹模糊不清或者标识内容与实物不符。

（4）药品已超过有效期。

（5）其他异常情况的药品。

药品出库复核应当建立记录，包括购货单位、药品的通用名称、剂型、规格、数量、批号、有效期、生产厂商、出库日期、质量状况和复核人员等内容。药品出库时，应当附加盖企业药品出库专用章原印章的随货同行单（票）。

冷藏、冷冻药品的装箱、装车等项作业，应当由专人负责并符合以下要求。

（1）车载冷藏箱或者保温箱在使用前应当达到相应的温度要求。

（2）应当在冷藏环境下完成冷藏、冷冻药品的装箱、封箱工作。

（3）装车前应当检查冷藏车辆的启动、运行状态，达到规定温度后方可装车。

（4）启运时应当做好运输记录，内容包括运输工具和启运时间等。

13. 运输与配送

企业应当按照质量管理制度的要求，严格执行运输操作规程，并采取有效措施保证运输过程中的药品质量与安全。

企业应当根据药品的温度控制要求，在运输过程中采取必要的保温或者冷藏、冷冻措施。在冷藏、冷冻药品运输途中，应当实时监测并记录冷藏车、冷藏箱或者保温箱内的温度数据。

14. 售后管理

企业应当加强对退货的管理，保证退货环节药品的质量和安全，防止混入假冒药品。企业发现已售出药品有严重质量问题，应当立即通知购货单位停售、追回并做好记录，同时向药品监督管理部门报告。企业应当协助药品生产企业履行召回义务。

企业应当按照质量管理制度的要求，制定投诉管理操作规程，配备专职或者兼职人员负责售后投诉管理。企业质量管理部门应当配备专职或者兼职人员，按照国家有关规定承担药品不良反应监测和报告工作。

（三）药品零售的质量管理

1. 质量管理与职责

企业应当设立与其经营活动和质量管理相适应的组织机构或者岗位，明确规定其职责、权限及相互关系。企业应当具有与其经营范围和规模相适应的经营条件，包括组织机构、人员、设施设备、质量管理文件，并按照规定设置计算机系统。企业应当设置质量管理部门或者配备质量管理人员，履行规定职责。

2. 人员管理

药品零售企业从事药品经营和质量管理工作的人员，应当符合有关法律法规及 GSP 规定的资格要求，不得有相关法律法规禁止从业的情形。有关岗位的人员资质要求具体见表 7-2。

表 7-2 药品零售企业经营和质量管理人员的资质要求

人员	资质要求
企业法定代表人或企业负责人、处方审核人	具备执业药师资格
质量管理、验收、采购人员	具有药学或者医学、生物、化学等相关专业学历或者具有药学专业技术职称
中药饮片质量管理、验收、采购人员	具有中药学中专以上学历或者具有中药学专业初级以上专业技术职称
营业员	具有高中以上文化程度或者符合省级药品监督管理部门规定的条件
中药饮片调剂人员	具有中药学中专以上学历或者具备中药调剂员资格

人员培训与健康检查的规定同药品批发企业。

3. 文件

（1）药品零售质量管理制度　药品零售质量管理制度应当包括药品采购、验收、陈列、销售等环节的管理，设置库房的还应当包括储存、养护的管理；供货单位和采购品种的审核；处方药销售的管理；药品拆零的管理；特殊管理的药品和国家有专门管理要求的药品的管理等 18 项内容。

（2）药品零售岗位职责　企业应当明确企业负责人、质量管理、采购、验收、营业员以及处方审核、调配等岗位的职责，设置库房的还应当包括储存、养护等岗位职责。质量管理岗位、处方审核岗位的职责不得由其他岗位人员代为履行。

（3）药品零售操作规程　药品零售操作规程应当包括：药品采购、验收、销售；处方审核、调配、核对；中药饮片处方审核、调配、核对；药品拆零销售；特殊管理的药品和国家有专门管理要求的药品的销售；营业场所药品陈列及检查；营业场所冷藏药品的存放；计算机系统的操作和管理；设置库房的还应当包括储存和养护的操作规程。

（4）相关记录　企业应当建立药品采购、验收、销售、陈列检查、温湿度监测、不合格药品处理等相关记录，做到真实、完整、准确、有效和可追溯。

4. 设施与设备

企业的营业场所应当与其药品经营范围、经营规模相适应，并与药品储存、办公、生活辅助及其他区域分开。

营业场所应当有以下营业设备：货架和柜台；监测、调控温度的设备；经营中药饮片的，有存放饮片和处方调配的设备；经营冷藏药品的，有专用冷藏设备；经营第二类精神药品、毒性中药品种和罂粟壳的，有符合安全规定的专用存放设备；药品拆零销售所需的调配工具、包装用品。

企业设置库房的，应当有必要的设施设备。储存中药饮片应当设立专用库房。

5. 采购与验收

企业采购药品、收货、验收的要求同药品批发企业。验收合格的药品应当及时入库或者上架，验收不合格的，不得入库或者上架，并报告质量管理人员处理。

6. 陈列与储存

药品的陈列应当符合以下要求。

（1）按剂型、用途以及储存要求分类陈列，并设置醒目标志，类别标签字迹清晰、放置准确。

（2）药品放置于货架（柜），摆放整齐有序，避免阳光直射。

（3）处方药、非处方药分区陈列，并有处方药、非处方药专用标识。

（4）处方药不得采用开架自选的方式陈列和销售。

（5）外用药与其他药品分开摆放。

（6）拆零销售的药品集中存放于拆零专柜或者专区。

（7）第二类精神药品、毒性中药品种和罂粟壳不得陈列。

（8）冷藏药品放置在冷藏设备中，按规定对温度进行监测和记录，并保证存放温度符合要求。

（9）中药饮片柜斗谱的书写应当正名正字；装斗前应当复核，防止错斗、串斗；应当定期清斗，防止饮片生虫、发霉、变质；不同批号的饮片装斗前应当清斗并记录。

（10）经营非药品应当设置专区，与药品区域明显隔离，并有醒目标志。

企业设置库房的，库房的药品储存与养护管理规定同药品批发企业。

7. 销售管理

企业应当在营业场所的显著位置悬挂药品经营许可证、营业执照、执业药师注册证等。营业人员应当佩戴有照片、姓名、岗位等内容的工作牌，是执业药师和药学技术人员的，工作牌还应当标明执业资格或者药学专业技术职称。在岗执业的执业药师应当挂牌明示。

销售药品应当符合以下要求。

（1）处方经执业药师审核后方可调配；对处方所列药品不得擅自更改或者代用，对有配伍禁忌或者超剂量的处方，应当拒绝调配，但经处方医师更正或者重新签字确认的，可以调配；调配处方后经过核对方可销售。

（2）处方审核、调配、核对人员应当在处方上签字或者盖章，并按照有关规定保存处方或者其复印件。

（3）销售近效期药品应当向顾客告知有效期。

（4）销售中药饮片做到计量准确，并告知煎服方法及注意事项；提供中药饮片代煎服务，应当符合国家有关规定。

药品拆零销售应当符合以下要求。

（1）负责拆零销售的人员经过专门培训。

（2）拆零的工作台及工具保持清洁、卫生，防止交叉污染。

（3）做好拆零销售记录，内容包括拆零起始日期、药品的通用名称、规格、批号、生产厂商、有效期、销售数量、销售日期、分拆及复核人员等。

（4）拆零销售应当使用洁净、卫生的包装，包装上注明药品名称、规格、数量、用法、用量、批号、有效期以及药店名称等内容。

（5）提供药品说明书原件或者复印件。

（6）拆零销售期间，保留原包装和说明书。

8. 售后管理

除药品质量原因外，药品一经售出，不得退换。企业应当在营业场所公布药品监督管理部门的监督电话，设置顾客意见簿，及时处理顾客对药品质量的投诉。发现已售出药品有严重质量问题，应当及时采取措施追回药品并做好记录，同时向药品监督管理部门报告。

（四）附则

GSP为药品经营质量管理的基本要求。药品零售连锁企业总部的管理应当符合GSP药品批发企业相关规定，门店的管理应当符合GSP药品零售企业相关规定。

三、GSP附录

根据监管要求，原国家食品药品监督管理总局针对药品经营企业信息化管理、药品储运温湿度自动监测、药品验收管理、药品冷链物流管理、零售连锁管理等具体要求，发布了《冷藏、冷冻药品的储存与运输管理》《药品经营企业计算机系统》《温湿度自动监测》《药品收货与验收》和《验证管理》5个附录，作为GSP配套文件。药品GSP附录是药品GSP内容不可分割的部分，与药品GSP正文条款具有同等效力。

 知识链接

取消GMP、GSP认证，药监部门随时检查

在2019年之前，根据国家有关规定，药品生产、经营企业必须通过GMP、GSP认证后方可开展药品生产、经营活动。2019年8月新修订的《药品管理法》明确规定取消药品GMP、GSP认证，强化动态监管，药品监督管理部门随时对GMP、GSP执行情况进行检查。

2021年5月，国家药品监督管理局发布了《药品检查管理办法（试行）》（以下简称《办法》），同时废止了2003年版《药品经营质量管理规范认证管理办法》和2011年版《药品生产质量管理规范认证管理办法》。《办法》根据检查性质和目的，将药品检查分为许可检查、常规检查、有因检查、其他检查。对药品经营企业的检查，依据《药品经营质量管理规范现场检查指导原则》确定缺陷的风险等级。药品经营企业重复出现前次检查发现缺陷的，风险等级可以升级。《办法》的出台，进一步规范了药品检查行为，强化了药品质量管理和风险防控能力，保障了药品生产经营持续合法合规，切实履行了药品质量主体责任。

第三节　药品电子商务管理

 学习目标

知识目标：1. 熟悉互联网药品信息服务管理和药品网络销售管理的基本要求。
　　　　　　2. 了解药品电子商务的定义和发展历程。
能力目标：能根据国家相关规定，依法开展互联网药品信息服务和药品网络销售工作。
素质目标：1. 具有依法经营的法律意识。
　　　　　　2. 培养诚信经营的职业道德和优质的服务意识。

秦皇岛 5.16 网络非法制售假药和医疗器械案

2018 年 5 月 16 日，秦皇岛市食品和市场监督管理局与市公安局联合执法，成功打掉了一个以互联网销售为主、涉及全国的制假售假团伙，查获假冒肉毒毒素、玻尿酸、水光针等美容用药品 19 个品种、59 个批次共 4300 余盒成品，8000 多瓶半成品，货值 52 万余元问题药品。还有美容类医疗器械 27 个品种、34 个规格、4000 余盒，货值 58 万余元的问题医疗器械。经查，犯罪嫌疑人违法经营额高达 1000 多万元。市局依法对犯罪嫌疑人刘某违法销售假冒药品和医疗器械进行立案查处，并依据规定将此案移交秦皇岛市公安局。

摘自中国青年网，2018.12.5

问题：1. 该案例中的犯罪嫌疑人存在哪些违法行为？

2. 国家对药品的互联网交易有哪些管理规定？

一、药品电子商务

药品电子商务是指药品生产企业、药品经营企业、医疗机构、药品信息服务提供商、保险公司、银行等医药商品交易活动的参与者，通过互联网络系统以电子数据信息交换的方式进行并完成的各类医药商品的交易和服务活动。

随着电子商务的发展及人们对互联网的认知和应用程度的不断提高，互联网药品交易势头发展迅猛。它具有广域性、互动性、成本低、收效快的特点，是未来药品经营的发展方向。但网络在为消费者提供便捷的同时，也要求企业必须加强药品购、销、存以及配送过程的质量管理，确保药品质量。

2000 年 6 月，国家药品监督管理局发布《药品电子商务试点监督管理办法》，提出了试点阶段对药品电子商务的主体资格审验和监督管理办法。2004 年 7 月实施了《互联网药品信息服务管理办法》，规范了互联网药品信息的发布，为互联网药品交易进行有序推进提供了一定的保障。2005 年 12 月 1 日实施了《互联网药品交易服务审批暂行规定》，加强对互联网药品交易行为的监督管理。2017 年 2 月，国务院办公厅发布的《关于进一步改革完善药品生产流通使用政策的若干意见》中指出，要推进"互联网＋药品流通"。2017 年 11 月，国家食品药品监督管理总局局务会议《关于修改部分规章的决定》修正了《互联网药品信息服务管理办法》。2022 年 8 月，国家市场监督管理总局发布《药品网络销售监督管理办法》，进一步规范了药品网络销售行为，保障了公众用药安全方便。

二、互联网药品信息服务管理

（一）互联网药品信息服务的概念和分类

互联网药品信息服务，是指通过互联网向上网用户提供药品（含医疗器械）信息的服务活动。

互联网药品信息服务分为经营性和非经营性两类。经营性互联网药品信息服务是指通过互联网向上网用户有偿提供药品信息等服务的活动。非经营性互联网药品信息服务是指通过互联网向上网用户无偿提供公开的、共享性药品信息等服务的活动。

（二）互联网药品信息服务的申请条件

提供互联网药品信息服务的申请应当以一个网站为基本单元。

申请提供互联网药品信息服务，除应当符合《互联网信息服务管理办法》规定的要求外，还应当具备下列条件。

（1）互联网药品信息服务的提供者应当为依法设立的企事业单位或者其他组织。

（2）具有与开展互联网药品信息服务活动相适应的专业人员、设施及相关制度。

（3）有两名以上熟悉药品、医疗器械管理法律、法规和药品、医疗器械专业知识，或者依法经资格认定的药学、医疗器械技术人员。

（三）互联网药品信息服务资格证书的管理

1. 申请与审批

申请人向所在地省、自治区、直辖市药品监督管理部门作出符合上述申请条件的承诺，并提交签章的告知承诺书和互联网药品信息服务申请表等材料。省、自治区、直辖市药品监督管理部门收到申请后，应当根据情况作出处理。申请事项属于其职权范围，申请资料齐全、符合法定形式的，应当受理申请，并当场作出行政审批决定，然后依法对申请人的承诺内容是否属实进行检查。符合条件的，核发互联网药品信息服务资格证书，同时报国家药品监督管理部门备案并发布公告。

互联网药品信息服务资格证书的格式由国家药品监督管理部门统一制定。提供互联网药品信息服务的网站，应当在其网站主页显著位置标注互联网药品信息服务资格证书的证书编号（图7-3）。

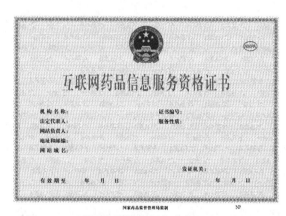

图7-3　互联网药品信息服务资格证书正本样式

2. 换发及变更

互联网药品信息服务资格证书有效期为5年。有效期届满，需要继续提供互联网药品信息服务的，持证单位应当在有效期届满前6个月内，向原发证机关申请换发互联网药品信息服务资格证书。原发证机关进行审核后，认为符合条件的，予以换发新证；认为不符合条件的，发给不予换发新证的通知并说明理由，原互联网药品信息服务资格证书由原发证机关收回并公告注销。被收回互联网药品信息服务资格证书的网站不得继续从事互联网药品信息服务。

互联网药品信息服务提供者变更下列事项之一的，应当向原发证机关申请办理变更手续，填写互联网药品信息服务项目变更申请表，同时提供下列相关证明文件。

（1）互联网药品信息服务资格证书中审核批准的项目（互联网药品信息服务提供者单位名称、网站名称、IP地址等）。

（2）互联网药品信息服务提供者的基本项目（地址、法定代表人、企业负责人等）。

（3）网站提供互联网药品信息服务的基本情况（服务方式、服务项目等）。

省、自治区、直辖市药品监督管理部门自受理变更申请之日起20个工作日内作出是否同意变更的审核决定。同意变更的，将变更结果予以公告并报国家药品监督管理部门备案；不同意变更的，以书面形式通知申请人并说明理由。

（四）互联网药品信息服务的监督管理

国家药品监督管理部门对全国提供互联网药品信息服务活动的网站实施监督管理。省、自治区、直辖市药品监督管理部门对本行政区域内提供互联网药品信息服务活动的网站实施监督管理。

提供互联网药品信息服务网站所登载的药品信息必须科学、准确，必须符合国家的法律、法规和国家有关药品、医疗器械管理的相关规定。不得发布麻醉药品、精神药品、医疗用毒性药品、放射性药品、戒毒药品和医疗机构制剂的产品信息。

提供互联网药品信息服务的网站发布的药品（含医疗器械）广告，必须经过药品监督管理部门审查批准，同时要注明广告审查批准文号。

三、药品网络销售管理

（一）网络药品交易服务的类型

1. 企业对企业模式（Business to Business，B2B）

B2B是药品上市许可持有人、药品批发企业通过自建网站，从网上采购药品或将药品销售给其他药品上市许可持有人、药品生产企业、药品经营企业和药品使用单位，以及药品零售企业、医疗机构从网上向药品上市许可持有人、药品批发企业采购药品的网络药品交易服务模式。药品上市许可持有人、药品批发企业通过网络销售药品的，应当按规定向所在地省级药品监督管理部门备案。

2. 企业对个人消费者模式（Business to Customer，B2C）

B2C是药品零售企业通过自建网站，向个人消费者销售药品，并按照药品GSP要求配送至个人消费者的网络药品交易服务模式。药品零售企业通过网络销售药品的，应当按规定向所在地市县级药品监督管理部门备案。

3. 药品网络交易第三方平台模式

药品网络交易第三方平台提供者通过网络系统，为在药品网络交易活动中的购销双方提供网络药品交易服务的模式。

4. 线上与线下联动模式（Online to Offline，O2O）

（1）"网订店取" 个人消费者通过网络下单购买药品，赴就近的药品零售企业经营场所获取药品和相关药学服务。

（2）"网订店送" 个人消费者通过网络下单购买药品，由药品零售企业的执业药师或其他药学技术人员按照药品GSP配送药品的要求，将购买的药品送递至个人消费者，并当面向其提供相关药学服务。

（二）药品网络销售的管理规定

2022年8月3日，国家市场监督管理总局公布了《药品网络销售监督管理办法》（以下简称《办法》），自2022年12月1日起施行。《办法》聚焦保障药品质量安全、方便群众用药、完善药品网络销售监督管理制度设计等方面，对药品网络销售管理、第三方平台管理以及各方责任义务等作出规定。

1. 明确药品网络销售企业主体责任

从事药品网络销售的，应当是具备保证网络销售药品安全能力的药品上市许可持有人或者药品经营企业。药品网络销售企业应当按规定向药品监督管理部门报告有关信息。应当按照经过批准的经营方式和经营范围经营。应当建立并实施药品质量安全管理、风险控制、药品追溯、储存配送管理、不良反应报告、投诉举报处理等制度。疫苗、血液制品、麻醉药品、精神药品、医疗用毒性药品、放射性药品、药品类易制毒化学品等国家实行特殊管理的药品不得在网络上销售，具体目录由国家药品监督管理局组织制定。向个人销售药品的，应当按照规定出具销售凭证。

药品网络零售企业还应当建立在线药学服务制度，由依法经过资格认定的药师或者其他药学技术人员开展处方审核调配、指导合理用药等工作。应当对药品配送的质量与安全负责，确保符合要求、全程可追溯。不得违反规定以买药品赠药品、买商品赠药品等方式向个人赠送处方药、甲类非处方药。

2. 夯实电商平台责任

第三方平台应按照规定向所在地省级药品监督管理部门备案。应当建立药品质量安全管理机构，配备药学技术人员承担药品质量安全管理工作，建立并实施药品质量安全、药品信息展示、处方审核、处方药实名购买、药品配送、交易记录保存、不良反应报告、投诉举报处理等管理制度。应当对申请入驻的药品网络销售企业资质、质量安全保证能力等进行审核，确保其符合法定要求。应当加强检查，对入驻企业的药品信息展示、处方审核、药品销售和配送等行为进行管理，督促其严格履行法定义务。应当对药品网络销售活动建立检查监控制度，发现有违法行为的，应当及时制止并立即向所在地县级药品监督管理部门报告；发现有严重违法行为的，应当立即停止提供网络交易平台服务，停止展示药品相关信息。药品监督管理部门开展监督检查、案件查办、事件处置等工作时，第三方平台应当予以配合，并提供相关信息。

3. 严格处方药销售管理和信息展示

通过网络向个人销售处方药的，应当确保处方来源真实、可靠，并实行实名制。药品网络零售企业应当与电子处方提供单位签订协议，并严格按照有关规定进行处方审核调配，对已经使用的电子处方进行标记，避免处方重复使用。第三方平台承接电子处方的，应当对电子处方提供单位的情况进行核实，并签订协议。药品网络零售企业接收的处方为纸质处方影印版本的，应当采取有效措施避免处方重复使用。

从事处方药销售的药品网络零售企业，应当在每个药品展示页面下突出显示"处方药须凭处方在药师指导下购买和使用"等风险警示信息。应当将处方药与非处方药区分展示，并在相关网页上显著标示处方药、非处方药。在处方药销售主页面、首页面不得直接公开展示处方药包装、标签等信息。通过处方审核前，不得展示说明书等信息，不得提供处方药购买的相关服务。

4. 强化各级监管部门的监管措施，严肃查处违法违规行为

国家药品监督管理局主管全国药品网络销售的监督管理工作。省级药品监督管理部门负责本行政区域内药品网络销售的监督管理工作，负责监督管理药品网络交易第三方平台以及药品上市许可持有人、药品批发企业通过网络销售药品的活动。设区的市级、县级承担药品监督管理职责的部门负责本行政区域内药品网络销售的监督管理工作，负责监督管理药品零售企业通过网络销售药品的活动。

对有证据证明可能存在安全隐患的，药品监督管理部门应当根据监督检查情况，对药品网络销售企业或者第三方平台等采取告诫、约谈、限期整改以及暂停生产、销售、使用、进口等措施，并及时公布检查处理结果。

此外，《办法》还对药品网络销售违法行为依法明确了相应的法律责任。

第四节　药品价格与广告管理

 学习目标

知识目标：1. 掌握我国现行的药品价格管理政策、药品广告的审查发布标准。

2. 熟悉医药广告批准文号的格式。

3. 了解药品价格管理和药品广告的概念、药品广告的审查程序。

能力目标：1. 能够按照国家法律法规的要求依法执行国家药品价格政策。

2. 能够正确理解药品广告管理要求并合法地发布药品广告。

素质目标：1. 具有遵纪守法的法律意识。

2. 培养讲信用、守承诺的契约精神。

泉州某药企发布药品违法广告案

泉州某药企向公众发布的广告单含有"阿司匹林肠溶片"等处方药广告内容；发布的"六味地黄丸"等非处方药广告未标注"请按药品说明书或者在药师指导下购买和使用"，未表明药品禁忌、不良反应；发布的"胶原蛋白维生素C维生素E粉"等保健食品的广告未标明"本品不能替代药物"，分别违反了《广告法》第十五条、第十六条、第十八条的规定。依据《广告法》第五十七条规定，2021年3月，泉州市市场监管局作出行政处罚，责令其停止发布违法广告，消除不良影响，并处以罚款20万元。

摘自国家市场监督管理总局网站，2021.11.4

问题：1. 发布药品广告的内容有什么基本要求？

2. 药品广告不得含有哪些内容？

一、药品价格管理

《药品管理法》第八十四条指出："国家完善药品采购管理制度，对药品价格进行监测，开展成本价格调查，加强药品价格监督检查，依法查处价格垄断、哄抬价格等药品价格违法行为，维护药品价格秩序。"

（一）药品价格管理概述

药品价格管理，是指药品价格的制定和监测等一系列的管理活动。药品价格事关重大，药品价格问题是一个与医药经济、卫生保健和医疗保障密切相关的重要问题。

我国的药品价格管理经历了从国家计划统一定价，到市场调节经营者自主定价，再到政府定价和市场调节价相结合，以及当前执行的取消绝大部分药品政府定价四个阶段。

（二）我国现行的药品价格管理政策

2019年11月26日，为贯彻落实党中央、国务院关于药品保供稳价工作的决策部署，国家医疗保障局制定了《关于做好当前药品价格管理工作的意见》，进一步完善了药品价格形成机制。

1. 衔接完善现行药品价格政策

以现行药品价格政策为基础，坚持市场在资源配置中起决定性作用，更好发挥政府作用，围绕新时代医疗保障制度总体发展方向，持续健全以市场为主导的药品价格形成机制。

（1）坚持市场调节药品价格的总体方向 医疗保障部门管理价格的药品范围，包括化学药品、中成药、生化药品、中药饮片、医疗机构制剂等。其中，麻醉药品和第一类精神药品实行政府指导价，其他药品实行市场调节价。药品经营者（含上市许可持有人、生产企业、经营企业等，下同）制定价格应遵循公平、合法和诚实信用、质价相符的原则，使药品价格反映成本变化和市场供求，维护价格合理稳定。

（2）发挥医保对药品价格引导作用 深化药品集中带量采购制度改革，坚持"带量采购、量价挂钩、招采合一"的方向，促使药品价格回归合理水平。探索实施按通用名制定医保药品支付标准并动态调整。健全公开透明的医保药品目录准入谈判机制。完善对定点机构协议管理，强化对医保基金支付药品的价格监管和信息披露，正面引导市场价格秩序。

（3）推进形成合理的药品差价比价关系 同种药品在剂型、规格和包装等方面存在差异的，按照治疗费用相当的原则，综合考虑临床效果、成本价值、技术水平等因素，保持合理的差价比价关系。

（4）依法管理麻醉药品和第一类精神药品价格 麻醉药品和第一类精神药品价格继续依法实行最高出厂（口岸）价格和最高零售价格管理，研究制定相应的管理办法和具体政策。其中，对国家发展改革委已按麻醉药品和第一类精神药品制定公布政府指导价的，暂以已制定价格为基础，综合考虑定价时间、相关价格指数的变化情况，以及麻醉药品和第一类精神药品通行的商业流通作价规则等因素，统一实施过渡性调整，作为临时价格执行。

2. 建立健全药品价格常态化监管机制

依托省级药品招标采购机构，推进建设区域性、全国性药品联盟采购机制，统一编码、标准和功能规范，推进信息互联互通、资源共享、政策联动。深化"放管服"，在尊重市场规律、尊重经营者自主定价权的基础上，综合运用监测预警、函询约谈、提醒告诫、成本调查、信用评价、信息披露等手段，建立健全药品价格常态化监管机制，促进经营者加强价格自律。

3. 做好短缺药品保供稳价相关的价格招采工作

按照"保障药品供应优先、满足临床需要优先"的原则，采取鼓励短缺药品供应、防范短缺药品恶意涨价和非短缺药品"搭车涨价"的价格招采政策，依职责参与做好短缺药品保供稳价工作。

📖 **知识链接**

集采提速扩面　医药负担降低

2018 年以来，国家医保局会同有关部门以带量采购为核心，推进药品和高值医用耗材带量采购改革。经过 4 年努力，集中带量采购改革已经进入常态化、制度化新阶段。截至 2022 年 8 月，我国已开展 7 批全国药品集采，共覆盖 294 种药品，药品价格平均降幅超 50%，前 6 批集采累计节约医疗费用超 2600 亿元，第七批集采预计每年将节约 185 亿元。

同时，2021 年 12 月，新版国家医保药品目录在历经 6 个月调整后敲下"定音锤"：74 种新药进医保，其中谈判成功的 67 种独家药品平均降价 61.71%，降价幅度再创历史新高。预计 2022 年可累计为患者减负超 300 亿元。

国家医保局陈金甫介绍，下一步将常态化制度化地开展药品和高值医用耗材带量采购。要推进集采提速扩面，药品集采在化学药、中成药、生物药三大板块全方位开展；高值医用耗材集采重点聚焦骨科耗材、药物球囊、种植牙等品种。力争到 2022 年底，通过国家组织和省级联盟采购，实现平均每个省份覆盖 350 个以上药品品种，高值医用耗材品种达到 5 个以上。

2020 年 8 月 28 日，国家医疗保障局发布《关于建立医药价格和招采信用评价制度的指导意见》。信用评价制度主要包括了建立信用评价目录清单、建立医药企业主动承诺机制、建立失信信息报告记录机制、建立医药企业信用评级机制、建立失信行为分级处置机制、建立医药企业信用修复机制等 6 方面的内容。其目的是发挥医药产品集中采购市场的引导和规范作用，对给予回扣、垄断涨价等问题突出的失信医药企业采取适当措施，促进医药企业按照"公平、合理和诚实信用、质价相符"的原则制定价格，促进医药产品价格合理回归，维护人民群众的切身利益。

二、药品广告管理

（一）药品广告的概念及管理规定

药品广告是指利用各种媒介或形式发布的含有药品名称、药品适应证（功能主治）或者与药品有关的其他内容，以药品销售为目的的广告。

为加强药品、医疗器械、保健食品和特殊医学用途配方食品广告监督管理，规范广告审查工作，维护广告市场秩序，保护消费者合法权益，2019 年 12 月 24 日，国家市场监督管理总局发布《药品、医疗器械、保健食品、特殊医学用途配方食品广告审查管理暂行办法》（局令第 21 号，以下简称《办法》），作为现行的药品广告审查管理规定，自 2020 年 3 月 1 日起施行。

《办法》的管理范围包括药品、医疗器械、保健食品和特殊医学用途配方食品（简称"三品一械"）广告的审查。未经审查不得发布"三品一械"广告。

"三品一械"广告应当真实、合法，不得含有虚假或者引人误解的内容。广告主应当对"三品一械"广告内容的真实性和合法性负责。

（二）药品广告的审查

1. 药品广告的审查部门

国家市场监督管理总局负责组织指导"三品一械"广告审查工作。各省、自治区、直辖市的市场监督管理部门、药品监督管理部门（以下称广告审查机关）负责"三品一械"广告审查，依法可以委托其他行政机关具体实施广告审查。

2. 药品广告的申请

"三品一械"注册证明文件或者备案凭证持有人及其授权同意的生产、经营企业为广告申请人。申请人可以委托代理人办理"三品一械"广告审查申请。

药品、特殊医学用途配方食品广告审查申请应当依法向生产企业或者进口代理人等广告主所在地广告审查机关提出，依法提交"广告审查表"、与发布内容一致的广告样件，以及要求的合法有效的材料。申请人可以到广告审查机关受理窗口提出申请，也可以通过信函、传真、电子邮件或者电子政务平台提交申请。

广告审查机关收到申请人提交的申请后，应当在五个工作日内作出受理或者不予受理决定。申请材料齐全、符合法定形式的，应当予以受理，出具"广告审查受理通知书"。申请材料不齐全、不符合法定形式的，应当一次性告知申请人需要补正的全部内容。

3. 药品广告的审批

广告审查机关应当对申请人提交的材料进行审查，自受理之日起十个工作日内完成审查工作。经审查，对符合法律、行政法规和本办法规定的广告，应当作出审查批准的决定，编发广告批准文号。并通过本部门网站以及其他方便公众查询的方式，在十个工作日内向社会公开。公开的信息应当包括广告批准文号、申请人名称、广告发布内容、广告批准文号有效期、广告类别、产品名称、产品注册证明文件或者备案凭证编号等内容。

"三品一械"广告批准文号的有效期与产品注册证明文件、备案凭证或者生产许可文件最短的有效期一致。产品注册证明文件、备案凭证或者生产许可文件未规定有效期的，广告批准文号有效期为两年。

经广告审查机关审查通过并向社会公开的药品广告，可以依法在全国范围内发布。

（三）药品广告的审查发布标准

1. 药品广告的内容准则

药品广告的内容应当以国务院药品监督管理部门核准的说明书为准。药品广告涉及药品名称、药品适应证或者功能主治、药理作用等内容的，不得超出说明书范围。

药品广告应当显著标明禁忌、不良反应，处方药广告还应当显著标明"本广告仅供医学药学专业人士阅读"，非处方药广告还应当显著标明非处方药标识（OTC）和"请按药品说明书或者在药师指导下购买和使用"字样。

"三品一械"广告应当显著标明广告批准文号。批准文号的格式为"×药/械/食健/食特广审（视/声/文）第 000000-00000 号"。其中："×"为各省、自治区、直辖市的简称；"药""械""食健""食特"为产品分类；"视""声""文"为广告媒介形式的分类；"0"由 11 位数字组成，前 6 位代表广告批准文号失效年月日（年份仅显示后 2 位），后 5 位代表广告批准序号。

"三品一械"广告中应当显著标明的内容，其字体和颜色必须清晰可见、易于辨认，在视频广告中应当持续显示。

2. 不得发布广告的产品

（1）麻醉药品、精神药品、医疗用毒性药品、放射性药品、药品类易制毒化学品，以及戒毒治疗的药品、医疗器械。

（2）军队特需药品、军队医疗机构配制的制剂。

（3）医疗机构配制的制剂。

（4）依法停止或者禁止生产、销售或者使用的"三品一械"。

（5）法律、行政法规禁止发布广告的情形。

3. 广告中不得包含的情形

（1）使用或者变相使用国家机关、国家机关工作人员、军队单位或者军队人员的名义或者形象，或者利用军队装备、设施等从事广告宣传。

（2）使用科研单位、学术机构、行业协会或者专家、学者、医师、药师、临床营养师、患者等的名义或者形象作推荐、证明。

（3）违反科学规律，明示或者暗示可以治疗所有疾病、适应所有症状、适应所有人群，或者正常生活和治疗病症所必需等内容。

（4）引起公众对所处健康状况和所患疾病产生不必要的担忧和恐惧，或者使公众误解不使用该产品会患某种疾病或者加重病情的内容。

（5）含有"安全""安全无毒副作用""毒副作用小"；明示或者暗示成分为"天然"，因而安全性有保证等内容。

（6）含有"热销、抢购、试用""家庭必备、免费治疗、免费赠送"等诱导性内容，"评比、排序、推荐、指定、选用、获奖"等综合性评价内容，"无效退款、保险公司保险"等保证性内容，怂恿消费者任意、过量使用药品、保健食品和特殊医学用途配方食品的内容。

（7）含有医疗机构的名称、地址、联系方式、诊疗项目、诊疗方法以及有关义诊、医疗咨询电话、开设特约门诊等医疗服务的内容。

（8）法律、行政法规规定不得含有的其他内容。

另外，《中华人民共和国广告法》第十六条规定：医疗、药品、医疗器械广告不得含有的内容包括表示功效、安全性的断言或者保证；说明治愈率或者有效率；与其他药品、医疗器械的功效和安全性或者其他医疗机构比较；利用广告代言人作推荐、证明；法律、行政法规规定禁止的其他内容。

4. 广告发布媒体的限制

处方药和特殊医学用途配方食品中的特定全营养配方食品广告只能在国务院卫生健康主管部门和国务院药品监督管理部门共同指定的医学、药学专业刊物上发布。

不得利用处方药或者特定全营养配方食品的名称为各种活动冠名进行广告宣传。不得使用与处方药名称或者特定全营养配方食品名称相同的商标、企业字号在医学、药学专业刊物以外的媒介变相发布广告，也不得利用该商标、企业字号为各种活动冠名进行广告宣传。

实训 4　药品零售企业 GSP 调研及岗位体验

一、任务要求

1. 掌握药品零售企业必须遵守的 GSP 管理制度，明确质量责任意识。
2. 调研 GSP 对药品零售企业的药品购、销、存等环节的基本要求。
3. 体验质量管理重点岗位的操作，能够规范填写各种记录。

二、任务准备

学生以 5 人左右为一组，选出组长；认真学习药品零售企业 GSP 的管理规定；准备好身份证、实训证、笔记本、白色工作服、相机等相关证明与工具，在企业允许的情况下，必要时可采取录音、照相等。

三、任务实施

1. 零售企业参观调研

（1）企业总部：着重调研药品采购、验收、储存、配送过程中的 GSP 管理要点。

（2）零售门店：调研药店的设施与设备、药品陈列、药品销售服务中的 GSP 管理要点。

2. 药品验收、储存岗位体验

每组随机从企业仓库中抽取 5 个品种（注意尽量涵盖不同剂型、特殊管理药品、需冷藏药品、中药材或中药饮片等），完成其验收、储存、养护环节的流程操作和相关记录的填写。

四、任务评价

实训评价表

序号	评价项目	分值	教师评价	自评
1	能够说出药品采购的管理要点	10		
2	能够按正确流程完成药品验收操作,并规范填写药品验收记录	20		
3	能够按照 GSP 规定对库存药品进行正确的分区与堆垛管理	10		
4	能够对出库药品进行正确的质量复核,并规范填写出库复核记录	20		
5	能够说出药店药品的陈列要求	10		
6	能够说出药店常用设施设备及主要用途	10		
7	能够列举出 3 种常见疾病的主要疾病症状及用药	10		
8	能对老人、小儿等特殊群体进行用药指导	10		
	合计	100		
点评				

知识导图

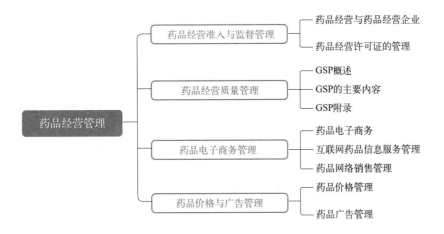

课后检测

一、单项选择题

1. 关于药品零售连锁企业，下列说法错误的是（　　）。

A. 一般由总部、配送中心和若干零售门店构成

B. 未经本药品零售连锁企业总部批准，门店之间不得擅自调剂药品

C. 总部可以直接向个人销售药品

D. 门店不得自行采购药品

2. 从事药品零售活动，应当经所在地（　　）批准，取得药品经营许可证。

A. 国家药品监督管理部门   B. 省级药品监督管理部门

C. 县级以上药品监督管理部门   D. 省级卫生健康部门

3. 药品经营许可证的有效期是（　　）。

A. 1 年   B. 2 年   C. 3 年   D. 5 年

4. 药品经营许可证许可事项变更不包括（　　）。

A. 执业药师变更   B. 注册地址变更   C. 质量负责人变更   D. 经营范围变更

5.《药品经营质量管理规范》的英文缩写为（　　）。

A. GMP   B. GSP   C. GLP   D. GCP

6.（　　）是药品质量的主要责任人。

A. 企业法人   B. 企业负责人

C. 企业质量负责人   D. 企业质量管理部门负责人

7.（　　）在企业内部对药品质量管理具有裁决权。

A. 企业法人   B. 企业负责人

C. 企业质量负责人   D. 企业质量管理部门负责人

8.《药品经营质量管理规范》规定，药品按批号堆码，与地面间距不小于（　　）。

A. 5cm   B. 10cm   C. 20cm   D. 30cm

9.《药品经营质量管理规范》规定各库房的相对湿度应为（　　）。

A. 2～10℃   B. 10～30℃   C. 45％～75％   D. 35％～75％

10. 储存药品应按质量状态实行色标管理，其中待验区为（　　）。

A. 黄色   B. 绿色   C. 红色   D. 黑色

11. 药品批发企业购进记录保存的时限应当是（　　）。

A. 有效期满后 1 年，但不得少于 3 年   B. 2 年

C. 3 年   D. 5 年

12. 关于药品陈列要求的说法，正确的是（　　）。

A. 药品应当按剂型、用途、包装规格及储存温度要求分类陈列

B. 不得陈列毒性中药饮片、罂粟壳以及国家有专门管理要求的药品

C. 需阴凉贮藏的药品不得陈列于冷藏柜中

D. 对营业场所温度进行监测和调控，以使营业场所的温度符合常温要求

13. 根据《药品经营质量管理规范》，关于药品零售企业拆零销售管理的说法，错误的是（　　）。

A. 质量管理人员方可负责药品拆零销售

B. 药品拆零销售应当使用洁净、卫生的包装

C. 药品拆零销售应提供药品说明书原件或复印件

D. 药品拆零销售期间，应保留原包装和说明书

14. 可以网络销售的药品是（　　）。

A. 精神药品   B. 药品类易制毒化学品   C. 非处方药   D. 疫苗

15. 根据《药品管理法》规定，药品网络交易第三方平台提供者应当向所在地（　　）备案。

A. 国家药品监督管理部门   B. 省级药品监督管理部门

C. 市级市场监督管理部门   D. 县级市场监督管理部门

16. 组织制定药品价格推动药品价格形成机制的机构是（　　）。

A. 国家中医药管理局   B. 国家发展和改革委员会

C. 国家卫生健康委员会   D. 国家医疗保障局

17. 我国目前药品价格的总体方向为（　　）。

A. 以市场调节药品价格为总体方向　　　　　B. 以政府定价为总体方向

C. 以政府指导价为总体方向　　　　　　　　D. 以政府定价和政府指导价为总体方向

18. 根据《关于做好当前药品价格管理工作的意见》，关于药品价格政策的说法错误的是（　　）。

A. 以现行药品价格政策为基础，坚持市场在资源配置中起决定性作用

B. 同种药品在剂型、规格和包装等方面存在差异的，按照治疗费用相当的原则，综合考虑临床效果、成本价值、技术水平等因素，保持合理的差价比价关系

C. 麻醉药品和第一类精神药品实行政府定价，其他药品实行政府指导价

D. 麻醉药品和第一类精神药品价格依法实行最高出厂（口岸）价格和最高零售价格管理

19. 根据相关规定，负责组织指导药品、医疗器械、保健食品和特殊医学用途配方食品广告审查工作的是（　　）。

A. 省级药品监督管理部门　　　　　　　　　B. 国家市场监督管理总局

C. 省级市场监督管理部门　　　　　　　　　D. 省级卫生健康部门

20. 根据《中华人民共和国广告法》，下列描述正确的是（　　）。

A. 药品广告不得含有表示功效、安全性的断言或者保证

B. 药品广告可以使用含有说明治愈率或者有效率的用语

C. 药品广告可以利用广告代言人作推荐、证明

D. 药品广告可以使用"国家级新药"用语

二、多项选择题

1. 下列不得零售的药品有（　　）。

A. 罂粟壳　　　　　　　　B. 地西泮　　　　　　　　C. 司可巴比妥

D. 盐酸伪麻黄碱　　　　　E. 雄烯二醇

2. 下列（　　）事项需由省级药品监督管理部门审批。

A. 开办药品生产企业

B. 开办药品批发企业

C. 开办药品零售企业

D. 申领互联网药品信息服务资格证书

E. 新药注册

3. 下列（　　）岗位应当具有执业药师资格。

A. 药品批发企业的企业法人　　　　　　　　B. 药品批发企业的企业负责人

C. 企业质量负责人　　　　　　　　　　　　D. 企业质量管理部门负责人

E. 处方审核人

4. 下列（　　）岗位人员患有传染病或者其他可能污染药品的疾病的，不得从事直接接触药品的工作。

A. 质量管理　　　　　　　B. 验收　　　　　　　　　C. 养护

D. 储存　　　　　　　　　E. 收款

5. 质量管理体系文件包括（　　）。

A. 质量管理制度　　　　　B. 部门及岗位职责　　　　C. 操作规程

D. 档案、报告　　　　　　E. 记录和凭证

6. 《药品经营质量管理规范》对书面记录及凭证的要求有（　　）。

A. 应当及时填写

B. 做到字迹清晰，不得随意涂改，不得撕毁

C. 更改记录的，应当注明理由、日期并签名，保持原有信息清晰可辨

D. 记录及凭证应当至少保存 5 年

E. 疫苗、特殊管理的药品的记录及凭证按相关规定保存

7. 对首营企业的审核，应当索取的资料有（　　　）。

A. 药品生产许可证或者药品经营许可证复印件

B. 营业执照、税务登记、组织机构代码的证件复印件

C. 上一年度企业年度报告公示情况

D. 相关印章、随货同行单（票）样式

E. 开户户名、开户银行及账号

8.《药品经营质量管理规范》对零售企业陈列的要求有（　　　）。

A. 药品与非药品应分开陈列 B. 内服药与外用药应分开陈列

C. 处方药与非处方药应分开陈列 D. 危险品应专柜陈列

E. 易串味药品与一般药品应分开陈列

9. 药品零售企业不得由其他岗位人员代为履行职责的岗位有（　　　）。

A. 药品销售 B. 处方审核 C. 质量管理

D. 收银 E. 药品配送

10. 根据相关规定，不得发布广告的药品有（　　　）。

A. 医疗用毒性药品 B. 军队特需药品 C. 医疗机构配制的制剂

D. 非处方药 E. 麻醉药品

参考答案

一、单项选择题

1. C；2. C；3. D；4. A；5. B；6. B；7. C；8. B；9. D；10. A；11. D；12. D；13. A；14. C；15. B；16. D；17. A；18. C；19. B；20. A

二、多项选择题

1. ACDE；2. ABD；3. CDE；4. ABCD；5. ABCDE；6. ABCDE；7. ABCDE；8. ABCE；9. BC；10. ABCE

第八章　医疗机构药事管理

[内容简介]

医疗机构是患者看病治病的重要场所，药品是医生、药师为患者治疗疾病的重要武器，医疗机构中有关药品的一切活动，如药品采购、调剂、处方也应遵守相关法律规定。本章介绍医疗机构药事管理的概念、内容，药事管理与药物治疗学委员会的组成和任务，药学部门的任务、组织机构和人员职责，处方与调剂业务管理、医疗机构制剂管理，药品采购与供应管理和临床药学服务等内容。

[学习要求]

1. 掌握　处方管理和调剂业务管理；医疗机构制剂与许可证管理；药品进货检查验收制度；药品购进（验收）记录；合理用药的概念；药学服务的对象及药学服务能力要求。

2. 熟悉　医疗机构药事管理的概念和主要内容；处方点评制度、处方点评结果的判定；药品的采购、贮存和经济管理；医疗机构制剂注册和品种范围；医疗机构制剂注册批件及批准文号格式；药品经济管理；合理用药的管理；药学服务内容。

3. 了解　医疗机构的概念及分类管理制度；医疗机构制剂的调剂使用；临床药学和药学服务的含义；医疗机构临床合理用药概况；实施药品采购管理的原因；药品采购部门和品种限制；不合理用药。

案例导入

保定某医院违规采购药品案

保定市市场监督管理局、保定市公安局对保定市某医院进行联合检查发现，当事人未从药品上市许可持有人或者具有药品生产、经营资格的企业购进"盐酸曲马多注射液""地西泮注射液"等精神药品，无法提供购进票据、药品合格证明文件、供货方资质、随货同行单。当事人上述行为违反了《中华人民共和国药品管理法》第五十五条之规定，依据《中华人民共和国药品管理法》第一百二十九条规定，依法责令当事人改正上述违法行为，没收违法购进的药品并处罚款 22.5 万元。

摘自《河北市场监管》，2022.8.5

问题：医疗机构购进药品时应注意什么？

第一节 医疗机构分类及药事管理

学习目标

知识目标：1. 掌握医疗机构药事管理的概念、特点。
2. 熟悉医疗机构药事管理的组织机构及其职能。
3. 了解药事管理与药物治疗学委员会的组成、职责。
能力目标：能够履行医疗机构药学部门的设置和工作职责。
素质目标：培养科学严谨的工作态度。

药事火花

"共和国勋章"获得者——钟南山院士

钟南山，1936年10月生，福建厦门人，1960年毕业于北京医学院（今北京大学医学部），现任广州医科大学附属第一医院国家呼吸系统疾病临床医学研究中心主任、中国工程院院士，在呼吸道传染病及慢性呼吸系统疾病的研究、预防与治疗方面，成果丰硕，实绩突出。为表彰其在抗击新冠肺炎疫情中的杰出贡献，2020年钟南山被授予"共和国勋章"国家荣誉称号。

2003年，在抗击"非典"时，钟南山临危受命、白衣为甲，站在抗疫第一线，主持制定我国"非典"等急性传染病诊治指南等，为战胜"非典"疫情作出重要贡献。17年后，钟南山再度领命出征，为我国打赢新冠肺炎疫情总体战阻击战作出了卓越贡献。

面对人民，钟南山满腔热忱，身为一位医生，把患者当作自己的亲人，为了能让老百姓吃上药，他大声疾呼发展本土低价药，为了让肺病患者避开器械的冰凉，用手捂热听诊器已成为他多年的习惯。钟南山的医者仁心、家国天下情怀以及一路前行、奋斗不息的精神成为这个时代共同的学习榜样。

一、医疗机构的概念及分类

（一）医疗机构的概念

医疗机构是指以救死扶伤、防病治病、为公民的健康服务为宗旨，依法定程序设立的从事疾病诊断、治疗活动的卫生机构的总称。

根据国务院发布施行的《医疗机构管理条例》（国务院令第149号），开办医疗机构必须依照法定程序申请、审批、登记，领取医疗机构执业许可证方可执业。医疗机构执业必须遵守有关法律、法规和医疗技术规范。任何单位和个人未取得医疗机构执业许可证，不得开展诊疗活动，擅自执业的应承担相应的法律责任。

（二）医疗机构的分类

国家扶持医疗机构的发展，鼓励多种形式兴办医疗机构。2000年2月，国务院办公厅转发国务院体改办等八个部门《关于城镇医药卫生体制改革的指导意见》，提出建立新的医疗机构分类管理制度。将医疗机构分为非营利性和营利性两类进行管理。国家根据医疗机构的性质、社会功能及其承担的任务，制定并实施不同的财税、价格政策。非营利性医疗机构在医疗服务体系中占主导地位，享受相应的税收优惠政策。政府举办的非营利性医疗机构由同级财政给予合理补助，并按扣除财政补助和药品差价收入后的成本制定医疗服务价格；其他非营利性医疗机构不享受政府补助，医疗服务价格执行政府指导价。卫生、财政等部门要加强对非营利性医疗机构的财务监督管理。营利性医疗机构医疗服务价格放开，依法自主经营，照章纳税。

据国家卫生行政部门统计，截至 2021 年 12 月底，全国医疗卫生机构数达 98.7 万个，其中：医院 2.6 万个，基层医疗卫生机构 92.2 万个，专业公共卫生机构 3.5 万个，其他机构 0.3 万个。目前，我国医疗机构的类别主要有以下几类。

(1) 综合医院、中医医院、中西医结合医院、民族医医院、专科医院、康复医院。

(2) 妇幼保健院、妇幼保健计划生育服务中心。

(3) 中心卫生院、乡（镇）卫生院、街道卫生院。

(4) 疗养院。

(5) 综合门诊部、专科门诊部、中医门诊部、中西医结合门诊部、民族医门诊部。

(6) 诊所、中医诊所、民族医诊所、卫生所、医务室、卫生保健所、卫生站。

(7) 村卫生室（所）。

(8) 急救中心、急救站。

(9) 临床检验中心。

(10) 专科疾病防治院、专科疾病防治所、专科疾病防治站。

(11) 护理院、护理站。

(12) 其他诊疗机构。

(13) 医学检验实验室、病理诊断中心、医学影像诊断中心、血液透析中心、安宁疗护中心等。

二、医疗机构药事管理规定

（一）医疗机构药事的概念

医疗机构药事，泛指在以医院为代表的医疗机构中，一切与药品和药学服务有关的事务。包括医疗机构中药品的监督管理、采购供应、贮存保管、调剂制剂、质量管理、临床应用、经济核算、临床药学、药学情报服务和教学科研；药学部门内部的组织结构、人员配备、设施设备、规章制度；药学部门与外部的沟通联系、信息交流等一切与药品和药学服务有关的事务。

（二）医疗机构药事管理的概念

2011 年 1 月，卫生部、国家中医药管理局和总后勤部卫生部共同对《医疗机构药事管理暂行规定》进行了修订，制定了《医疗机构药事管理规定》，规定提出：医疗机构药事管理，是指医疗机构以患者为中心，以临床药学为基础，对临床用药全过程进行有效的组织实施与管理，促进临床科学、合理用药的药学技术服务和相关的药品管理工作。

传统的医疗机构药事管理主要是对物的管理，即药品的采购、贮存、调剂及配制调剂的管理，药品的质量和经济管理等。随着现代医药卫生事业的发展，医疗机构药事管理的重心已经逐步由对物的管理转向以患者安全、有效、合理用药为中心的系统药事管理。

（三）医疗机构药事管理的主要内容

医疗机构药事管理是由若干相互联系、相互制约的部门管理和药学专业管理构成的一个相对完整的管理系统，具有专业技术性、政策法规性和技术服务性等特点。主要包括以下几个方面的内容。

1. 组织管理

组织管理是研究医院药学部门的结构和人员的管理，完善组织管理就可以提升药学部门的整体系统功能。其管理功能十分广泛，涵盖了医院药学实践的组织体制和结构、各项规章制度的建立。如药学部门的组成、人员编配、岗位设置与职责、人员结构、培养教育、沟通协调能力、思想政治工作等素质提高，以及领导艺术与方法，以及对上述各项目的设计、计划和管理工作等。

2. 业务管理

包括调剂管理、医疗机构制剂管理、药品库存管理、质量控制管理、临床用药管理、药学信息管理等。其任务是通过科学的组织、计划与控制，使药品制剂流通过程中的诸因素与药学人员、药学技术、仪器设备、药事法规、药学信息得到合理的结合和有序的实施，提高效益，保证药品质量，达到安全、有效、经济的临床合理用药目的。随着临床药学工作的发展和工作模式的转变，业务管理还涵盖了建立临床药师制，以培养和配备临床药师，直接参与临床药物治疗，协同医师合理遴选治疗药物；个体化给药方案与药物基因组学的研究与检测；门诊药房设置药物咨询服务，实施大窗口或柜台式发药模式，面对面与患者交流，药师承担处方点评工作；设置静脉用药调配中心，对全胃肠外营养、高危药品等静脉用药实行集中调配与供应，药学专业人员单剂量调剂配发药品，以及全自动分包装系统的应用；信息技术在医院药学工作中的应用等。这些新业务项目的建立和开展，其目的是提高医院药学服务的技术含量，为医院药学向临床学科转化创造条件以促进药物的合理使用，充分体现了以人为本、为患者服务的宗旨。因此，也必然会牵涉到这些新业务中制度化、规范化的管理问题。

3. 技术管理

技术管理是指医院药学事件中的技术活动以及提高与发展所进行的计划、组织、调控和实施的管理。其内容包括药品质量的控制管理；本机构药品处方集和基本用药供应目录的制定与品种遴选管理；临床用药路径与管理；静脉用药集中调配和医院制剂操作规程、药品制定与药学服务质量控制办法的制定与管理；药学科研活动和成果的管理；药学技术人员业务技术培训与考核的管理，信息技术在医院药学领域的应用与管理；药学信息资料与技术档案管理等。

4. 物资设备管理

物资设备管理是指医疗过程中需要的药品、相关医用材料以及仪器设备的选购、保管、使用等一系列管理工作。例如医院基本药品目录的遴选、采购计划的审核、存量的控制、药品分类分级、特殊管理药品的管理，以及相关仪器设备的选购、操作、维护等管理。

5. 质量管理

质量管理是指按照质量形成规律，通过科学方法，保证和提高工作质量所进行的管理。具体来说，就是运用标准、规范、规程、监控等管理措施，对临床用药和医院药学部门工作质量实施管理。其质量管理内容主要有：药品采购、验收、保管过程的质量管理，药品供应与药学技术服务过程的质量管理，药学信息提供与咨询服务过程的质量管理；临床药物治疗工作的质量管理，药品评价利用的质量管理，临床药师参与临床用药工作的质量管理，等等。

6. 成本管理

在保证基本用药供应目录的情况下，应及时掌握新药动态和市场信息，根据治疗需要在安全、疗效评估的前提下适宜地引进新药；在确保药品质量和服务的前提下，制定药品采购计划，减少库存，加速资金周转，合理增加收入、减少开支；做好药品成本核算和账务管理，保证社会效益和经济效益同步增长；积极开展药物经济学的研究，制定合理的药物治疗方案，取得较好的效益；开展医院处方点评，找出存在问题，分析原因，减少用药盲点和资源浪费。

7. 信息管理

在医院药学部门的整个活动中始终贯穿着两种"流动"：一种是物流（主要是药品、制剂），另一种是伴随物流产生而又引导物流有序运动的信息流。信息流的混乱会使物流混乱，某些决策失误、指挥失灵、用药不适宜，追究其主要原因就是信息不畅通或与信息阻塞密切相关。反馈信息不及时或不正确或无法反馈，从而对物流失去了控制。信息管理的任务就是研究药学部门工作和临床用药的信息特点、信息收集、信息处理和信息反馈。

8. 药学研究工作

医疗机构应当结合临床和药物治疗需要，开展药学研究工作，提供必要的工作条件，制定相应管理制度，加强对药学研究工作的管理。医疗机构药事管理具有专业性、实践性和服务性特点。专业性指医疗机构药事管理不同于一般行政管理工作，具有明显的药学专业特征，实践性指医疗机构药事管理是各种管理职能和方法在医疗机构药事活动中的实际运用；服务性突出了医疗机构药事管理的目的，即保障医疗机构药学服务工作的正常运行和不断发展，围绕医疗机构的总目标，高质高效地向患者和社会提供医疗卫生保健的综合服务。

第二节　医疗机构调剂管理

 学习目标

知识目标： 1. 掌握医疗机构药品调剂管理的规定。

2. 熟悉药品调剂的流程、步骤与调剂工作管理。

3. 了解静脉药物集中调配的要求。

能力目标： 能根据国家现行的《处方管理办法》等要求，正确开展药品调剂工作，为患者提供优良的药学服务。

素质目标： 培养规则意识和规范工作的素质。

案例分析

一场险些由"临床医师剂量计算错误"酿成的事故

一名 10 岁患儿，体重 70kg，诊断为"上呼吸道感染"。医师处方头孢氨苄 25～50mg/(kg·d)，按体重计算即为 600mg/次，一日 4 次。由于患儿超重，按体重计算出的一次用量已超过成人剂量（500mg/次）。药师审方时发现，拦截了该处方并及时与处方医师沟通修改给药剂量，未造成不良事件。

一、处方管理

处方管理是药品使用管理的重要组成部分，其目的在于提高处方质量，促进合理用药，保障医疗安全。2007 年国家卫生管理部门第 53 号令发布了《处方管理办法》，对处方的开具、调剂、保管相关的医疗机构及相关人员作出了具体的规定，并确定了违反该部门规章应负的法律责任，进一步完善了我国的处方管理制度。另外，为了落实《处方管理办法》第四十四条"医疗机构应当建立处方点评制度"的规定，卫生部在 2010 年 2 月以卫医管发〔2010〕28 号文件发布了《医院处方点评管理规范（试行）》。对处方点评管理从组织、实施、结果、监督管理等方面进行了细化规定，有利于处方管理制度不断规范、完善。2018 年 6 月，为进一步规范医疗机构处方审核工作，促进临床合理用药，保障患者用药安全，由国家卫生健康委员会办公厅、国家中医药管理局办公室、中央军委后勤保障部办公厅三个部门联合制定发布了《医疗机构处方审核规范》。

（一）处方含义

处方是医疗和生产中关于药剂调制的一项重要书面文件，是指由注册的执业医师和执业助理医师在诊疗活动中为患者开具的、由药学专业技术人员审核、调配、核对，并作为发药凭证的医疗用药的医疗文书。医院使用的处方主要有以下三类。

1. 医师处方

医师处方指由注册的执业医师和执业助理医师在诊疗活动中为患者开具的，由取得药学专业技术职务任职资格的药学专业技术人员审核、调配、核对，并作为患者用药凭证的医疗文书。医师处方包括医疗机构病区用药医嘱单。

2. 协定处方

协定处方是根据医院日常医疗用药的需要，医院药剂科与临床医师共同协商制订的处方。适于大量配制和储备，可控制药品的品种和质量，提高工作效率，减少患者取药等候时间。每个医院的协定处方仅限于在本单位使用。

3. 法定处方

法定处方指《中国药典》等国家药品标准收载的处方，具有法律约束力，在生产或医师开写法定制剂时，必须遵照法定处方的规定。

（二）处方性质

1. 法律性

医疗机构中，处方是处方开具者与处方调配者之间共同为患者健康服务的纽带。两者既有共同的目标，又有明确的分工。医师具有诊断权和处方权，但无处方调配权；药师有审核和调配处方权，但无诊断权和处方权。开具或调配处方造成的医疗差错或事故，医师和药师分别承担相应的法律责任，处方就是判定法律责任的原始依据之一，故处方具有法律上的意义。

2. 技术性

处方中写明了药品的名称、剂型、规格、数量及用法用量等，其内容反映了医生对患者药物治疗方案的设计和对患者的用药指导，开具或调配处方者都必须由经过系统专业学习，并经资格认定的医药专业技术人员担任。表现出开具或调配处方的技术性。

3. 经济性

处方是药品消耗以及药品经济收入结账的凭证和原始依据，也是患者在治疗过程中用药费用支出的有效清单。医疗机构还可以按照处方来检查和统计药品。尤其是贵重药品、特殊管理药品等的消耗量和调剂工作量，处方还可以作为报销、查核、采购等的依据以及药品经济收入结账的凭据，故处方还具有经济上的意义。

医师开具处方和药师调剂处方应当遵循安全、有效、经济的原则。处方必须认真调配、仔细核对，防止差错，并加以妥善保管。

（三）处方内容

按照国家卫生管理部门统一规定的处方标准，处方内容包括前记、正文、后记三部分。

处方前记包括医疗机构名称、费别、患者姓名、性别、年龄、门诊或住院病历号、科别或病区和床位号、临床诊断、开具日期等。可添列特殊要求的项目。麻醉药品和第一类精神药品处方还应当包括患者身份证明编号、代办人姓名、身份证明编号。认真填写前记内容便于结合患者的情况审查处方，避免差错，必要时便于和患者联系。

处方正文以 Rp 或 R［拉丁文 Recipe（请取）的缩写］标示，分列药品名称、剂型、规格、数量、用法用量。这部分内容是处方的核心，它直接关系到患者用药的安全有效，因此医师必须根据诊断、药品的性能、不良反应以及患者的整体情况，周密考虑，认真开写；药师调配和发药也务须小心谨慎，加强审核，避免差错。

处方后记包含医师签名或者加盖专用签章，药品金额以及审核、调配，核对人、发药药师签名或者加盖专用签章，以示对患者高度负责。

（四）处方权限

（1）经注册的执业医师在执业地点取得相应的处方权。经注册的执业助理医师在医疗机构开具的处方，应经所在执业地点执业医师签名或加盖专用签章后方有效。进修医师需经所在医疗机构批准后方有处方权。

（2）经注册的执业助理医师在乡、民族乡、镇、村的医疗机构独立从事一般的执业活动，可以在注册的执业地点取得相应的处方权。

（3）医师应当在注册的医疗机构签名留样或者有专用签章后，方可开具处方。

（4）医疗机构应当按照有关规定，对本机构执业医师和药师进行麻醉药品和精神药品使用知识和规范化管理的培训。执业医师经考核合格后取得麻醉药品和第一类精神药品的处方权。医师取得麻醉药品和第一类精神药品处方权后，方可在本机构开具麻醉药品和第一类精神药品处方，但不得为自己开具该类药品处方。

（5）试用期人员开具处方，应当经所在医疗机构有处方权的执业医师审核，并签名或加盖专用签章后方有效。

（五）处方格式及书写规范

处方由医疗机构按照国家卫健委规定的标准和省、自治区、直辖市卫生行政部门统一制定的格式印制。处方用纸颜色：普通处方为白色；急诊处方为淡黄色，右上角标注"急诊"；儿科处方为淡绿色，右上角标注"儿科"；麻醉药品和第一类精神药品处方为淡红色，右上角标注"麻、精一"；第二类精神药品处方为白色，右上角标注"精二"。

处方书写时应符合以下要求。

（1）患者一般情况、临床诊断填写清晰、完整，并与病历记载相一致。

（2）每张处方限于一名患者的用药。

（3）字迹清楚，不得涂改；如需修改，应当在修改处签名并注明修改日期。

（4）药品名称应当使用规范的中文名称书写，没有中文名称的可以使用规范的英文名称书写；医疗机构或者医师、药师不得自行编制药品缩写名称或者使用代号；书写药品名称、剂量、规格、用法、用量要准确规范，药品用法可用规范的中文、英文、拉丁文或者缩写体书写，但不得使用"遵医嘱""自用"等含糊不清字句。

（5）患者年龄应当填写实足年龄，新生儿、婴幼儿写日、月龄，必要时要注明体重。

（6）西药和中成药可以分别开具处方，也可以开具一张处方，中药饮片应当单独开具处方。

（7）开具西药、中成药处方，每一种药品应当另起一行；每张处方不得超过5种药品。

（8）中药饮片处方的书写，一般应当按照"君、臣、佐、使"的顺序排列；调剂、煎煮的特殊要求注明在药品右上方，并加括号，如布包、先煎、后下等，对饮片的产地、炮制有特殊要求的，应当在药品名称之前写明。

（9）药品用法用量应当按照药品说明书规定的常规用法用量使用，特殊情况需要超剂量使用时，应当注明原因并再次签名。

（10）除特殊情况外，应当注明临床诊断。

（11）开具处方后的空白处划一斜线，以示处方完毕。

（12）处方医师的签名式样和专用签章应当与院内有关部门留样备查的式样相一致，不得任意改动，否则应当重新登记图样备案。

（13）药品剂量与数量用阿拉伯数字书写。剂量应当使用法定计量单位：重量以克（g）、毫克（mg）、微克（μg）、纳克（ng）为单位，容量以升（L）、毫升（mL）为单位；有些以国际单位（IU）、单位（U）为单位；中药饮片以克（g）为单位。片剂、丸剂、胶囊剂、颗粒剂分别以片、丸、粒、袋为单位；

溶液剂以支、瓶为单位；软膏及乳膏剂以支、盒为单位；注射剂以支、瓶为单位，应当注明含量；中药饮片以剂为单位。

（六）处方的开具

（1）处方依据　医师应当根据医疗、预防、保健需要，按照诊疗规范、药品说明书中的药品适应证、药理作用、用法、用量、禁忌、不良反应和注意事项等开具处方。

（2）医疗机构应当根据本机构性质、功能、任务，制定药品处方集。

（3）医疗机构应当按照经药品监督管理部门批准并公布的药品通用名称购进药品。同一通用名称药品的品种，注射剂型和口服剂型不得超过2种，处方组成类同的复方制剂1～2种。因特殊诊疗需要使用其他剂型和剂量规格药品的情况除外。

（4）处方药品名称　医师开具处方应当使用经药品监督管理部门批准并公布的药品通用名称、新活性化合物的专利药品名称和复方制剂药品名称。医师开具院内制剂处方时应当使用经省级卫生行政部门审核、药品监督管理部门批准的名称。

（5）特殊管理药品　按照2005年国务院《麻醉药品和精神药品管理条例》、2005年卫生部《医疗机构麻醉药品、第一类精神药品管理规定》和卫生部制定的麻醉药品和精神药品临床应用指导原则等开具麻醉药品、第一类精神药品处方。

门（急）诊癌症疼痛患者和中、重度慢性疼痛患者需长期使用麻醉药品和第一类精神药品的，首诊医师应当亲自诊查患者，建立相应的病历，要求其签署"知情同意书"。病历中应当留存下列材料复印件：①二级以上医院开具的诊断证明；②患者户籍簿、身份证或者其他相关有效身份证明文件；③为患者代办人员身份证明文件。另外，除需长期使用麻醉药品和第一类精神药品的门（急）诊癌症疼痛患者和中、重度慢性疼痛患者外，麻醉药品注射剂仅限于医疗机构内使用。医疗机构应当要求长期使用麻醉药品和第一类精神药品的门（急）诊癌症患者和中、重度慢性疼痛患者，每3个月复诊或者随诊一次。

（6）处方限量　为防止药疗事故和造成卫生资源的浪费，对每张处方的药品均有限量要求。处方一般不得超过7日用量；急诊处方一般不得超过3日用量；对于某些慢性病、老年病或特殊情况，处方用量可适当延长，但医师应当注明理由。

为门（急）诊患者开具的麻醉药品注射剂，每张处方为一次常用量；控缓释制剂，每张处方不得超过7日常用量；其他剂型，每张处方不得超过3日常用量。第一类精神药品注射剂，每张处方为一次常用量；控缓释制剂，每张处方不得超过7日常用量；其他剂型，每张处方不得超过3日常用量。哌醋甲酯用于治疗儿童多动症时，每张处方不得超过15日常用量。第二类精神药品一般每张处方不得超过7日常用量；对于慢性病或某些特殊情况的患者，处方用量可以适当延长，医师应当注明理由。

为门（急）诊癌症疼痛患者和中、重度慢性疼痛患者开具的麻醉药品、第一类精神药品注射剂，每张处方不得超过3日常用量，控缓释制剂，每张处方不得超过15日常用量；其他剂型，每张处方不得超过7日常用量。

为住院患者开具的麻醉药品和第一类精神药品处方应当逐日开具，每张处方为1日常用量。

对于需要特别加强管制的麻醉药品，盐酸二氢埃托啡处方为一次常用量，仅限于二级以上医院内使用；盐酸哌替啶处方为一次常用量，仅限于医疗机构内使用。

医疗用毒性药品每次处方剂量不得超过2日极量。放射性药品的处方用量按照国家有关规定执行。

（7）处方的有效期　为避免病情变化，处方开具当日有效。特殊情况下需延长有效期的，由开具处方的医师注明有效期限，但有效期最长不得超过3天。

（8）电子处方　医师利用计算机开具、传递普通处方时，应当同时打印出纸质处方，其格式与手写处方一致；打印的纸质处方经签名或者加盖签章后有效。

（七）处方保管

处方由调剂处方药品的医疗机构妥善保存。普通处方、急诊处方、儿科处方保存期限为 1 年；医疗用毒性药品、第二类精神药品处方保存期限为 2 年；药师应当对麻醉药品和第一类精神药品处方，按年月日逐日编制顺序号，麻醉药品和第一类精神药品处方保存期限为 3 年。处方保存期满后，经医疗机构主要负责人批准、登记备案，方可销毁。

医疗机构应当根据麻醉药品和精神药品处方开具情况，按照麻醉药品和精神药品品种、规格对其消耗量进行专册登记，登记内容包括发药日期、患者姓名、用药数量。专册保存期限为 3 年。

二、调剂管理

（一）调剂的概述

1. 调剂的概念

调剂指配药，即配方、发药，又称调配处方，是从接受处方至给患者（或护士）发药并进行交代和答复询问的全过程。调剂是专业性、技术性、管理性、法律性、事务性、经济性综合一体的活动过程，也是药师、医师、护士、患者（或其家属）等协同活动的过程。

2. 调剂人员的资格

按照我国《药品管理法》及《处方管理办法》规定，依法经资格认定的药师或者其他药学技术人员方可从事处方调剂工作，负责处方审核、评估、核对、发药以及安全用药指导。对于麻醉药品和第一类精神药品的调剂，医疗机构应当按照有关规定，对本医疗机构执业医师和药师进行麻醉药品和精神药品使用知识和规范化管理的培训，药师经考核合格后取得麻醉药品和第一类精神药品调剂资格，方可在本机构调剂此类药品。

（二）调剂的流程与步骤

1. 调剂活动的流程

调剂活动涉及多个部门、科室及不同种类的患者，现以门诊调剂为例，其流程如图 8-1 所示。

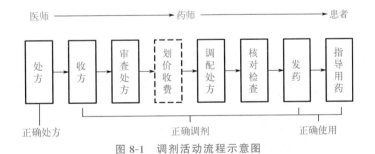

图 8-1　调剂活动流程示意图

2. 调剂工作的步骤

以门诊调剂为例，调剂过程可分以下几个步骤。

（1）收方　从患者或病房护理人员处接受处方或药品请领单。

（2）审查处方　主要审查处方书写是否正确与合理。

（3）配方　按处方调配药剂或取出药品。

（4）包装与贴标签　包装袋与药瓶标签上应标示患者姓名、药品品名、规格、用法用量等。

（5）核对处方　仔细核对所取的药品与处方药品是否一致，防止差错。

（6）发药　发药时应对患者进行解释、交代工作。

（三）调剂业务管理

调剂业务的管理可以概括为运转管理和技术管理。运转管理包括处方笺处理的合理化、分装的机械化、候药室管理、账卡管理、处方笺统计、环境和人员管理等。技术管理主要包括从处方接受至发药全过程技术方面的管理以及对差错事故的处理管理。本部分主要讨论调剂业务技术管理。调剂业务技术管理的目的一是运用调剂技术，保证配发给患者的药品准确无误，质量优良，疗效良好，使用合理；二是提高配方效率，缩短候药时间，改善服务态度，为患者提供优质服务。

1. 门诊调剂室的布局设计

门诊调剂室应根据以患者为中心的服务思想来设置，既方便门诊患者就医，又使医院各科室工作秩序井然。通常门诊调剂室宜设于门诊部建筑物底层，与各诊疗科室的距离基本相等，且宜与收费部门比邻，便于患者收费、取药同时进行。根据医院的性质、规模和门诊量的大小，门诊调剂一般可设门诊西药调剂室、门诊中药调剂室、儿科调剂室、传染科调剂室和急诊调剂室。

门诊调剂室的设计原则：①保证药品配方工作的顺利进行；②方便患者取药；③位置适中，便于调配处方及药品请领；④可减轻劳动强度，提高工作效率；⑤具有良好的卫生条件，与其他诊疗科室隔离；⑥具有充足的光线、足够的供水和供暖及适当的空气调节装置。

为保证配方质量，提高发药速度，减小配方差错，配方室室内药品应合理定位排列。药品摆放的原则如下。

① 按剂型分别摆放：通常注射剂、片剂等品种数量多，应放在容易拿取的地方。其他剂型也应根据使用情况来排列。

② 按内服、外用药分别摆放：内服、外用药要严格区别，分别摆放。内服、外用药架也应有醒目的标记，提示调配人员注意。

③ 按药理作用分类摆放：如按心血管用药、抗感染用药、消化系统用药等分类摆放。必要时还可细分，如消化系统用药可细分为抗酸药、胃肠解痉药、胃动力药、助消化药、止泻药、泻药等。

④ 按使用频率摆放：使用频率高的尽量放在最易拿取的位置。

⑤ 按处方药和非处方药应分别摆放。

⑥ 特殊管理药品应特殊摆放或保存：医疗机构可以根据管理需要在门诊、急诊、住院等药房设置麻醉药品、第一类精神药品周转库（柜），并由专人负责此特殊管理药品调配。第二类精神药品亦应存放在专柜中，不得与普通药品混放。另外，易串味的药品与一般药品应分开摆放。生物制品及其他性质不稳定而需冷藏的药品应置于冷藏箱内存放。

2. 处方审核

根据《医疗机构处方审核规范》，处方审核是指药学专业技术人员运用专业知识与实践技能，根据相关法律法规、规章制度与技术规范等，对医师在诊疗活动中为患者开具的处方，进行合法性、规范性和适宜性审核，并作出是否同意调配发药决定的药学技术服务。二级以上医院、妇幼保健院和专科疾病防治机构应当按照规范执行，其他医疗机构参照执行。

审核的处方包括纸质处方、电子处方和医疗机构病区用药医嘱单。

从事处方审核的药学专业技术人员（以下简称药师）应当满足以下条件。

① 取得药师及以上药学专业技术职务任职资格。

② 具有3年及以上门急诊或病区处方调剂工作经验，接受过处方审核相应岗位的专业知识培训并考核合格。

药师是处方审核工作的第一责任人。药师应当对处方各项内容进行逐一审核。医疗机构可以通过相关信息系统辅助药师开展处方审核。对信息系统筛选出的不合理处方及信息系统不能审核的部分，应当由药师进行人工审核。

（1）合法性审核

① 处方开具人是否根据《执业医师法》取得医师资格，并执业注册。

② 处方开具时，处方医师是否根据《处方管理办法》在执业地点取得处方权。

③ 麻醉药品、第一类精神药品、医疗用毒性药品、放射性药品、抗菌药物等药品处方，是否由具有相应处方权的医师开具。

（2）规范性审核

① 处方是否符合规定的标准和格式，处方医师签名或加盖的专用签章有无备案，电子处方是否有处方医师的电子签名。

② 处方前记、正文和后记是否符合《处方管理办法》等有关规定，文字是否正确、清晰、完整。

③ 条目是否规范。

（3）用药适宜性审核

西药及中成药处方，应当审核以下项目。

① 处方用药与诊断是否相符。

② 规定必须做皮试的药品，是否注明过敏试验及结果的判定。

③ 处方剂量、用法是否正确，单次处方总量是否符合规定。

④ 选用剂型与给药途径是否适宜。

⑤ 是否有重复给药和相互作用情况，包括西药、中成药、中成药与西药、中药饮片之间是否存在重复给药和有临床意义的相互作用。

⑥ 是否存在配伍禁忌。

⑦ 是否有用药禁忌：儿童、老年人、孕妇及哺乳期妇女、脏器功能不全患者用药是否有禁忌使用的药物，患者用药是否有食物及药物过敏史禁忌证、诊断禁忌证、疾病史禁忌证与性别禁忌证。

⑧ 溶媒的选择、用法用量是否适宜，静脉输注的药品给药速度是否适宜。

⑨ 是否存在其他用药不适宜情况。

中药饮片处方，应当审核以下项目。

① 中药饮片处方用药与中医诊断（病名和证型）是否相符。

② 饮片的名称、炮制品选用是否正确，煎法、用法、脚注等是否完整、准确。

③ 毒麻贵细饮片是否按规定开方。

④ 特殊人群如儿童、老年人、孕妇及哺乳期妇女、脏器功能不全患者用药是否有禁忌使用的药物。

⑤ 是否存在其他用药不适宜情况。

（4）处方审核程序

① 药师接收待审核处方，对处方进行合法性、规范性、适宜性审核。

② 若经审核判定为合理处方，药师在纸质处方上手写签名（或加盖专用印章）、在电子处方上进行电子签名，处方经药师签名后进入收费和调配环节。

③ 若经审核判定为不合理处方，由药师负责联系处方医师，请其确认或重新开具处方，并再次进入处方审核流程。

药师审核后，认为存在用药不适宜时，应当告知处方医师，建议其修改或者重新开具处方；药师发现不合理用药，处方医师不同意修改时，药师应当作好记录并纳入处方点评；药师发现严重不合理用药或者用药错误时，应当拒绝调配，及时告知处方医师并记录，按照有关规定报告。

（5）调配处方

经审查合格的处方应及时调配，为确保配方准确无误，药师调剂处方时必须做到"四查十对"，以减少差错事故的发生率，提高药品调剂的质量。

"四查十对"的内容为：查处方，对科别、姓名、年龄；查药品，对药名、剂型、规格、数量；查配伍禁忌，对药品性状、用法用量；查用药合理性，对临床诊断。

（6）发药

发药是调配工作的最后一个环节。发药时，应主动热情、态度和蔼，应详细交待药剂的用量、间隔时间和用法，解释使用注意事项。例如，发放外用药剂应说明用药部位及方法，且强调"不得内服"；混悬剂、乳剂发放时要交待"用时摇匀"；有的滴眼液（如吡诺克辛钠滴眼液）将药片与溶剂均装在同一个包装内，临用前将其配成溶液才能使用；还有的药片瓶中装有干燥剂，也有被患者误服的；抗组胺药、镇静药和催眠药服用期间要嘱咐不得驾驶车辆等；有些药物与食物可产生相互作用，服用后引起尿黄色和大便变色的亦应向患者交代，以免引起患者的疑虑和不安。另外，还要答复患者或其家属的询问。注意尊重患者隐私。对于麻醉药品、精神药品和医疗用毒性药品，其用法用量特别要交待清楚。对于儿童、老人和精神不健全患者，应作重点交待、解释，既要说清楚，又要写明白，以免发生服用差错。

3. 差错事故的预防

差错事故发生率的高低，直接影响到调剂工作的质量，一旦发生差错事故，轻者贻误疾病的治疗，重者给患者带来不应有的痛苦、生理和心理创伤，严重的甚至造成死亡。因此，对差错事故一定要找出原因，采取有效措施加以杜绝。更要预防差错事故的发生，降低其发生率，这是调剂管理的重要内容。

4. 住院调剂室的配方发药方式

住院调剂工作与门诊调剂工作不同，它只把住院患者所需的药剂定期发至病区。供药的方式有多种，各家医院的做法不一，但主要的方式有三种，任何一种方式都有其优点，但也有其不足之处。因此，医院可以针对具体情况，将两种发药方式相结合，取长补短。

（1）凭处方发药

医师给住院患者开出处方，由护士或患者（家属）凭处方到住院调剂室由药剂人员按方发药。这种发药方式的优点是药师可直接了解患者的用药情况，便于发挥药师的监督作用，及时发现药品的滥用、浪费等现象，并采取措施纠正，有利于患者安全、合理用药。但其缺点是工作量较大，故仅适合于特殊情况下的取药，如患者使用麻醉药品、精神药品和贵重药品等及少数临时用药，以及出院患者带药和紧急用药的情况。

（2）病区小药柜制

按各病区的专业特点和床位数，在病区内设小药柜，储备一定数量的常用药及少量急救药品、麻醉药品，由护士按医嘱取药发给患者服用。一段时间后填写药品请领单向住院调剂室领取补充消耗的药品，药师按请领单将药配齐，经核对后送到病区或由护士核对后领回。此种方式方便患者及时用药，减轻了护士和调剂人员的工作量和忙乱现象，药师也能主动有计划地安排发药时间。但其缺点是药师看不到医嘱，不易及时了解药品使用情况和患者的用药情况，不能及时纠正用药过程中出现的问题。此外，病区保存的药品，由于没有专业人员的管理，不容易及时发现变质或过期失效的品种，小药柜药品为共用，缺少监督管理，也容易造成药品的流失。加上领药人常常不固定，领药计划不周，容易造成药品积压、浪费等后果。

（3）中心摆药制

在病区的适中位置设立中心摆药室，其人员由药师和护士组成。药品的请领、补充、保管、账目登记统计由药师负责。护士负责摆药及有关的准备工作。病区护士将治疗单或医嘱，送至中心摆药室，摆药室护士将病区每一个患者的一天服药量，分次摆在药盘的投药杯中。摆好的药品经护士、药师相互核对后，再经病区药疗护士核对无误签字后领回。小针剂、大输液、外用药品由护士填写领药单，送至住院调剂室由药师发给。此种方式的优点为药品保管集中，由药师保管，可避免药品变质、过期失效、积压、浪费。摆药经多重核对，可避免差错事故的发生。缺点是摆好的药品置于投药杯中，运送不便，且容易在运送中受污染。

（4）药品单位剂量调配系统

针对住院患者用药，美国从 20 世纪 60 年代起就开始采用单元调剂（unit dose dispening，UDD），目前美国、日本的大多数医院都采用了这种方法。单元调剂，即单位剂量调剂，要求发给住院患者服用的固体药品均以单位剂量（如每 1 片、每 1 粒）用铝箔或塑箔进行包装，上面标有药名、剂量，便于药师、护士及患者自己进行核对，避免了过去发给患者的散片无法识别、无法核对的缺点，从而保证所用药品正确无误。医疗机构门急诊药品调剂室应当实行大窗口或者柜台式发药。住院（病房）药品调剂室对注射剂按日剂量配发，对口服制剂药品实行单剂量调剂配发。

第三节 医疗机构制剂管理

 学习目标

知识目标： 1. 掌握医疗机构制剂与许可证管理。
2. 熟悉医疗机构制剂注册和品种范围；医疗机构制剂注册批件及批准文号格式。
3. 了解医疗机构制剂的调剂使用。
能力目标： 能运用《医疗机构制剂配制质量管理规范》《医疗机构制剂配制监督管理办法》《医疗机构制剂注册管理办法》等有关规定，进行医疗机构制剂许可证的申领等工作。
素质目标： 培养无菌意识和严谨的工作态度。

案例分析

某市药品监督管理局在检查时发现，该市 A 医院取得了医疗机构制剂许可证，且该院自制的某外用制剂也取得了医疗机构制剂批准文号。A 医院不仅在本院内使用此种制剂，并将其销售给该市的 B 医院，B 医院将其给本院的患者使用。

请对 A 医院的该做法进行分析。

一、医疗机构制剂的含义

医疗机构制剂，是指医疗机构根据本单位临床需要经批准而配制、自用的协定处方制剂。它属于药品生产的范畴。在制药工业尚不发达时期，医疗机构制剂是药品临床供应的有力补充和支持手段。几十年来，它在医疗机构中切实解决了一些药品市场供应短缺的问题，满足临床治疗的需要。但是医疗机构制剂存在小批量、多品种、配制环境及设施设备不足、质量检验机构不健全等特点，因此，国内外药品监管部门普遍加强了对医院制剂质量的监督管理，并限制配制大输液等生产条件要求很高的品种。

为保证医疗机构制剂的质量安全性和有效性，1984 年，原国家卫生部根据《药品管理法》的规定，对配制医疗机构制剂实行制剂许可证管理制度，建立了医疗机构制剂法制化管理机制。2001 年修订实施的《药品管理法》以及《药品管理法实施条例》对医疗机构配制制剂作出了更为明确的规定。医疗机构配制制剂必须首先申请取得医疗机构制剂许可证，制剂品种按照 2005 年国家食品药品监督管理局的《医疗机构制剂注册管理办法（试行）》要求经过批准，制剂配制实施 2001 年国家药品监督管理局的《医疗机构制剂配制质量管理规范（试行）》和 2005 年国家食品药品监督管理局的《医疗机构制剂配制监督管理办法（试行）》。

二、医疗机构制剂管理要点

（一）医疗机构制剂许可制度

根据我国《药品管理法》第七十四条规定："医疗机构配制制剂，应当经所在地省、自治区、直辖市人民政府药品监督管理部门批准，取得医疗机构制剂许可证。无医疗机构制剂许可证的，不得配制制剂。"本条规定了医疗机构制剂审批的主体和审批程序。获得此许可证是医疗机构自配制剂的法定资格证明，该许可证所要求的条件是医疗机构自配制剂的法定最低条件。

1. 申请

医疗机构自配制剂的申请应向省级药品监督管理部门提出，经其审核同意后，发给医疗机构制剂许可证。

2. 审批

省级药品监督管理部门收到申请后在规定时间内，按照 2000 年国家药品监督管理局制定的《医疗机构制剂许可证验收标准》组织验收。验收合格的，予以批准，核发医疗机构制剂许可证，并向国家药品监督管理局备案；验收不合格的，作出不予批准的决定，书面通知申请人并说明理由，同时告知申请人享有依法申请行政复议或者提起行政诉讼的权利。医疗机构制剂许可证上注明配制制剂的范围及有效期限等项内容，此证有效期为 5 年。医疗机构制剂许可证有效期届满需要继续配制制剂的，医疗机构应当在有效期届满前 6 个月向原发证机关申请换发。

（二）医疗机构制剂的品种与管理

1. 品种范围

按照《药品管理法》规定："医疗机构配制的制剂，应当是本单位临床需要而市场上没有供应的品种"。自配制剂品种范围包括临床常用而疗效确切的协定处方制剂、某些性质不稳定或有效期短的制剂、市场上不能满足的不同规格、容量的制剂、其他临床需要的以及科研用的制剂等。

依据我国 2005 年《医疗机构制剂注册管理办法》，有下列情形之一者，不得申请注册的医疗机构制剂：①市场上已有供应的品种；②含有未经国家药品监督管理部门批准的活性成分的品种；③除变态反应原外的生物制品；④中药注射剂；⑤中药、化学药组成的复方制剂；⑥麻醉药品、精神药品、医疗用毒性药品、放射性药品；⑦其他不符合国家有关规定的制剂。

2. 品种管理

（1）医疗机构制剂品种实行注册制度。《药品管理法》规定医疗机构配制的制剂应当经所在地省、自治区、直辖市人民政府药品监督管理部门批准后方可配制。这是从源头上保证自配制剂质量，提高制剂配制水平，加强对制剂进行监督管理的重要措施。

医疗机构自配制剂均须经本院药事管理与药物治疗学委员会审查后，报省级药品监督管理部门或者其委托的设区的市级药品监督管理机构审批。需组织现场考察，抽取连续 3 批检验用样品，由指定药品检验所进行样品检验和质量标准技术复核。技术审评符合规定的，发给医疗机构制剂临床研究批件。申请配制的化学制剂已有同品种获得制剂批准文号的，可以免于进行临床研究。完成临床研究后，再次向审批机构报送临床研究总结资料，再次进行技术审评，符合规定的，向申请人核发医疗机构制剂注册批件及制剂批准文号，同时报国家药品监督管理局备案。医疗机构制剂批准文号的格式为：X 药制字 H（Z）＋4 位年号＋4 位流水号。其中 X 为省、自治区、直辖市简称，H 为化学制剂，Z 为中药制剂。医疗机构制剂批准文号的有效期为 3 年。有效期届满需要继续配制的，申请人应当在有效期届满前 3 个月按照原申请配制程序提出再注册申请。

（2）医疗机构制剂须经本单位药检室检验质量合格，由药检室签发制剂合格证，方可凭医生处方使用，不合格的制剂不准供临床使用。《药品管理法》规定，医疗机构配制制剂，应当有能够保证制剂质量的设施、管理制度、检验仪器和卫生环境。医疗机构配制制剂，应当按照经核准的工艺进行，所用的原料、辅料和包装材料等应当符合药用要求。

（3）医疗机构制剂不得在市场销售或变相销售，也不得进行广告宣传。只限供本单位临床使用。特殊情况下，确属临床需要，经国务院或者省级药品监督管理部门批准，医疗机构自配制剂方可在指定的医疗机构之间调剂使用。

（三）医疗机构制剂质量管理

1. 质量管理组织人员管理

2000 年国家药品监督管理局下发的《医疗机构制剂配制质量管理规范》（试行）第六条规定："医疗机构制剂配制应在药剂部门设制剂室、药检室和质量管理组织。机构与岗位人员的职责应明确，并配备具有相应素质及相应数量的专业技术人员。"根据这条要求，药学部门应当设立制剂质量管理组织。质量管理组织机构人员组成原则如下。

（1）质量管理组织机构应由药学部门主要负责人根据《医疗机构制剂配制质量管理规范》的要求，结合单位实际工作情况和人员情况建立。

（2）配制机构和质量检验机构的负责人应当具有医药或相关专业大专以上学历，并有 5 年以上的制剂生产经验或药品检验经验。

（3）配制机构负责人与质量检验机构负责人不得相互兼任。

2. 质量管理组织机构职责

（1）质量管理组织负责制定制剂与配制管理相关的规章制度和操作规程等管理文件。

（2）分析处理不合格制剂的投诉问题并制定处理方案。

（3）研究解决各部门不能自行解决的制剂生产过程中出现的技术问题。

（4）定期听取制剂生产各部门负责人及药检室负责人的工作汇报，并作出评价。

（5）对制剂生产有关质量的人和事负有监督实施、改正及阻止的责任。

（6）负责审查本院新制剂与新工艺的技术资料，报药品监督管理部门审批。

（7）组织制剂生产各部门人员与药品检验室人员的技术与法规培训。

3. 药品检验室的设施与管理

（1）设施　药检室按工作内容划分为化学检验和卫生学检验两部分。相配套的空间设施有化学分析室、微生物检验室、仪器分析室和留样观察室等。应配备的检测仪器有电子天平、紫外分光光度计、高效液相色谱仪、溶出度测定仪、崩解仪、强度检测仪、水分检测仪、集菌仪、培养箱、冰箱、无菌操作台、离心机等常规设备，有条件的单位还可以配备薄层色谱扫描仪、红外光谱仪、原子吸收光谱仪、质谱仪等设备。

（2）管理　用于制剂配制和检验的仪器、仪表、量具、衡器等设备，其适用范围和精密度应符合制剂配制和检验的要求，应当定期校验，并有合格标志。校验记录应至少保存一年。药检室负责制剂配制全过程的检验。其主要职责如下。

① 制定和修订物料、中间品和成品的内控标准和检验操作规程，制定取样和留样制度。

② 制定检验用设备、仪器、试剂、试液、标准品（或参考品）、滴定液与培养基及实验动物等管理办法。

③ 对物料、中间品及成品进行取样、检验、留样，并出具检验报告。

④ 检测洁净室（区）的微生物数和尘粒数。

⑤ 评价原料、中间品及成品的质量稳定性，为确定物料贮存期和制剂有效期提供数据。

⑥ 在医疗机构制剂质量管理组织的领导下定期组织自检。自检应有记录并写出自检报告，包括评价及改进措施等。

⑦ 配合质量管理组织分析解决制剂生产过程中的疑难问题。

⑧ 完成质量管理组织交办的其他工作。

食品药品监管总局关于对医疗机构应用传统工艺配制中药制剂实施备案管理的公告

(2018 年第 19 号)(节选)

为贯彻实施《中华人民共和国中医药法》(以下简称《中医药法》)和《中华人民共和国药品管理法》,做好对医疗机构应用传统工艺配制中药制剂(以下简称传统中药制剂)的备案管理工作,促进其健康、有序发展,现将有关事项公告如下。

(1)本公告所规定的传统中药制剂包括以下几类。

① 由中药饮片经粉碎或仅经水或油提取制成的固体(丸剂、散剂、丹剂、锭剂等)、半固体(膏滋、膏药等)和液体(汤剂等)传统剂型。

② 由中药饮片经水提取制成的颗粒剂以及由中药饮片经粉碎后制成的胶囊剂。

③ 由中药饮片用传统方法提取制成的酒剂、酊剂。

(2)医疗机构应严格论证中药制剂立题依据的科学性、合理性和必要性,并对其配制的中药制剂实施全过程的质量管理,对制剂安全、有效负总责。

(3)医疗机构所备案的传统中药制剂应与其医疗机构执业许可证所载明的诊疗范围一致。属于下列情形之一的,不得备案。

①《医疗机构制剂注册管理办法(试行)》中规定的不得作为医疗机构制剂申报的情形。

② 与市场上已有供应品种相同处方的不同剂型品种。

③ 中药配方颗粒。

④ 其他不符合国家有关规定的制剂。

(4)医疗机构配制传统中药制剂应当取得医疗机构制剂许可证,未取得医疗机构制剂许可证或者医疗机构制剂许可证无相应制剂剂型的医疗机构可委托符合条件的单位配制,但须同时向委托方所在地省级食品药品监督管理部门备案。

(5)传统中药制剂的名称、说明书及标签应当符合《医疗机构制剂注册管理办法(试行)》有关规定,说明书及标签应当注明传统中药制剂名称、备案号、医疗机构名称、配制单位名称等内容。

(6)医疗机构应当通过所在地省级食品药品监督管理部门备案信息平台填写"医疗机构应用传统工艺配制中药制剂备案表"(附件),并填报完整备案资料。医疗机构应当对资料真实性、完整性和规范性负责,并将"医疗机构应用传统工艺配制中药制剂备案表"原件报送所在地省级食品药品监督管理部门。

第四节　医疗机构药品管理

学习目标

知识目标：1. 掌握医疗机构药品采购、验收、养护、出入库管理和特殊药品管理的相关规定;处方管理的主要内容;临床合理用药管理。

2. 熟悉药品经济管理;合理用药的管理;药学服务内容。

3. 了解医疗机构临床合理用药概况;临床药师工作职责。

能力目标：能够根据《药品管理法》等法律法规要求,正确开展药品采购验收工作,确保医疗机构采购合格有效的药品。

素质目标：培养生命至上意识和严谨的工作态度。

一、医疗机构药品的采购与贮存管理

（一）药品采购管理

药品采购管理的主要目标是依法依规、适时购进质量合格、价格合理的药品。医疗机构使用的药品，除了自配制剂以外，绝大部分是从市场上购进的。医疗机构应建立健全药品采购管理制度，明确采购计划，确定采购方式，在药品采购中必须加强计划性，既要防止脱销断药，又要防止长期积压造成药品过期失效。采购时要注意进货渠道的合法性、药品质量的可靠性，严格执行药品采购的相关规定，如《医疗机构药品集中招标采购工作规范》。药剂科（部）负责全院药品、试剂的计划和采购工作。

1. 药品采购的法律依据

（1）《药品管理法》　《药品管理法》规定：①医疗机构必须从具有药品生产、经营资格的企业购进药品。②医疗机构购进药品，必须建立并执行进货检查验收制度，验明药品合格证明和其他标识；不符合规定要求的，不得购进和使用。③医疗机构购进药品，必须有真实、完整的药品购进记录。④个人设置的门诊部、诊所等医疗机构不得配备常用药品和急救药品以外的其他药品。

（2）《药品流通监督管理办法》　《药品流通监督管理办法》规定：药品购进记录必须注明药品通用名称、生产厂商（中药材标明产地）、剂型、规格、批号、生产日期、有效期、批准文号、供货单位、数量、价格、购进日期。药品购进记录必须保存至超过药品有效期 1 年，但不得少于 3 年。

（3）相关规章　根据《国家基本药物目录》《处方管理办法》《药品采购供应质量管理规范》，以及本机构《药品处方集》《基本用药供应目录》，制定药品采购计划，购进药品。①药学部门要及时掌握新药动态和市场信息，制定药品采购计划，加速周转，减少库存，保证药品供应。同时，做好药品成本核算和账务管理。②医疗机构必须从政府药品集中招标采购网上进行药品采购。

对购入药品质量有异议时，医疗机构可委托国家认定资格的药品检验部门进行抽检。经药事管理与药物治疗学委员会审核批准，除核医学科可购售本专业所需的放射性药品外，其他科室不得从事该类药物配制或药品购售工作。

2. 药品招标采购管理

（1）药品集中招标采购制度的建立　继 2009 年 1 月 17 日卫生部、国务院纠正行业不正之风办公室（简称国务院纠风办）、国家发展和改革委员会、国家工商总局、国家食品药品监督管理局、国家中医药管理局联合印发了《进一步规范医疗机构药品集中采购工作的意见》后，2010 年 7 月由卫生部、国务院纠风办、国家发展和改革委员会、监察部、财政部、国家工商总局、国家食品药品监督管理局联合发布实施《医疗机构药品集中采购工作规范》及《药品集中采购监督管理办法》，明确规定：医疗机构药品集中采购工作，要以省（区、市）为单位组织开展。县及县以上人民政府、国有企业（含国有控股企业）等所属的非营利性医疗机构，必须全部参加药品集中采购。鼓励其他医疗机构参加药品集中采购活动。

药品集中采购要充分考虑各级各类医疗机构的临床用药需求特点。集中采购周期原则上一年一次。全面推行网上集中采购，提高医疗机构药品采购透明度。

医疗机构按申报集中采购药品的品种、规格、数量，通过药品采购平台采购所需的药品。除麻醉药品、第一类精神药品和第二类精神药品、医疗用毒性药品和放射性药品等少数品种以及中药材和中药饮片等可不纳入药品集中采购目录外，医疗机构使用的其他药品原则上必须全部纳入集中采购目录。对纳入集中采购目录的药品，实行公开招标、网上竞价、集中议价和直接挂网（包括直接执行政府定价）采购。对经过多次集中采购、价格已基本稳定的药品，可采取直接挂网采购的办法，具体品种由省级集中采购管理部门确定。医疗机构要与中标（入围）药品生产企业或其委托的批发企业签订药品购销合同，明确品种、规格、数量、价格、回款时间、履约方式、违约责任等内容。合同采购数量要以医疗机构上年度的实际药品使用数量为基础，适当增减调整后确定。

（2）药品集中招标采购程序

① 制定、提交拟集中招标的药品品种规格和数量。

② 认真汇总各医疗机构药品采购计划。

③ 依法组织专家委员会审核各医疗机构提出的采购品种、规格。确认集中采购的药品品种、规格、数量，并反馈给医疗机构。

④ 确定采购方式，编制和发送招标采购工作文件。

⑤ 审核药品供应企业（投标人）的合法性及其信誉和能力，确认供应企业（投标人）资格。

⑥ 审核投标药品的批准文件和质检合格证明文件。

⑦ 组织开标、评标或议价，确定中标企业和药品品种、品牌、规格、数量、价格、供应（配送）方式以及其他约定。在评标过程中，上述④项和⑤项应为首选条件。

⑧ 决标或洽谈商定后，组织医疗机构直接与中标企业按招标（洽谈）结果签订购销合同。购销合同应符合国家有关法规规定，明确购销双方的权利和义务。

⑨ 监督中标企业（或经购销双方同意由中标企业依法委托的代理机构）和有关医疗机构依据招标文件规定和双方购销合同做好药品配送工作。

（二）药品质量验收管理

1. 验收流程

医疗机构购进药品，严格按照《药品质量验收操作程序》规定的取样原则和验收方法对购进药品进行逐批验收。医疗机构应建立并执行进货检查验收制度，并建有真实完整的药品购进记录。

2. 质量不合格产品的处理

对验收过程中出现的货单不符、质量异常、包装破损、标志模糊的药品，有权拒收。

3. 首营品种和进口药品验收

验收首营品种应附有该批次药品的质量检验报告书。

验收进口药品，应有进口药品注册证或医药产品注册证、进口药品检验报告书或进口药品通关单；包装和标签应以中文标明药品的名称、主要成分、"进口药品注册证号"或"医药产品注册证号"、生产企业名称等；进口药品应有中文标签及说明书；进口预防性生物制品、血液制品应有"生物制品进口批件"复印件；进口药材应有"进口药材批件"复印件；以上文件应加盖供货单位质量管理机构原印章。

4. 中药材验收

①应有包装，并附质量合格标志；②中药材每件包装上应标明品名、产地、发货日期、供货单位；③中药饮片每件包装上应标明品名、生产企业、生产日期等，其标签必须注明品名、规格、产地、生产企业、产品批号、生产日期；④实施批准文号管理的中药材和中药饮片，在包装上应标明批准文号。

（三）药品贮存管理

1. 建立药品库存保养管理制度

医疗机构贮存药品，应当制订和执行有关药品保管、养护的制度，为保证药品库存质量安全建立规范。

2. 色标管理

为了有效控制药品贮存质量，应对药品按其质量状态分区管理，为杜绝库存药品的存放差错，必须对在库药品实行色标管理。

3. 药品堆垛距离

药品货垛与仓库地面、墙壁、顶棚、散热器之间应有相应的间距或隔离措施，设置足够宽度的货物通道，防止库内设施对药品质量产生影响，保证仓储和养护管理工作的有效开展。

4. 分类贮存

根据药品的自然属性分类，按区、排、号进行科学贮存，应做到以下几点。

（1）"六分开" 处方药与非处方药分开；基本医疗保险药品目录的药品与其他药品分开；内用药与外用药分开；性能相互影响、容易串味的品种与其他药品分开；新药、贵重药品与其他药品分开；配制的制剂与外购药品分开。

（2）特殊药品贮存 麻醉药品、第一类精神药品、医疗用毒性药品、放射性药品应专柜存放。

（3）危险性药品及易燃、易爆药品贮存 危险性药品及易燃、易爆药品必须专库存放。

（4）不合格药品存放 过期、霉变等不合格药品存放于不合格药品区。

5. 针对影响药品质量的因素采取措施

采取必要的冷藏、防冻、防潮、避光、通风、防火、防虫、防鼠等措施，保证药品质量。

（1）易受光线影响而变质的药品的贮存 对易受光线影响而变质的药品，存放室门窗悬挂黑色布、纸遮光，或者存放在柜、箱内。

（2）易受湿度影响而变质的药品的贮存 对易受湿度影响而变质的药品，应控制药库湿度，一般保持相对湿度在 $45\% \sim 75\%$。

（3）易受温度影响而变质的药品的贮存 对易受温度影响而变质的药品，应分库控制药库温度，冷库 $2 \sim 8℃$，阴凉库不高于 $20℃$，常温库不高于 $30℃$。

（4）采取防虫、防鼠措施 对药品的库房、药房等处要采取防虫和防鼠的相应措施。

6. 检查反馈

定期对库存药品进行质量检查、养护，发现问题及时处理。

（四）特殊管理药品管理

特殊管理药品是指麻醉药品、精神药品、医疗用毒性药品和放射性药品。依照《药品管理法》及相应管理办法，对此类药品实行特殊管理。

📖 **知识链接**

什么是药品集中带量采购？

国家组织药品集中带量采购是按照"国家组织、联盟采购、平台操作"的总体思路，采取带量采购、量价挂钩、以量换价的方式，与药品生产企业进行谈判，达到降低药品价格、减轻患者医药费用负担的目的。集中带量采购药品在所有公立定点医疗机构和军队医疗机构都可以买到。患者使用集中带量采购中选药品，享受的报销待遇、报销方式无任何变化。

二、医疗机构药物临床应用管理

临床药学工作的核心是合理用药。不合理用药现象引起了药品监督、卫生、社会保障、医疗保险等部门以及社会公众的广泛高度重视，各国政府均把药品的合理使用管理作为药品监督管理的一项基本内容，合理用药有助于提高医疗质量和节约医药资源。

（一）合理用药的基本要素

1. 安全性

安全性是合理用药的基本前提，它涉及用药的风险和效益。医师在用药时必须权衡利弊，从而使患者承受最小的治疗风险，获得最大的治疗效果。

2. 有效性

有效性是用药的首要目标，但受医药科学发展水平的限制，对有些疾病的药物治疗仅能减轻和缓解病情，因此应使患者对药物的疗效有所了解，达到医患双方均可接受的用药目标。

3. 经济性

经济性指以尽可能少的成本换取尽可能大的治疗效益，合理使用有限医疗卫生资源，减轻患者及社会的经济负担。

4. 适当性

合理用药最基本的要求是根据用药对象选择适当的药品，在适当的时间，以适当的剂量、途径和疗程，达到适当的治疗目标。适当性的原则强调尊重客观现实，立足当前医药科学技术和社会的发展水平，避免不切实际地追求高水平的药物治疗。

（二）不合理用药的表现

在临床实践中，不合理的用药现象普遍存在，轻者给患者带来不必要的痛苦，严重者可能酿成医疗事故，造成药物灾害，给当事人乃至社会带来无法弥补的损失。目前，临床用药存在的不合理用药现象主要表现如下。

（1）有病症未得到治疗　由经济原因或诊断不明确造成的，有用药适应证而得不到适当的药物治疗。

（2）药物选择不合理　用药不对症，多数情况属于药物选择不当，也包括医师笔误开错，药师调剂配错、发错，患者服错等情况。

无用药适应证以及预防或安慰性用药，主要指长期使用以保健为目的的用药和不必要的预防用药，轻症用重药（贵重药、大剂量药）。

（3）药物剂量与疗程不合理　用药剂量不足，达不到有效治疗剂量；疗程太短，不足以彻底治愈疾病，导致疾病反复发作，耗费更多医药资源；疗程过长，给药剂量过大，增加了中毒的危险性；用药时没有考虑患者的病理和生理状况、遗传因素、体重、器官功能状态等有关因素，千篇一律地使用常规剂量，容易造成用药剂量的不合理。

（4）给药途径与方法不合理　对口服能治疗的疾病使用注射剂；特殊使用方法的药物，如栓剂、喷雾剂、气雾剂、缓控释制剂等，因不了解其使用方法，造成给药途径与方法不合理。

（5）给药次数、时间间隔、用药时间的不合理　由于患者依从性差造成给药次数、时间间隔不当的现象较常见。如患者用药怕疼、不方便用药或受药物副作用等的影响使得用药次数减少或擅自停药；医师、药师的指导力度不够，使得该饭前、饭后或睡前等服用的药物不能得到正确的使用。

（6）合并用药不适当　合并用药又称联合用药，指一个患者同时使用两种或两种以上的药物。合并用药不适当包括：无必要地合并使用多种药物，增加患者的经济负担，造成医疗资源的浪费；发生药物配伍禁忌，导致不良的药物相互作用，也可能使原有药物作用减弱，治疗效应降低，毒副作用加大。

（7）重复给药　因医生不了解药物的相关知识，给患者开具药理作用相当或同类的药品，或多名医生给同一患者开相同的药物。

（三）影响合理用药的因素

合理用药是有关人员、药物和环境相互作用的结果，与用药有关的各类人员的行为失当和错误是导致不合理用药的主要因素，药物本身的特性是造成不合理用药的潜在因素，而外部因素则涉及国家卫生保健体制、药品政策、经济发展水平、文化传统、社会风气等诸多方面。其中人为因素最为重要。

1. 人为因素

临床用药不只是医师、药师或患者单方面的事，而是涉及诊断、开方、调配发药、给药、服药、监测用药过程和评价结果全过程。医师、药师、护师、患者及其家属的任何一方不合理用药，都会影响其他人员的努力，造成不合理用药。

（1）医师因素　合理用药的临床基础为：正确诊断；充分了解疾病的病理、生理状况；掌握药物及其代谢产物在正常与疾病时的药理学、生物化学和药动学性质；制订正确的药物治疗方案和目标；正确实施药物治疗，获得预定的治疗结果。

致使医师不合理用药的原因包括：医术和治疗学水平不高，缺乏药物和治疗学知识，知识、信息更新不及时，责任心不强，临床用药监控不力，医德、医风不正。

（2）药师因素　药师在整个临床用药过程中是药品的提供者和合理用药的监督者。药师不合理用药的原因包括：审查处方不严，调剂配发错误，用药指导不力，协作和交流不够。

（3）护理因素　护理人员负责给药操作和患者监护，护士不合理用药的原因包括：未正确执行医嘱，使用了质量有问题药品，临床观察、监测、报告不力，给药操作失当。

（4）患者因素　患者不依从性是临床合理用药的主要障碍之一。患者不依从治疗的原因包括：客观原因，如文化程度低，理解错误，年龄大记忆力差，经济收入低又不享受医保，体质差不能耐受药物不良反应等；主观原因，如药物治疗急于求成，身体稍有不适便使用药品，盲目听从他人或媒体的宣传等。

2. 药物因素

药物本身的作用是客观存在的，药物固有的性质也会造成不合理用药的现象。归纳起来主要有以下方面。

（1）药物的作用效果因人而异　采用规定剂量，患者获得的疗效可能各不相同，不良反应的发生也因人而异。

（2）药物联用使药物相互作用发生概率增加　药物相互作用分体外相互作用（又称药物配伍禁忌）和体内相互作用。前者主要指药物使用前，由于药物混合发生的物理或化学变化；后者指药物配伍使用后在体内药理作用的变化。

3. 社会因素

影响合理用药的外界因素错综复杂，涉及国家的卫生保健体制、药品监督管理、药政法规以及社会风气等，以及企业的经营思想和策略、医疗机构的宗旨和主导思想、大众传播媒介等。

（四）促进临床合理用药的措施

1. 定期培训

在合理用药工作中，临床药师具有不可替代的作用，临床药师可以在用药的合理选择、使用、配伍等方面发挥积极作用。医院可以定期组织药学专业人员为医师做有关合理用药的讲座，内容涉及合理用药分析、处方分析、药品不良反应分析、药事管理分析、新药介绍等能够切实指导临床合理用药的内容。

2. 发挥药事管理与药物治疗学委员会的作用

医院药事管理与药物治疗学委员会是协调、监督医院内部合理用药，解决不合理用药问题的特殊组织，对统一医院管理人员与业务人员对合理用药的认识，促进临床科室和药剂科之间的沟通，发挥着重要的作用。

3. 制定和完善医院协定处方集

每个医院的协定处方集或基本药物目录应当具有自己的特点，对药物品种、规格、剂型等的选择必须体现临床对药物的需求，对药物的评价和用法、用量、注意事项等的表述应能满足临床对药物信息的需要，协定处方集必须定期修改、更新。

4. 做好处方和病历用药调查统计

处方调查和病历调查的目的是及时发现医生不合理用药的处方和医嘱行为，把握临床药品使用的规律和发展趋势，以便针对问题，采取有力措施，不断提高合理用药水平。处方调查的内容包括处方书写规范化和合理用药两个方面，可采用普查或者随机抽样的方式进行。病历用药调查的用途比较广泛，可用于评价新、老药物的疗效和毒副作用，掌握医院一定时期的用药现状和趋势。

5. 加强医德医风教育

医院管理部门应加大医德医风教育的力度，使每个医务工作者树立全心全意为患者服务的思想，在为患者治病的过程中，科学地、实事求是地合理使用药品。

（五）药学服务

现代药学的发展历程主要经历了三个阶段：即以传统的药品供应为中心的阶段；参与临床用药实践，促进以合理用药为主的临床药学阶段；以患者为中心，改善患者生命质量的药学服务阶段。药学服务的变化反映了现代医药学服务模式和健康理念，体现"以人为本"的宗旨，是时代进步赋予药师的使命，也是科学发展和药学技术进步的结果。

1. 药学服务的内涵

药师用药学专业知识向公众（包括医护人员、患者及家属）提供直接的、负责任的、与用药相关的服务，以期提高药物治疗的安全性、有效性、经济性和适宜性，改善和提高人类生活质量。药学服务工作包括：处方调剂、药品检验、药品供应、选药、用药、疗效跟踪、用药方案与剂量调整、不良反应规避、疾病防治和公众健康教育等。

2. 药学服务的对象

药师帮助医师解决新药的使用以及临床药物治疗监测；帮助护士解决针对药物配伍、组方、注射剂溶剂的选择、溶解和稀释浓度、滴注速度、不良反应、禁忌证、药物相互作用等各种问题。药学服务的对象有：患者及家属、医护人员和卫生工作者、药品消费者和健康人群。其中尤为重要的人群包括：①用药周期长的慢性病患者，或需长期或终身用药者；②病情和用药复杂，患有多种疾病，需同时合并应用多种药品者；③特殊人群，如特殊体质者、肝肾功能不全者、过敏体质者、小儿、老年人、妊娠及哺乳期妇女、血液透析者、听障、视障人士等；④药效不佳，需要重新选择药品或调整用药方案、剂量、方法者；⑤用药后易出现明显的药品不良反应者；⑥用特殊剂型、特殊给药途径者，药物治疗窗窄、需做监测者。

3. 药学服务内容

（1）处方审核　药师在调剂工作中，首先要审核处方的合法性，然后应对处方的规范和完整性、处方的病情诊断与用药的适宜性、用药的合理性进行审核。

（2）处方调配　调剂岗位是药师直接面对患者的工作，正确的处方审核、调配、复核和发药并提供用药指导是药物治疗基础保证，是联系和沟通医、护、患的最重要纽带。

（3）药品不良反应监测和报告　把不良反应病例资料汇集起来，进行因果关系的分析和评价，并及时上报。及时发现、正确认识不良反应，采取相应的防治措施，减少药源性疾病的发生以及保证不良反应信息渠道畅通和准确，保证科学决策，发挥药品不良反应监测工作的"预警"作用。

（4）参与临床药物治疗　药师运用药物知识和专业特长、最新药物信息和药物检测手段，结合临床实际，参与患者用药全过程。包括制订合理用药方案。药物治疗的对象是患者，药师应与临床医护人员有机结合，以患者为中心，结合病因、病情、病程、实验室指标，制订和实施合理的个体化治疗方案，以获得最佳的治疗效果和承受最低的治疗风险。

（5）治疗药物监测（TDM）　是根据患者的具体情况，监测患者用药过程，分析药物代谢动力学参数，药师与临床医师一起制订和调整合理的个体化用药方案，是药物治疗发展的必然趋势，也是药师参与临床药物治疗，提供药学服务的重要方式和途径。

（6）药物利用研究和评价　对药品市场、供给、处方及临床使用进行研究，重点研究药物引起的医药的、社会的和经济的后果以及各种药物和非药物因素对药物利用的影响，其目的是保证用药的合理化。

（7）处方点评　处方点评是根据《处方管理办法》《医院处方点评管理规范（试行）》和世界卫生组织门诊处方评价指标等相关法规、技术规范，对处方书写的规范性及药物临床使用的适宜性进行评价，发现存在或潜在的问题，制订并实施干预和改进措施，促进临床药物合理应用的过程。其目的是提高处方质量，促进合理用药，保障医疗安全。

（8）药学信息服务　药学信息服务是所有涉及药学信息的活动。指药师进行的药学信息收集、保管、整理、评价、传递、提供和利用等工作。为了解决患者用药问题，使患者用药更安全、有效、合理。

（9）健康教育　健康教育是医务人员通过有计划、有目的的教育活动，向人们介绍健康知识，对人们进行健康指导，促使人们自觉地采纳有益于健康的行为和生活方式，消除或减轻影响健康的危险因素，预防疾病、促进健康和提高生活质量。

4. 抗菌药物临床应用管理

为加强医疗机构抗菌药物临床应用管理，规范抗菌药物临床应用行为，提高抗菌药物临床应用水平，促进临床合理应用抗菌药物，控制细菌耐药，保障医疗质量和医疗安全，2012年8月1日起施行《抗菌药物临床应用管理办法》。

抗菌药物临床应用应当遵循安全、有效、经济的原则。

抗菌药物临床应用实行分级管理。根据安全性、疗效、细菌耐药性、价格等因素，将抗菌药物分为三级：非限制使用级、限制使用级与特殊使用级。具体划分标准如下。

（1）非限制使用级抗菌药物　是指经长期临床应用证明安全、有效，对细菌耐药性影响较小，价格相对较低的抗菌药物。

（2）限制使用级抗菌药物　是指经长期临床应用证明安全、有效或者价格相对较高的抗菌药物。

（3）特殊使用级抗菌药物　是指具有以下情形之一的抗菌药物。

① 具有明显或者严重不良反应，不宜随意使用的抗菌药物。

② 需要严格控制使用，避免细菌过快产生耐药的抗菌药物。

③ 疗效、安全性方面的临床资料较少的抗菌药物。

④ 价格昂贵的抗菌药物。

5. 药学服务的能力要求

（1）职业道德　遵守职业道德，忠于职守，对药品质量负责，保证患者用药安全、有效；要有良好的人文道德素养，遵循社会伦理规范；遵守职业道德，绝不允许调配没有达到质量标准要求的药品、缺乏疗效的药品，要为患者提供专业、真实、准确和全面的信息，并尊重患者隐私。

（2）专业知识　药师必须具备扎实的药学专业知识，具有相关基础医学知识和临床医学知识，不断拓宽知识面，拓宽思维，便于理解医生的临床思维，协助医生实现用药治疗的意图，便于更好地完成对患者的用药指导，提高患者用药的依从性。

（3）专业技能　包括审核处方、调配处方、发药与用药指导、药品管理、药物咨询、不良反应监测和药物治疗方案的优化等能力。

① 调剂技能：药师依据医师的处方或医嘱，调配药品并进行用药指导，回答患者咨询的服务过程。

及时、准确地为患者提供药品是开展药学服务的基础，是做好其他一切工作的前提，也是药师的基本技能。

② 咨询与用药指导技能：用药咨询及患者用药教育是药师重要的药学服务项目之一。

③ 药品管理技能：药品的验收、入库、贮存、养护及配送等。

④ 药物警戒技能：药品的风险来自不良事件、用药错误和药品质量缺陷。药师主动收集药品不良反应，获知或发现可能与用药有关的不良反应信息以及详细记录、分析和处理，填写"药品不良反应/事件报告表"，并通过国家药品不良反应监测信息网络报告（报告内容要求真实、完整、准确）。药师注意收集药品不良反应监测机构发布的药品定期安全性更新报告、药品不良反应警示信息等，采取有效措施减少和防止药品不良反应的重复发生。

⑤ 沟通技能：通过沟通，药师科学、专业、严谨、耐心地回答使患者获得有关用药指导，有利于疾病的治疗，提高用药的依从性、有效性和安全性，减少药品不良反应和不良事件的发生。

⑥ 药历书写技能：药历是药师为参与药物治疗和实施药学服务而为患者建立的用药档案。是由药师填写，客观记录患者的用药方案、用药经过、药效表现、不良反应、治疗药物监测、各种医院实验室数据、药师对药物治疗的建设性意见、用药指导和对患者的健康教育忠告等内容，可作为药师掌握用药情况的资料。

⑦ 投诉与应对能力：正确地处理患者的投诉，改善药师服务，增进患者对工作的信任。

⑧ 自主学习的能力：药师要学会获取药品咨询的能力，如熟知药品说明书的架构并能及时找到所需信息，要善用各种提供药物咨询的书籍、文献及网络工具，并善于向同行、医疗团队其他成员学习。

知识导图

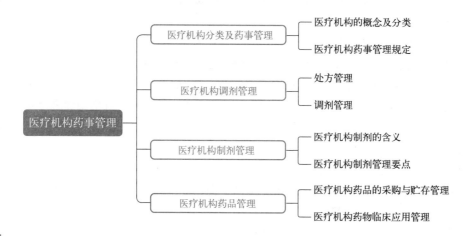

课后检测

一、单项选择题

1. 处方的组成包括（　　）。

A. 前记、主体、正文　　　　　　　　　　B. 前记、正文、附录

C. 前记、正文、后记　　　　　　　　　　D. 前记、主体、附录

2. 调剂的步骤，正确的是（　　）。

A. 收方、检查处方、调配处方、包装贴标签、发药

B. 收方、检查处方、调配处方、包装贴标签、复查处方、发药

C. 收方、调配处方、复查处方、发药

D. 收方、调配处方、包装贴标签、复查处方、发药

3. 下列关于医疗机构制剂的说法，不正确的是（　　）。

A. 必须按照规定进行质量检验

B. 凭医师处方在本医疗机构内使用

C. 不得零售

D. 由药监部门批准，发给"医疗机构制剂注册批件"及批准文号

4. 根据《处方管理办法》，医疗机构中可以调剂麻醉药品和第一类精神药品的人员必须是（　　　）。

A. 经本医疗机构培训，取得临床药师资格的人员

B. 经卫生行政部门考试合格并取得麻醉药品和第一类精神药品调剂资格的药师

C. 经省级药品监督管理部门考核合格后取得调剂资格的药师

D. 经本医疗机构培训，考核合格并取得麻醉药品和第一类精神药品调剂资格的药师

5. 对方单位或个人在账外暗中收受回扣的（　　　）。

A. 以受贿论处   B. 以行贿论处

C. 以贪污论处   D. 以非法侵占论处

6. 药师对麻醉药品和第一类精神药品处方，应当按（　　　）。

A. 日期编制顺序号   B. 处方编号编制顺序号

C. 年月日逐日编制顺序号   D. 开方医生编制顺序号

7. 根据《关于禁止商业贿赂行为的暂行规定》，不属于商业贿赂行为的是（　　　）。

A. 经营者销售商品时，安排对方负责人出国旅游，并以宣传费入账

B. 经营者销售商品时，送给对方一台电脑，以广告费入账

C. 经营者销售商品时，将广告小礼品送给对方

D. 经营者销售商品时，给对方 10% 折扣，但未如实入账

8. 医疗机构的药品购进记录保存时间不得少于（　　　）。

A. 两年   B. 三年   C. 四年   D. 五年

9. 下列不属于合理用药要求的是（　　　）。

A. 经济性   B. 稳定性   C. 适当性   D. 安全性

10. 药师在接受护士咨询时，应重点关注的内容是（　　　）。

A. 药品经济学知识   B. 药物制剂的等效性

C. 药品的生产厂商和批号   D. 注射剂的配置和滴注速度

二、多项选择题

1. 根据《处方管理办法》，下列符合处方书写规则的是（　　　）。

A. 每张处方不得超过 5 种药品

B. 西药和中成药可以分别开具处方，也可以开具一张处方，中药饮片应当单独开具处方

C. 药品名称应当使用规范的中文名称书写，没有中文名称的可以使用规范的英文名称书写

D. 药品用法用量应当按照药品说明书规定的常规用法用量使用，特殊情况需要超剂量使用时，应当注明原因并再次签名

E. 处方医师的签名式样和专用签章应当与院内药学部门留样备查的式样相一致，不得任意改动，否则应当重新登记留样备案

2.《处方管理办法》规定，医疗机构不得限制门诊就诊人员带处方到药品零售药店购买（　　　）。

A. 麻醉药品

B. 医疗用毒性药品

C. 儿科处方的药品

D. 用于治疗高血压的药品

E. 抗生素

3. 根据《医院处方点评管理规范（试行）》，下列应当判定为用药不适宜处方（　　　）。

A. 药品剂型或给药途径不适宜的

B. 无正当理由不首选国家基本药物的

C. 联合用药不适宜的

D. 重复给药的

E. 有配伍禁忌或者不良相互作用的

4. 执业药师或药师在调配医师处方时必须（　　）。

A. 对医师处方进行审核、签字后方可依据处方正确调配、销售药品

B. 对处方不得擅自更改或代用

C. 在保证药品疗效的前提下可以用便宜的药品替代价高的药品

D. 对有配伍禁忌或超剂量的处方，拒绝调配、销售

E. 必要时，经处方医师更正或重新签字，方可调配、销售

5. 医师开具处方和药师调剂处方应当遵循的原则是（　　）。

A. 安全　　　　　　　　B. 有效　　　　　　　　C. 适当

D. 经济　　　　　　　　E. 方便

6. 药学服务的对象包括（　　）。

A. 用药周期长的慢性病患者，或需长期或终身用药者

B. 病情和用药复杂，患有多种疾病，需同时合并应用多种药品者

C. 特殊人群，如特殊体质者、肝肾功能不全者、过敏体质者、小儿、哺乳期妇女、血液透析者、听障、视障人士等

D. 用药效果不佳，需要重新选择药品或调整用药方案、剂量、方法者

E. 用药后易出现明显的药品不良反应者

7. 根据《医疗机构药事管理规定》，除诊所、卫生所、医务室、卫生保健所、卫生站以外的其他医疗机构药学部门负责人应具有（　　）。

A. 高等学校药学专业或者临床药学专业本科以上学历

B. 高等学校药学专业专科以上或者中等学校药学专业毕业学历

C. 本专业高级技术职务任职资格

D. 主管药师以上专业技术职务任职资格

E. 药师以上专业技术职务任职资格

8. 根据《医疗机构药事管理规定》，医疗机构药师的工作职责包括（　　）。

A. 负责药品采购供应

B. 开展抗菌药物临床应用监测

C. 负责处方或者用药医嘱审核

D. 负责临床药物治疗方案制订

E. 提供用药信息与药学咨询服务

9. 根据《医疗机构药事管理规定》，医疗机构药师的工作职责包括（　　）。

A. 参与临床，进行个性化药物治疗方案的设计与实施

B. 参与开展药学查房、会诊、病例讨论和疑难、危重患者的医疗救治

C. 参与诊断、书写药历，行使处方权

D. 开展药物利用评价和药物临床应用研究

E. 开展抗菌药物临床应用监测，实施处方点评与超常预警

10. 根据《医疗机构药事管理规定》，有关医疗机构药品的采购、养护，说法正确的是（　　）。

A. 应当制订和执行药品保管制度

B. 药品库的仓储条件和管理应当符合药品采购供应质量管理规范的有关规定

C. 临床使用的药品应当由药学部门统一采购供应

D. 化学药品、生物制品、中成药和中药饮片应当分别贮存，分类定位存放

E. 易燃、易爆、强腐蚀性等危险性药品应当另设仓库单独贮存

参考答案

一、单项选择题

1. C；　2. B；　3. D；　4. D；　5. A；　6. C；　7. C；　8. B；　9. B；　10. C

二、多项选择题

1. ABCDE；　2. DE；　3. ABCDE；　4. ABDE；　5. ABD；　6. ABCDE；　7. BE；　8. ABCE

9. ABDE；　10. ABCDE

第九章　药品上市后管理

[内容简介]

随着我国新药上市数量的增多，上市后药品的安全风险管理变得重要起来。药品上市后管理是不断提高药品质量、保障药品安全的重要环节，加强上市后药品的管理特别是高风险产品的监管，有利于督促企业落实质量安全主体责任，严厉打击违法违规行为。本章目着重介绍了药品不良反应报告与监测管理、药品召回管理及药品上市后评价等内容。

[学习要求]

1. 掌握　药品不良反应报告要点；药品召回管理的基本内容和要求；药品上市后再评价的实施和处理。

2. 熟悉　药品不良反应报告程序；药品召回的分级和分类管理办法。

3. 了解　药品不良反应定义及特点；药品召回的定义、分类。

案例导入

安乃近的上市后管理

安乃近是吡唑酮类解热镇痛抗炎药，为氨基比林和亚硫酸钠相结合的化合物，易溶于水，其解热和镇痛作用较氨基比林快且强，注射给药可迅速见效，适用于急性高热时的紧急退热，但临床不良反应报道也较多。安乃近及其制剂存在粒细胞缺乏等严重不良反应风险，药监部门一直对安乃近及其制剂的使用进行持续不良反应监测和预警。

根据有关要求，国务院药品监督管理部门对已经批准生产销售的药品进行再评价，根据药品再评价结果可以采取责令修改药品说明书，暂停生产销售和使用的措施。对于安乃近相关制剂的再评价工作，可以根据不同制剂药品的临床使用情况，综合相关药品不良反应监测数据，制订再评价方案。同时，结合药品生产企业的意见，对于销量很低，或者不良反应大、其他原因危害人体健康的药品，充分权衡后显示风险大于获益，应当撤销该药品批准文件。

摘自《医药导报》，2021.4

问题：1. 如何降低上市后药品的使用风险？

2. 针对上市后药品的不良反应，有什么相关的政策和法律法规？

第一节　药品不良反应报告与监测管理

学习目标

知识目标：1. 掌握药品不良反应的界定和分类。
2. 熟悉药品不良反应报告与监测管理制度。
3. 了解药品不良反应报告与监测的意义。
能力目标：能根据药品不良反应的报告流程，完成药品不良反应的报告。
素质目标：1. 具有依法经营的法律意识。
2. 培养诚信经营的职业道德，强化生命至上的社会责任感。

药事火花

落实"四个最严"要求，降低用药风险

国家药品不良反应监测中心深入贯彻落实党中央、国务院决策部署，以习近平总书记"四个最严"要求为根本遵循，坚持最严谨的标准、最严格的监管、最严厉的处罚、最严肃的问责，扎实开展药品不良反应监测评价工作，监测评价体系逐步健全，法规制度日趋完善，报告数量和质量稳步提升，监测评价手段和方法更加成熟，各项工作取得明显成效，为药品监管提供科学有力支撑，切实保护和促进公众健康。

《国家药品不良反应监测年度报告（2021年）》显示，2021年国家药品不良反应监测报告数量和质量双提升，全国药品不良反应监测网络收到"药品不良反应/事件报告表"196.2万份，每百万人口平均报告数增加到1392份，全国98.0%的县级地区报告了药品不良反应事件，药品上市许可持有人报告数量及占比均有所提升，国家基本药物监测总体情况基本保持平稳。该报告系统呈现了我国药品不良反应监测的总体情况和意义，有针对性地监测情况分析及安全风险提示，进一步显示了我国监测评价能力的提升、效能的增强。

一、药品不良反应的界定与分类

（一）药品不良反应相关用语的含义

1. 药品不良反应（ADR）

药品不良反应是指合格药品在正常用法、用量下出现的与用药目的无关的有害反应。某些错误用药、超剂量或滥用药品而导致的不良后果不应该判定为药品的不良反应。

2. 新的药品不良反应

新的药品不良反应是指药品说明书中未载明的不良反应。说明书中已有描述，但不良反应发生的性质、程度、后果或者频率与说明书描述不一致或者更严重的，按照新的药品不良反应处理。

3. 严重药品不良反应

严重药品不良反应是指因服用药品引起以下损害情形之一的反应，包括导致死亡；危及生命；致癌、致畸、致出生缺陷；导致显著的或者永久的人体伤残或者器官功能的损伤；导致住院或者住院时间延长；导致其他重要医学事件，如不进行治疗可能出现上述所列情况的。

4. 药品群体不良事件

药品群体不良事件指的是同一药品在使用过程中，在相对集中的时间、区域内，对一定数量人群的身体健康或者生命安全造成损害或者威胁，需要予以紧急处置的事件。

5. 药品重点监测

药品重点监测是指为进一步了解药品的临床使用和不良反应发生情况，研究不良反应的发生特征、严重程度、发生率等，开展的药品安全性监测活动。

（二）药品不良反应分类

药品不良反应分类方法有多种，根据药品不良反应与药理作用的关系可将药品不良反应分为以下三类。

（1）A型药品不良反应（量变型异常）　是由药物的药理作用增强所致，特点是可以预测，常与剂量有关，停药或减量后症状很快减轻或消失，发生率高，但死亡率低。主要表现为副反应、毒性反应、后遗效应、继发反应等。毒性反应主要是指药物用量过多，或者药物在体内过量存积，导致给患者带来痛苦的危害性反应，毒性反应一般都特别严重，主要包括慢性毒性反应和快性毒性反应等。继发反应是由于药物的治疗作用而引起的不良反应，甚至是在停药很长时间之后发生的一种反应，会出现头疼、头晕以及注意力不集中的症状，严重时甚至会危及生命安全。

（2）B型药品不良反应（质变性异常）　是与正常药理作用完全无关的一种异常反应，特点是一般很难预测，常规毒理学筛选不能发现，发生率低，但死亡率高。主要表现为特异质反应、药物过敏反应等。过敏反应是身体对一种或多种物质的不正常反应，过敏反应的特点是发作比较迅速，反应也比较强烈，并且有特别明显的个体差异，过敏患者一般会出现皮疹、皮痒甚至腹痛、呕吐的现象。

（3）C型不良反应（迟现性不良反应）　C型不良反应难以简单地归于A型或B型，特点是一般在长期用药后出现，潜伏期较长，没有明确的时间关系，难以预测。主要表现为致癌、致畸及长期用药后导致的心脑血管疾病等。

（三）药品不良反应监测的意义

1. 有助于提高临床合理用药水平

通过开展药品不良反应监测工作，可使医、药、护各专业人员对药物不良反应的警戒性和识别能力得以加强，提高医务人员合理、安全用药的自觉性，避免或减少不良反应的重复发生，提高疾病的治愈率，降低死亡率，缩短住院天数，降低医疗费用支出等，从而使医疗机构的医疗质量和医疗水平有总体的提高。

2. 有助于增强药物安全性隐患的高度责任意识

不仅有利于药品生产企业研究发现其生产药品的不良反应的原因和提高药品质量，同时也有利于药品经营企业深入了解所经营药品存在的不良反应。

3. 有利于推动医疗单位的科研发展

药品不良反应发生的机制和影响因素很复杂，可作为课题进行系统研究。

4. 有助于减少医疗纠纷的发生

过去有许多医疗纠纷的发生是由于药物的不良反应引起，药品不良反应监测可以及时对不良反应发现、报告、评价，进而避免不良反应的重复发生。

5. 有助于加强医务人员的合作

在不良反应鉴别、诊断、治疗等许多工作中，都需要医、药、护人员之间的密切合作，才可使不良反应监测工作顺利进行。

二、药品不良反应报告与监测管理要点

药品不良反应报告和监测是指药品不良反应的发现、报告、评价和控制的过程。为加强上市药品的安全监督，规范药品不良反应报告和监测的管理，保障公众用药安全，《药品不良反应报告与监测管理办法》规定："国家实行药品不良反应报告制度。药品生产企业（包括进口药品的境外制药厂商）、药品经营企业、医疗机构应当按照规定报告所发现的药品不良反应。""国家鼓励公民、法人和其他组织报告药品不良反应。"

（一）药品不良反应报告和监测的主管部门及其职责

1. 行政管理机构

国家药品监督管理局负责全国药品不良反应报告和监测的管理工作，省、自治区、直辖市药品监督管理部门负责本行政区域内药品不良反应报告和监测的管理工作。设区的市级、县级药品监督管理部门负责本行政区域内药品不良反应报告和监测的管理工作；与同级卫生行政部门联合组织开展本行政区域内发生的药品群体不良事件的调查，并采取必要控制措施；组织开展本行政区域内药品不良反应报告和监测的宣传、培训工作。县级以上卫生行政部门应当加强对医疗机构临床用药的监督管理，在职责范围内依法对已确认的严重药品不良反应或者药品群体不良事件采取相关的紧急控制措施。

2. 技术机构

国家药品不良反应监测中心负责全国药品不良反应报告和监测的技术工作，省级药品不良反应监测机构负责本行政区域内的药品不良反应报告和监测的技术工作。

（二）药品不良反应报告制度

1. 药品不良反应报告主体

药品上市许可持有人、药品生产企业（包括进口药品的境外制药厂商）、经营企业和医疗机构是药品不良反应报告的责任单位。应当开展药品上市后不良反应监测，主动收集、跟踪分析疑似药品不良反应信息，当获知或者发现药品群体不良事件后，应按规定报告所发现的药品不良反应。对已识别风险的药品及时采取风险控制措施。

个人发现新的或者严重的不良反应，可以向经治医师报告，也可以向药品生产、经营企业或者当地的药品不良反应监测机构报告，必要时提供相关的病历资料。

2. 药品不良反应报告范围

（1）新药

① 新药监测期内的国产药品应当报告该药品的所有不良反应；其他国产药品，报告新的和严重的不良反应。

② 设立新药监测期的国产药品，应当自取得批准证明文件之日起每满 1 年提交一次定期安全性更新报告，直至首次再注册，之后每 5 年报告一次；其他国产药品，每 5 年报告一次。

③ 国产药品的定期安全性更新报告向药品生产企业所在地省级药品不良反应监测机构提交。

（2）进口药品

① 自首次获准进口之日起 5 年内，报告该进口药品的所有不良反应；满 5 年的，报告新的和严重的不良反应。

② 首次进口的药品，自取得进口药品批准证明文件之日起每满 1 年提交一次定期安全性更新报告，直至首次再注册，之后每 5 年报告一次。

③ 进口药品（包括进口分包装药品）的定期安全性更新报告向国家药品不良反应监测中心提交。

3. 药品不良反应监测的内容

药品不良反应监测主要是监测上市后药品的不良反应情况，是药品再评价工作的一部分。监测工作的

主要内容是：收集药品不良反应信息，对药品不良反应的危害情况进行进一步的调查，及时向药品监督管理部门报告，提出对有关药品如何加强管理的意见、建议。另外，药品监测需要及时向药品生产、经营企业及医疗预防保健机构、社会大众反馈药品不良反应信息，防止不良反应的重复发生，保护人民的用药安全。

（三）药品不良反应报告与处置

1. 个别药品不良反应的报告与处置

（1）个别药品不良反应的报告　药品生产、经营企业和医疗机构获知或者发现药品不良反应后应当详细记录、分析和处理，填写"药品不良反应/事件报告表"，并通过国家药品不良反应监测信息网络报告；不具备在线报告条件的，应当通过纸质报表报所在地药品不良反应监测机构，由所在地药品不良反应监测机构代为在线报告。报告内容应当真实、完整、准确。

药品生产、经营企业和医疗机构发现或者获知新的、严重的药品不良反应应当在 15 日内报告，其中死亡病例须立即报告，并对获知的死亡病例进行调查，详细了解死亡病例的基本信息、药品使用情况、不良反应发生及诊治情况等，在 15 日内完成调查报告，报药品生产企业所在地的省级药品不良反应监测机构。其他药品不良反应应当在 30 日内报告。有随访信息的，应当及时报告。

（2）个别药品不良反应的处置　设区的市级、县级药品不良反应监测机构应当对收到的药品不良反应报告的真实性、完整性和准确性进行审核。严重药品不良反应报告的审核和评价应当自收到报告之日起 3 个工作日内完成，其他报告的审核和评价应当在 15 个工作日内完成。设区的市级、县级药品不良反应监测机构应当对死亡病例进行调查，详细了解死亡病例的基本信息、药品使用情况、不良反应发生及诊治情况等，自收到报告之日起 15 个工作日内完成调查报告，报同级药品监督管理部门和卫生行政部门，以及上一级药品不良反应监测机构。

省级药品不良反应监测机构应当在收到下一级药品不良反应监测机构提交的严重药品不良反应评价意见之日起 7 个工作日内完成评价工作。对死亡病例，事件发生地和药品生产企业所在地的省级药品不良反应监测机构均应当及时根据调查报告进行分析、评价，必要时进行现场调查，并将评价结果报省级药品监督管理部门和卫生行政部门，以及国家药品不良反应监测中心。

国家药品不良反应监测中心应当及时对死亡病例进行分析、评价，并将评价结果报国家药品监督管理局和卫生行政部门。

2. 药品群体不良事件的报告与处置

（1）药品群体不良事件的报告　药品生产、经营企业和医疗机构获知或者发现药品群体不良事件后，应当立即通过电话或者传真等方式报所在地的县级药品监督管理部门、卫生行政部门和药品不良反应监测机构，必要时可以越级报告；同时填写"药品群体不良事件基本信息表"，对每一病例还应当及时填写"药品不良反应/事件报告表"，通过国家药品不良反应监测信息网络报告。

药品生产企业获知药品群体不良事件后应当立即开展调查，详细了解药品群体不良事件的发生、药品使用、患者诊治以及药品生产、储存、流通、既往类似不良事件等情况，在 7 日内完成调查报告，报所在地省级药品监督管理部门和药品不良反应监测机构；同时迅速开展自查，分析事件发生的原因，必要时应当暂停生产、销售、使用和召回相关药品，并报所在地省级药品监督管理部门。

药品经营企业发现药品群体不良事件应当立即告知药品生产企业，同时迅速开展自查，必要时应当暂停药品的销售，并协助药品生产企业采取相关控制措施。

医疗机构发现药品群体不良事件后应当积极救治患者，迅速开展临床调查，分析事件发生的原因，必要时可采取暂停药品的使用等紧急措施。

（2）药品群体不良事件的处置　设区的市级、县级药品监督管理部门获知药品群体不良事件后，应当立即与同级卫生行政部门联合组织开展现场调查，并及时将调查结果逐级报至省级药品监督管理部门和卫生行政部门。

省级药品监督管理部门与同级卫生行政部门联合对设区的市级、县级的调查进行督促、指导，对药品群体不良事件进行分析、评价，对本行政区域内发生的影响较大的药品群体不良事件，还应当组织现场调查，评价和调查结果应当及时报国家药品监督管理局和卫生行政部门。

对全国范围内影响较大并造成严重后果的药品群体不良事件，国家药品监督管理局应当与卫生行政部门联合开展相关调查工作。药品监督管理部门可以采取暂停生产、销售、使用或者召回药品等控制措施。卫生行政部门应当采取措施积极组织救治患者。

3. 境外发生的严重药品不良反应

（1）药品生产企业　进口药品和国产药品在境外发生的严重药品不良反应（包括自发报告系统收集的、上市后临床研究发现的、文献报道的），药品生产企业应当填写"境外发生的药品不良反应/事件报告表"，自获知之日起 30 日内报送国家药品不良反应监测中心。国家药品不良反应监测中心要求提供原始报表及相关信息的，药品生产企业应当在 5 日内提交。

进口药品和国产药品在境外因药品不良反应被暂停销售、使用或者撤市的，药品生产企业应当在获知后 24 小时内书面报国家药品监督管理局和国家药品不良反应监测中心。

（2）监督管理部门　国家药品不良反应监测中心应当对收到的药品不良反应报告进行分析、评价，每半年向国家药品监督管理局和卫生行政部门报告，发现提示药品可能存在安全隐患的信息应当及时报告。

4. 药品重点监测

（1）药品生产企业　药品生产企业应当经常考察本企业生产药品的安全性，对新药监测期内的药品和首次进口 5 年内的药品，应当开展重点监测，并按要求对监测数据进行汇总、分析、评价和报告；对本企业生产的其他药品，应当根据安全性情况主动开展重点监测。

（2）监督管理部门　省级以上药品监督管理部门根据药品临床使用和不良反应监测情况，可以要求药品生产企业对特定药品进行重点监测，必要时，也可以直接组织药品不良反应监测机构、医疗机构和科研单位或联合同级卫生行政部门指定医疗机构开展药品重点监测。

省级以上药品不良反应监测机构负责对药品生产企业开展的重点监测进行监督、检查，并对监测报告进行技术评价。

5. 评价与控制

随着不良反应监测工作的深入开展，监测工作的重心已由报告的收集过渡到对报告资料的评价和风险控制中来。《药品不良反应报告与监测管理办法》对不良反应监测机构开展以品种为基础的评价工作进行了规定，要求相关机构对收到的不良反应报告和监测资料进行综合分析、信号挖掘和评价，并提出风险管理建议，采取有效控制措施，减少和防止药品不良反应的重复发生。

（1）药品生产企业　药品生产企业应当对收集到的药品不良反应报告和监测资料进行分析、评价，并主动开展药品安全性研究。药品生产企业对已确认发生严重不良反应的药品，应当通过各种有效途径将药品不良反应、合理用药信息及时告知医务人员、患者和公众；采取修改标签和说明书，暂停生产、销售、使用和召回等措施，减少和防止药品不良反应的重复发生。对不良反应大的药品，应当主动申请注销其批准证明文件。药品生产企业还应当将药品安全性信息及采取的措施报所在地省级药品监督管理部门和国家药品监督管理局。

（2）药品经营企业和医疗机构　药品经营企业和医疗机构应当对收集到的药品不良反应报告和监测资料进行分析和评价，并采取有效措施减少和防止药品不良反应的重复发生。

（3）药品不良反应监测机构　省级药品不良反应监测机构应当每季度对收到的药品不良反应报告进行综合分析，提取需要关注的安全性信息，并进行评价，提出风险管理建议，及时报省级药品监督管理部门、卫生行政部门和国家药品不良反应监测中心。省级以上药品不良反应监测机构根据分析评价工作需要，可以要求药品生产、经营企业和医疗机构提供相关资料，相关单位应当积极配合。

国家药品不良反应监测中心应当每季度对收到的严重药品不良反应报告进行综合分析，提取需要关注的安全性信息，并进行评价，提出风险管理建议，及时报国家药品监督管理局和卫生健康委员会。

（4）药品监督管理局　省级药品监督管理部门根据分析评价结果，可以采取暂停生产、销售、使用和召回药品等措施，并进行监督检查，同时将采取的措施通报同级卫生行政部门。国家药品监督管理局根据药品分析评价结果，可以要求企业开展药品安全性、有效性相关研究。必要时，应当采取责令修改药品说明书，暂停生产、销售、使用和召回药品等措施，对不良反应大的药品，应当撤销药品批准证明文件，并将有关措施及时通报卫生行政部门。

（四）法律责任

《药品不良反应报告和监测管理办法》也规定了药品生产、经营企业和医疗机构未按规定监测和报告药品不良反应的，需要承担相应的法律责任。

1. 药品生产企业

药品生产企业有下列情形之一的，由所在地药品监督管理部门给予警告，责令限期改正，可以并处五千元以上三万元以下的罚款。

（1）未按照规定建立药品不良反应报告和监测管理制度，或者无专门机构、专职人员负责本单位药品不良反应报告和监测工作的。

（2）未建立和保存药品不良反应监测档案的。

（3）未按照要求开展药品不良反应或者群体不良事件报告、调查、评价和处理的。

（4）未按照要求提交定期安全性更新报告的。

（5）未按照要求开展重点监测的。

（6）不配合严重药品不良反应或者群体不良事件相关调查工作的。

（7）其他违反《药品不良反应报告和监测管理办法》规定的。

药品生产企业有未按照要求提交定期安全性更新报告的或未按照要求开展重点监测的情形之一的，按照《药品注册管理办法》的规定对相应药品不予再注册。

2. 药品经营企业

药品经营企业有下列情形之一的，由所在地药品监督管理部门给予警告，责令限期改正；逾期不改的，处三万元以下的罚款。

（1）无专职或者兼职人员负责本单位药品不良反应监测工作的。

（2）未按照要求开展药品不良反应或者群体不良事件报告、调查、评价和处理的。

（3）不配合严重药品不良反应或者群体不良事件相关调查工作的。

3. 医疗机构

医疗机构有下列情形之一的，由所在地卫生行政部门给予警告，责令限期改正；逾期不改的，处三万元以下的罚款；情节严重并造成严重后果的，由所在地卫生行政部门对相关责任人给予行政处分。

（1）无专职或者兼职人员负责本单位药品不良反应监测工作的。

（2）未按照要求开展药品不良反应或者群体不良事件报告、调查、评价和处理的。

（3）不配合严重药品不良反应和群体不良事件相关调查工作的。

以上的药品生产、经营企业和医疗机构违反相关规定，给药品使用者造成损害的，还需依法承担赔偿责任。

4. 药品监督管理部门

药品监督管理部门发现医疗机构有前款规定行为之一的，应当移交同级卫生行政部门处理。各级药品监督管理部门、卫生行政部门和药品不良反应监测机构及其有关工作人员在药品不良反应报告和监测管理工作中违反《药品不良反应报告和监测管理办法》，造成严重后果的，依照有关规定给予行政处分。

知识链接

药物警戒制度

药物警戒（pharmacovigilance）一词源于古希腊语，缩写为 PV，最早在 1974 年由法国科学家提出，2002 年 WHO 完善了药物警戒的定义，即药物警戒是发现、评价、认识和预防药物不良作用或其他任何与药物相关问题的科学研究和活动。2019 年新修订的《中华人民共和国药品管理法》提出建立药物警戒制度，对未来新药研发及药品监管有重要意义。药物警戒贯穿于药物发展的始终，包括药品上市前研究、上市后监测及评价，直至最后淘汰的整个药品生命周期。药物警戒应用的方法可以是流行病学方法，也可以是实验室和诊断性的方法，最终目的是帮助制订决策，如治疗方案的选择、药品上市许可、药品的监管等。健全和完善药物警戒体系对未来新药研发及药品监管有着重要意义，也是药品不良反应监测发展的客观需要和必然趋势。

第二节 药品召回管理

学习目标

知识目标：1. 掌握药品召回分类与分级。

2. 熟悉药品召回的实施与监督管理。

3. 了解药品召回的定义。

能力目标：能判定药品召回的级别，对药品召回分类管理。

素质目标：1. 具有依法经营的法律意识。

2. 增强生命至上的社会责任感和严谨的工作态度。

案例分析

企业主动召回盐酸氨溴索注射液

2017 年 11 月，国家食品药品监督管理总局收到上海勃林格殷格翰药业有限公司报告，勃林格殷格翰公司决定在中国范围内对特定批次的盐酸氨溴索注射液（商品名：沐舒坦）实施主动召回。

盐酸氨溴索注射液由勃林格殷格翰西班牙工厂生产，由上海勃林格殷格翰药业有限公司贴标签、包装并放行到中国市场。西班牙工厂在留样稳定性试验中检测到有关物质的量有偏高的现象，但所有的检测结果都在产品质量标准范围内，原因暂未明。基于对现有数据的评估，勃林格殷格翰公司决定主动召回在标准范围内出现有关物质含量偏高现象的批次。

对已经上市销售的存在安全隐患的药品实施召回，以最大限度地减少可能对消费者造成的伤害，体现了企业对百姓用药安全的一种负责态度，有利于消费者权益的保护。同时这也将促进药品生产企业不断加强药品原辅料的进货及生产流程的管理，促使药品经营企业及医疗机构规范进货渠道，有利于促进药品生产经营企业加强管理，增强质量意识。

一、药品召回的含义与分类

药品是一种关系到人民身体健康和生命安全的特殊商品，对有可能对健康带来危害的药品及时采取召回措施，有利于保护公众用药安全。国家药品监督管理部门于 2007 年 12 月 10 日发布并实施《药品召回管理办法》（局令第 29 号），标志我国药品召回制度正式开始实施。《药品召回管理办法》强化了企业责任，规定药品生产企业是药品召回的主体，药品生产企业应当建立和完善药品召回制度，建立健全药品质量保证体系和药品不良反应监测系统，充分体现药品安全企业第一责任人意识。

（一）药品召回

药品召回是指药品生产企业（包括进口药品的境外制药厂商）按照规定程序收回已上市销售的存在安全隐患的药品。其中，安全隐患是指由于研发、生产等原因可能使药品具有的危及人体健康和生命安全的不合理危险。已经确认为假药、劣药的，不适用召回程序。

（二）药品召回分级与分类

药品召回分为两类、三级，有利于风险控制。

1. 药品召回分级

根据药品安全隐患的严重程度，药品召回分为三级：一级召回是针对使用该药品可能引起严重健康危害的；二级召回是针对使用该药品可能引起暂时的或者可逆的健康危害的；三级召回是针对使用该药品一般不会引起健康危害，但由于其他原因需要收回的。

2. 药品召回分类

根据药品召回的主体不同，药品可分为主动召回和责令召回。

（1）主动召回　指药品生产企业对收集的信息进行分析，对可能存在安全隐患的药品进行调查评估，发现药品存在安全隐患的，由该药品生产企业决定召回。

（2）责令召回　指药品监管部门经过调查评估，认为存在安全隐患，药品生产企业应当召回药品而未主动召回的，责令药品生产企业召回药品。必要时，药品监督管理部门可以要求药品生产企业、经营企业和使用单位立即停止销售和使用本品。

二、药品召回的实施与监督管理

（一）药品生产、经营企业和使用单位有关药品召回的义务

1. 药品生产企业是药品召回主体

药品生产企业是药品召回的主体，药品生产企业应当建立和完善药品召回制度，收集药品安全的相关信息，对可能具有安全隐患的药品进行调查、评估，召回存在安全隐患的药品；建立健全药品质量保证体系和药品不良反应监测系统，收集、记录药品的质量问题与药品不良反应信息，并按规定及时向药品监督管理部门报告。同时明确了生产企业实施"主动召回"和"责令召回"的程序要求。

进口药品的境外制药厂商与境内药品生产企业一样是药品召回的责任主体，履行相同的义务。进口药品需要在境内进行召回的，由进口单位按《药品召回管理办法》的规定负责具体实施。为使药品监管部门及时掌握进口药品在国外的召回情况，《药品召回管理办法》明确了"进口药品的境外制药厂商在境外实施药品召回的，应当及时报告国家药品监督管理局"的报告义务。

2. 销售与使用单位的职责

药品经营企业、使用单位应当建立和保存完整的购销记录，保证销售药品的可溯源性。发现其经营、使用的药品存在安全隐患的，应当立即停止销售或者使用，通知药品生产企业或者供货商，并向药品监督管理部门报告。

在药品生产企业实施药品召回时，药品经营企业、使用单位应当协助药品生产企业履行召回义务，按照召回计划的要求及时传达、反馈药品召回信息，控制和收回存在安全隐患的药品。

3. 药品监督管理部门的责任

召回药品的生产企业所在地省、自治区、直辖市药品监督管理部门负责药品召回的监督管理工作，其他省、自治区、直辖市药品监督管理部门应当配合、协助做好药品召回的有关工作。国家药品监督管理局监督全国药品召回的管理工作。

药品监管部门应及时对召回效果进行评价。认为企业召回不彻底或者需要采取更为有效的措施的，应当要求药品生产企业重新召回或者扩大召回范围。必要时，可以要求药品生产企业、经营企业和使用单位立即停止销售和使用该药品。同时，国家药品监管局和省（区、市）药品监管部门应当建立药品召回信息公开制度，采用有效途径向社会公布存在安全隐患的药品信息和药品召回的情况。

（二）主动召回和责令召回的实施和要求

1. 主动召回的实施和要求

（1）药品生产企业药品召回的组织实施　药品生产企业在作出药品召回决定后，应当制定召回计划并组织实施，一级召回在24小时内，二级召回在48小时内，三级召回在72小时内，通知到有关药品经营企业、使用单位停止销售和使用，同时向所在地省、自治区、直辖市药品监管部门报告。省、自治区、直辖市药品监督管理部门应当将收到一级药品召回的调查评估报告和召回计划报告国家药品监督管理局。

药品生产企业在启动药品召回后，一级召回在1日内，二级召回在3日内，三级召回在7日内，应当将调查评估报告和召回计划提交给所在地省、自治区、直辖市药品监督管理部门备案。

（2）药品调查评估报告　药品调查评估报告内容包括：①召回药品的具体情况，包括名称、批次等药品信息；②实施召回的原因；③调查评估结果；④召回分级。

（3）召回计划的主要内容　召回计划的主要内容有：①药品生产销售情况及拟召回的数量②召回措施的具体内容，包括实施的组织、范围和时限等；③召回信息的公布途径与范围；④召回的预期效果；⑤药品召回后的处理措施；⑥联系人的姓名及联系方式。

（4）召回的监管　召回药品的生产企业所在地省（区、市）药品监督管理部门负责药品召回的监督管理工作，其他省（区、市）药品监督管理部门应当配合、协助做好药品召回的有关工作。药品生产企业在实施召回的过程中，一级召回每日，二级召回每3日，三级召回每7日，向所在地省、自治区、直辖市药品监督管理部门报告药品召回进展情况。

国家和省（区、市）药品监督管理部门应当检录国家药品召回信息公开制度，采用有效途径向社会公布存在安全隐患的药品信息和药品召回的情况。省（区、市）药品监督管理部门可以根据实际情况组织专家对药品生产企业提交的召回计划进行评估，认为药品生产企业所采取的措施不能有效消除安全隐患的，可以要求药品生产企业采取扩大找回范围、缩短找回时间等更为有效的措施。

2. 责令召回的实施和要求

药品监督管理部门经过调查评估，认为药品存在安全隐患，药品生产企业应当召回药品而未主动召回的，应当责令药品生产企业召回药品。必要时，药品监督管理部门可以要求药品生产企业、经营企业和使用单位立即停止销售和使用该药品。

（1）药品生产企业药品召回的实施　药品生产企业在作出药品召回决定后，应当制订召回计划并组织实施，一级召回在24小时内，二级召回在48小时内，三级召回在72小时内，通知到有关药品经营企业、使用单位停止销售和使用，同时向所在地省、自治区、直辖市药品监管部门报告。

药品生产企业在启动药品召回后，一级召回在1日内，二级召回在3日内，三级召回在7日内，应当将调查评估报告和召回计划提交给所在地省、自治区、直辖市药品监督管理部门备案。省、自治区、直辖市药品监督管理部门应当将收到一级药品召回的调查评估报告和召回计划报告国家药品监督管理局。

（2）责令召回通知书　药品监督管理部门作出责令召回决定，应当将责令召回通知书送达药品生产企业，通知书包括以下内容：召回药品的具体情况，包括名称、批次等基本信息；实施召回的原因；调查评估结果；召回要求，包括范围和时限等。

（3）药品生产企业职责　药品生产企业对上报的召回计划进行变更的，应当及时报药品监督管理部门备案。药品生产企业对召回药品的处理应当有详细的记录，并向药品生产企业所在地省、自治区、直辖市药品监督管理部门报告。必须销毁的药品，应当在药品监督管理部门监督下销毁。药品生产企业在召回完成后，应当对召回效果进行评价，向所在地省、自治区、直辖市药品监督管理部门提交药品召回总结报告。

（4）责令召回的监管　药品监督管理部门应当自收到总结报告之日起 10 日内对报告进行审查，并对召回效果进行评价，必要时组织专家进行审查和评价。审查和评价结论应当以书面形式通知药品生产企业。经过审查和评价，认为召回不彻底或者需要采取更为有效的措施的，药品监督管理部门应当要求药品生产企业重新召回或者扩大召回范围。

（三）法律责任

对药品监督管理部门确认药品生产企业因违反法律、法规、规章规定造成上市药品存在安全隐患的，应依法给予行政处罚。依据《行政处罚法》的规定，增加了对积极履行召回义务的企业减免处罚的条款。但不免除其依法应当承担的其他法律责任。

对药品生产企业发现药品存在安全隐患而不主动召回药品或拒绝召回药品的，将处应召回药品货值金额 3 倍的罚款；造成严重后果的，由原发证部门撤销药品批准证明文件，直至吊销药品生产许可证。违反《药品召回管理办法》规定的，最高处 3 万元以下罚款。药品经营企业、使用单位违反《药品召回管理办法》规定的，也将处 1000 元以上 5 万元以下罚款；造成严重后果的，由原发证部门吊销药品经营许可证或者其他许可证。

第三节　药品上市后评价

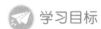学习目标

知识目标：1. 掌握药品上市后评价的含义和特点。
2. 熟悉药品上市后评价的关键点。
3. 了解上市前评价和上市后评价的区别。
能力目标：能完成药品的上市后评价。
素质目标：1. 具有依法经营的法律意识。
2. 培养诚信经营的职业道德和严谨的工作态度。

案例分析

规范上市后评价，严把药品质量关

药品管理以人民健康为中心，坚持风险管理、全程管控、社会共治的原则，建立科学、严格的监督管理制度，全面提升药品质量，保障药品的安全、有效、可及。

根据《中华人民共和国药品管理法》第八十三条等有关规定，国家药品监督管理局组织了对小儿酚氨咖敏颗粒、氨非咖片、复方氨基比林茶碱片、氨林酚咖胶囊、氨咖敏片、丁苯羟酸乳膏、小儿复方阿司匹林片、氨非咖敏片等 8 个品种开展上市后评价。

经评价，国家药品监督管理局决定自即日起停止上述 8 个品种在我国的生产、销售、使用，注销药品注册证书。已上市销售的产品，由药品上市许可持有人负责召回，召回产品由所在地省级药品监督管理部门监督销毁或者依法采取其他无害化处理等措施。

一、药品上市后评价概述

（一）药品上市后评价

1. 药品上市后评价的含义

完整的药品评价体系应由两大部分构成：上市前评价和上市后评价。上市前的评价更多关注药品是否符合新药审评要求，通常需要动物研究评价和人体临床评价两个阶段的评价，是对药品的疗效和安全性进行初步评价。药品上市后再评价是指根据药学的最新学术水平，从药理学、药剂学、临床药学、药物流行病学、药物经济学及药物政策等主要方面，对已正式批准上市的药品在社会人群中的疗效、不良反应、用药方案、稳定性及经济学等是否符合安全、有效、经济的合理用药原则作出科学的评议和估计，以最大限度地发挥药物防病治病的作用。

2. 药品上市前评价和药品上市后评价的相互关系

基于药品评价各环节的相互关联，完整的药品评价体系应是首尾呼应，上市后评价以上市前的评价为出发点，有针对性地进行重点评价，上市前的评价需要药品上市后评价的支持以验证其评价的可靠性，补充上市前评价的不足和发现上市前评价未发现的问题。二者只有相互补充，才能科学规范地评价，真正指导临床合理用药和指导新药研发。

3. 药品上市后再评价的意义

药品上市后，其有效性和安全性仍然存在一定的风险，各种不良反应和严重不良反应随时可能发生，药品上市后评价为保障人民用药的安全，更全面地评价药品的有效性和安全性。

药品上市后评价的重点是药品安全性，其目的是发现严重和非预期药品不良反应，补充完善上市前安全性和疗效评价的不足，通过风险利益评价和有效的风险管理，保障临床安全合理用药。对于多数药品的全面评价只有在上市后才能得以实现，完整的药品评价应贯穿于整个药品的生命周期。

（二）药品上市后评价的关键点

药品上市后评价有几点必须考虑：①上市后评价是上市前评价的延续，药品上市时并非暴露了所有问题，如动物实验提示某药有致癌性，而有限数量的临床试验未必能提示这一点，考虑到疾病的严重程度、有无可替代药品等因素后，该药仍可能上市。又如，某药在上市前临床试验时只发现 1 例心脏毒性反应，因果关系又无法判断，该药上市后可能就应该关注和评价其心脏毒性反应。因此，上市后评价一定要掌握药品在上市前有哪些严重问题悬而未决，才能有的放矢，根据上市前发现的问题采取相应的研究办法和评价手段。②一些药品在上市前的动物评价和临床评价中相对安全、有效，似乎很乐观，但上市后其远期疗效、迟发不良反应、罕见不良反应、合并用药情况、特殊人群用药等均是未知数，这些因素都要在上市后评价中重点关注，所以其难度远超过单纯的上市前评价。③随着科学技术的发展，新一代的药品不断地被研发上市，老一代的药品如何评价和利用，也需要上市后评价。④药品风险的接受范围和程度，涉及疾病的严重程度与药品不良反应发生的严重程度和频度、患者和医生的接受程度、社会关注程度等。

二、药品上市许可持有人

药品上市许可持有人是指取得药品注册证书的企业或者药品研制机构等。2019 年 12 月 1 日正式施行的《药品管理法》中规定药品上市许可持有人应当依照本法规定，对药品的非临床研究、临床试验、生产经营、上市后研究、不良反应监测及报告与处理等承担责任。药品上市许可持有人的法定代表人、主要负责人对药品质量全面负责。药品上市许可持有人为境外企业的，应当由其指定的在中国境内的企业法人履行药品上市许可持有人义务，与药品上市许可持有人承担连带责任。

经国务院药品监督管理部门批准，药品上市许可持有人可以转让药品上市许可。受让方应当具备保障药品安全性、有效性和质量可控性的质量管理、风险防控和责任赔偿等能力，履行药品上市许可持有人义务。药品上市许可持有人有以下主要责任和义务。

1. 建立质量保障体系

药品上市许可持有人应当承担上市药品的安全有效和质量责任，建立药品质量保证体系，配备专门人员独立负责药品质量管理。药品上市许可持有人应当对受托药品生产企业、药品经营企业的质量管理体系进行定期审核，监督其持续具备质量保证和控制能力。

2. 建立药品上市放行规程

药品上市许可持有人应当建立药品上市放行规程，对药品生产企业出厂放行的药品进行审核，经质量受权人签字后方可放行。不符合国家药品标准的，不得放行。

3. 保证药品可追溯

药品上市许可持有人应当建立并实施药品追溯制度，按照规定提供追溯信息，保证药品可追溯。药品上市许可持有人对药品的追溯数据的记录和凭证应保存不少于 5 年，且应当由专职部门及人员负责药品追溯数据的管理，确保数据安全，防止数据泄露。

4. 年度报告

药品上市许可持有人应当建立年度报告制度，每年将药品生产销售、上市后研究、风险管理等情况按照规定向省、自治区、直辖市人民政府药品监督管理部门报告。

5. 上市后管理

药品上市许可持有人应当制订药品上市后风险管理计划，主动开展药品上市后研究，对药品的安全性、有效性和质量可控性进行进一步确证，加强对已上市药品的持续管理。

药品上市许可持有人应当对已上市药品的安全性、有效性和质量可控性定期开展上市后评价。必要时，国务院药品监督管理部门可以责令药品上市许可持有人开展上市后评价或者直接组织开展上市后评价。经评价，对疗效不确切、不良反应大或者因其他原因危害人体健康的药品，应当注销药品注册证书。

已被注销药品注册证书的药品，不得生产或者进口、销售和使用。已被注销药品注册证书、超过有效期等的药品，应当由药品监督管理部门监督销毁或者依法采取其他无害化处理等措施。

三、药品上市后再评价的实施和处理

（一）药品上市后再评价的组织机构

国家药品监督管理部门负责药品上市后再评价工作。国家药品监督管理局药品评价中心主要承担药品试产期及上市后再评价和药品淘汰筛选的技术业务组织工作、药品不良反应监测的技术业务组织工作等，为国家药品监督管理部门提供该项工作的技术支持。

省级药品监督管理部门协助监督管理本行政区域内药品上市后再评价工作，药品上市许可持有人、药品生产企业、药品经营企业是药品上市后评价的主体，有责任和义务对上市后药品进行追踪和监测。医疗机构是药品上市后再评价的具体操作实施单位，应积极支持和参与药品上市后再评价工作。

（二）评价内容

药品上市后再评价是通过药品不良反应监测、药物流行病学调查和临床试验等方法，对药品在使用过程中的疗效、不良反应、药物相互作用、特殊人群的用药情况及药物风险/效益比等进行监测和评价。其中包括：药品有效性研究、药品不良反应研究、药物经济学研究、药品质量评价。

1. 药品有效性研究

鉴于上市前研究的局限性，药品上市后在广大人群中应用的有效率、长期效应和新的适应证以及临床中存在的可影响药品疗效的各种因素的研究是上市后再评价的重要内容，如治疗方案，患者年龄、生理状况，合并用药、食物等上市后的有效性再评价可以充分补充上市前研究的不足，对全面认识药物的性质、掌握应用规律具有重要的意义。有效性再评价的内容包括对现有临床疗效的再评价、新适应证疗效的再评价，并根据具体情况采取相应措施。药品的有效性评价可借助于药效学、药代动力学、药剂学等方法及临床疗效的方法给予评价。

2. 药品不良反应研究

药品安全性评价是一个从实验室到临床，再从临床到实验室的多次往复过程。药品的不良反应研究实际是对上市前研究的支持和印证。在广大人群中考察经长期应用药品发生的不良反应，以及停药后发生的不良反应，同时研究不良反应发生的机体、药品、给药方法、药物相互作用等因素是药品上市后再评价的主要内容。可采取回顾性或前瞻性方法对药品的不良反应病例进行分析，必要时采取流行病学方法进行研究，以便得出准确的评价结果，然后根据评价结果采取必要措施。

3. 药物经济学研究

药物经济学研究是利用微观经济学的评价方法对药物治疗的方案进行评价，将药物的成本研究与临床疗效研究结合起来，还利用流行病学、决策学、统计学、循证医学等多学科的方法来评估药品的治疗价值。经济性评价也是药品再评价的重要内容之一，其目的是如何合理地选择和利用药物，以高效、安全、经济、节约地提供医疗保健服务，使患者得到最佳的治疗效果并承受最小的经济负担，以最合理地利用现有的药物资源和医疗资源。

4. 药品质量评价

药品质量评价也是药品上市后再评价的重要内容，通过不断提高药品的控制标准和检测方法的准确性与精确性，为药品上市后安全有效、经济合理地使用药物提供保障。如制剂的稳定性研究、生物利用度研究、生物等效性研究等。

（三）评价方法

药品的上市后再评价，除了在医院临床实践中短期观察外，还需要在大规模的人群中长期观察和判断才能定论，只有这样才能保证结果的准确性和有效性，可利用药物流行病学的方法来进行药品的再评价，在技术和数据上给再评价一个支撑。药物流行病学是运用流行病学原理和方法，以社会用药人群为研究对象，研究药品在人群中的作用及效应的应用性学科。它将临床药理学与流行病学两个学科有机地结合起来，它是药品上市后再评价的主要方法，也是目前世界上药物再评价所采用最多的方法。

（四）药品上市再评价的实施方式和处理方式

1. 药品上市后再评价的实施方式

药品上市后再评价可采取定期系统性评价和不定期专题性评价相结合的模式。定期系统性评价是根据市场现有药品的使用情况调查，按药品评价指导原则有计划、系统地组织评价。它是在相应的法律和制度的框架下，按程序由相关部门或企业组织实施的常规性评价。不定期专题评价是根据国家基本药物和非处方药遴选提出的需求以及不良反应事件的因果分析等的需要进行的评价。

2. 药品上市后再评价的处理方式

按照相关法律，根据药品再评价结果，可以采用重点监测，责令修改药品说明书，限制其适用范围，暂停生产、销售和使用，将非处方药转换为处方药等措施。对于情况比较严重的，如疗效不确切、不良反应大或者其他原因危害人体健康的药品不予再注册。

→ 知识导图

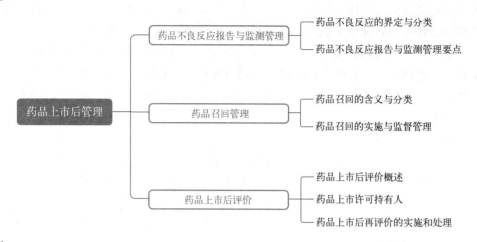

课后检测

一、单项选择题

1. 使用药品可能引起暂时的或者可逆的健康危害的，需要进行（　　）。

A. 一级召回　　　　　　B. 二级召回　　　　　　C. 三级召回　　　　　　D. 无需召回

2. 根据《药品不良反应报告和监测管理办法》，药品不良反应是指（　　）。

A. 合格药品在超常规用法用量下出现的与用药目的无关的有害反应

B. 合格药品在正常用法用量下出现的与用药目的无关的有害反应

C. 药品在正常用法用量下出现的与用药目的有关的有害反应

D. 药品在正常用法用量下出现的与用药目的无关的有害反应

3. 根据《药品不良反应报告和监测管理办法》，药品生产企业、药品经营企业或医疗机构（　　）。

A. 发现或者获知新的药品不良反应应当在 3 日内报告

B. 发现或者获知严重的药品不良反应应当在 3 日内报告

C. 发现或者获知死亡病例须立即报告

D. 发现或者获知药品群体不良事件应当在 3 日内报所在地的县级药品监督管理部门

4. 药品生产、经营企业和医疗机构发现或者获知新的、严重的药品不良反应，应当（　　）。

A. 3 日内报告　　　　　B. 5 日内报告　　　　　C. 7 日内报告　　　　　D. 15 日内报告

5. 全国药品不良反应监测管理工作的部门是（　　）。

A. 县级以上卫生行政部门

B. 国家不良反应监测中心

C. 国家药品监督管理局

D. 省、自治区、直辖市药品监督管理局

6. 开展全国范围内影响较大并造成严重后果的群体不良事件的调查和处理的部门是（　　）。

A. 县级以上卫生行政部门

B. 省、自治区、直辖市药品监督管理局

C. 国家不良反应监测中心

D. 国家药品监督管理局会同卫生行政部门

7. 承担国家药品不良反应报告和监测资料的收集、评价、反馈和上报的部门是（　　）。

A. 县级以上卫生行政部门

B. 省、自治区、直辖市药品监督管理局

C. 国家不良反应监测中心

D. 国家药品监督管理局会同卫生行政部门

8. 药品生产企业在实施召回过程中，应每3日向所在地省级药品监督管理部门报告药品召回进展情况的是（　　）。

A. 一级召回 　　　　B. 二级召回 　　　　C. 三级召回 　　　　D. 四级召回

9. 药品上市许可持有人对药品追溯记录和凭证应保存不少于（　　）。

A. 1年 　　　　B. 2年 　　　　C. 3年 　　　　D. 5年

10. 下列情况属于新的药品不良反应的是（　　）。

A. 出现了药品说明书中未载明的不良反应

B. 出现了医生以前没有见过的不良反应

C. 出现了组织或器官功能严重损害的不良反应

D. 出现了《中国药典》中未载明的不良反应

二、多项选择题

1. 药品监督管理部门认为药品生产企业召回不彻底或者需要采取更为有效的措施的（　　）。

A. 可以要求药品生产企业停产、停业整顿

B. 可以要求药品生产企业重新召回

C. 可以要求药品生产企业扩大召回范围

D. 可以吊销药品批准证明文件

E. 可以吊销药品生产企业的药品生产许可证

2. 药品使用单位发现其使用的药品存在安全隐患的（　　）。

A. 应当立即停止销售或者使用该药品

B. 应当通知药品生产企业或供货商

C. 应当立即退给药品生产企业或者供货商

D. 应当协助药品生产企业控制和收回存在安全隐患的药品

E. 应当向药品监督管理部门报告

3. 根据《药品召回管理办法》，对于存在安全隐患的药品，下列叙述正确的有（　　）。

A. 药品生产企业决定召回后，应在规定时间内通知药品经营企业、使用单位停止销售和使用该药品

B. 药品经营企业应当协助药品生产企业履行召回该药品的义务

C. 药品使用单位应向卫生行政部门报告，等待停止使用该药品的通知

D. 药品监督管理部门采用有效途径向社会公布该药品信息和召回情况

E. 药品监督管理部门对该药品安全隐患开展调查时，该药品生产企业应当回避

4. 药品生产企业应该开展重点监测，并对监测数据进行汇总、分析、评价和报告的药品包括（　　）。

A. 新药监测期内的国产药品

B. 新药监测期已满的国产药品

C. 仿制药品

D. 首次进口5年内的药品

E. 进口满5年的药品

5. 根据《药品召回管理办法》规定，药品生产企业（　　）。

A. 应当收集、记录药品的质量问题与药品不良反应信息，并及时向药品监督管理部门报告

B. 应当建立和完善药品召回制度，收集药品安全的相关信息

C. 应当对可能具有安全隐患的药品进行调查、评估，召回存在安全隐患的药品

D. 应当协助药品监督管理部门对药品可能存在的安全隐患开展调查

E. 应当建立和保存完整的购销记录，保证销售药品的可溯源

6. 药品上市许可持有人是指取得药品注册证书的（　　）。

A. 药品研制机构　　　B. 药品研发人员　　　C. 药品生产企业

D. 药品经营企业　　　E. 医疗机构

7. 需要召回的药品是指（　　）。

A. 存在质量问题的药品　　B. 有药品不良反应的药品　　C. 运输中出现问题的药品

D. 判定为假药、劣药的　　E. 存在其他安全隐患的药品

8. 严重药品不良反应可以引起（　　）。

A. 死亡或危及生命

B. 致癌、致畸、致出生缺陷

C. 导致显著的或者永久的人体伤残或者器官功能的损伤

D. 导致住院或者住院时间延长

E. 导致其他重要医学事件

9. 个人发现新的或者严重的不良反应，可以向（　　）。

A. 经治医师报告

B. 药品生产企业报告

C. 药品经营企业报告

D. 当地的药品不良反应监测机构报告

E. 药品研发机构报告

10. 药品上市许可持有人的主要责任有（　　）。

A. 承担上市药品的安全有效和质量责任，建立药品质量保证体系，配备专门人员独立负责药品质量管理

B. 建立药品上市放行规程，对药品生产企业出厂放行的药品进行审核

C. 建立并实施药品追溯制度，按照规定提供追溯信息，保证药品可追溯

D. 应当建立年度报告制度，每年将药品生产销售、上市后研究、风险管理等情况按照规定向省、自治区、直辖市人民政府药品监督管理部门报告

E. 药品上市许可持有人应当制定药品上市后风险管理计划，主动开展药品上市后研究

三 参考答案

一、单项选择题

1. B；2. B；3. C；4. D；5. C；6. D；7. C；8. B；9. D；10. A

二、多项选择题

1. BC；2. ABDE；3. ABD；4. AD；5. ABCDE；6. AC；7. AE；8. ABCDE；9. ABCD；10. ABCDE

第十章 特殊药品的管理

[内容简介]

在众多药品中，有一类药品性质极为特殊，具有特殊的药理、生理作用，如果管理、使用不当，将严重危害使用者生命健康乃至影响社会安全稳定，为此我国有关法律法规对此类药品实行比其他药品更为严格的管制措施。本章主要讲述麻醉药品、精神药品、医疗用毒性药品、放射性药品、药品类易制毒化学品以及兴奋剂、含特殊管理药品复方制剂等性质特殊药物的监管的相关内容。

[学习要求]

1. **掌握** 麻醉药品、精神药品、医疗用毒性药品、含特殊管理药品复方制剂等在生产、经营、使用等方面的特殊管理规定。

2. **熟悉** 药品类易制毒化学品、含兴奋剂药品等限制类药品在生产、经营、使用等方面的管理要点。

3. **了解** 放射性药品的有关知识。

案例导入

"4·08"含麻黄碱复方制剂制毒案

2009年3月，四川省宜宾市食品药品监督管理局接到吉林市食品药品监督管理局的协查函，请求对宜宾市南溪县医药公司是否向吉林维康制药公司购买了197件舒咳喘（复方茶碱麻黄碱片）进行核查。经查，该企业未购入该批药品，系不法分子盗用、套用南溪县医药公司合法资质，骗购、套购含麻黄碱类复方制剂，用于提取制毒。宜宾市组建了由市公安局禁毒支队、宜宾食品药品监管局组成的"4·08"专案组，对该起含麻黄碱复方制剂流失案进行立案侦查。5月，公安部对"4·08"专案进行挂牌督办。

随着案件调查，一起涉及范围广、参与嫌犯多、缴获数量巨大的制毒大案宣布告破，系一伙不法分子盗用正规医药公司的合法资质，大肆骗购、套购含麻黄碱类复方制剂，从中非法提取麻黄碱，然后制造冰毒，贩卖牟取暴利。全案涉及四川、吉林、广东、广西、重庆、新疆等21个省（区、市），共打掉了5个特大制贩毒团伙，抓获犯罪嫌疑人85名，捣毁麻黄碱非法加工窝点和冰毒加工厂8个，缴获含麻黄碱类复方制剂44t、麻黄碱415kg、冰毒955g、毒资1820.9万元、房产10套、车辆21台、手枪3支、子弹10发等。

"4·08"专案发生后，国家食品药品监督管理局强化了对含麻黄碱复方制剂的监管措施，2009年8月，发布了《关于切实加强部分含特殊管理药品复方制剂销售管理的通知》（国食药监安〔2009〕503号），2010年2月又接连下发了《关于将含麻黄碱类复方制剂管理纳入药品安全专项整治工作的通知》（食药监办〔2010〕16号），自此以后，加强了对含麻黄碱类复方制剂的专项管理。

摘自国家药品监督管理局网站，2009.11.26

第一节　特殊管理药品概述

学习目标

知识目标：1. 掌握特殊管理药品种类及我国监管法规。

2. 熟悉国际管理机构与公约。

3. 了解管制背景。

能力目标：能正确辨识特殊管理药品及限制类药品的种类。

素质目标：培养生命至上、安全第一的健康安全意识。

药事火花

珍爱生命　远离毒品

　　按照我国规定，毒品分为两大类：麻醉药品、精神药物。目前我国常见的毒品主要有：鸦片、吗啡、海洛因、冰毒、大麻、摇头丸、杜冷丁等。联合国麻醉药品委员会将毒品分为六大类：吗啡型药物（包括鸦片、吗啡、可卡因、海洛因和罂粟植物等）；可卡因、可卡叶；大麻；安非他明等人工合成兴奋剂；安眠镇静剂（包括巴比妥药物和安眠酮）；精神药物。

　　毒品的危害远远超过人们的想象，所以拒绝毒品危害的最好措施就是预防。预防染毒"十不要"：①千万不要因盲目好奇而吸毒；②千万不要因寻求刺激而吸毒；③千万不要因贪图享受而吸毒；④千万不要因消愁解闷而吸毒；⑤千万不要轻信吸毒者的谎言；⑥千万不要听信吸毒能治病的谬论；⑦千万不要在吸毒场所多停留1秒；⑧千万不要接受涉毒人员馈赠的食品（包括香烟等）；⑨千万不要结交有吸毒行为的人；⑩千万不要与贩毒人员有任何牵连。

　　每年6月26日是"国际禁毒日"，让我们加强宣传，珍视生命，预防毒品危害。

　　《中华人民共和国药品管理法》第112条规定，国家对麻醉药品、精神药品、医疗用毒性药品、放射性药品、药品类易制毒化学品等实行特殊管理。

　　根据《药品经营质量管理规范》（2016年版）有关规定，国家对蛋白同化制剂、肽类激素、含特殊药品复方制剂等品种实施特殊监管措施，这些药品被称为"国家有专门管理要求的药品"。为了学习的方便，本章将含兴奋剂药品、含特殊管理药品复方制剂等，统称为国家限制类药品，与特殊管理药品一并介绍。

　　麻醉药品、精神药品、医疗用毒性药品、放射性药品、药品类易制毒化学品、含兴奋剂药品及含特殊管理药品复方制剂等具有特殊的药理生理作用，均具有明显的两重性，合理使用是医疗必需品，可以很好地解除患者病痛，使用不当或滥用，则会严重影响公众身心健康，甚至会影响生命安全和社会稳定。麻醉药品、精神药品具有依赖性潜力，可致成瘾；医疗用毒性药品毒性剧烈易中毒；放射性药品含有放射性核素；药品类易制毒化学品可用于制造毒品；兴奋剂是体育运动中违禁药品；含特殊管理药品复方制剂性质也特殊。因此，我们必须严格按照国家相关规定，对这类药品的生产、经营和使用实行更为严格的管控措施。

一、特殊管理药品的管制背景

　　根据《中华人民共和国刑法》规定，毒品是指鸦片、海洛因、甲基苯丙胺（冰毒）、吗啡、大麻、可卡因以及国家规定管制的其他能够使人形成瘾癖的麻醉药品和精神药品。可见，麻醉药品和精神药品一旦非法使用或滥用，就演变为毒品。

药物滥用和毒品的危害特别巨大，它可以吞噬巨额社会财富，摧残人类健康，危害民族素质，也是诱发诈骗、暴力犯罪、卖淫、艾滋病传播等社会问题的重要因素，并且与恐怖主义、洗钱和贩卖人口等犯罪行为紧密关联。因此，世界上各个国家和地区均对药物滥用进行严格管制，对毒品的生产、贩卖及使用进行严厉打击。

目前，滥用麻醉药品、精神药品的问题，已在许多国家泛滥成灾，成为一种世界范围的严重公害，引起了世界各国的普遍关注。根据联合国毒品和犯罪问题办公室发布的《2021 年世界毒品报告》显示，目前全球约有 2.75 亿人吸毒，相比 2010 年增加了 22%，预计到 2030 年吸毒人口会继续增加 11%。2019 年，吸毒导致近 50 万人死亡，有超过 3600 万人因吸毒患有精神障碍疾病。尽管有关政府和国际组织采取许多管制措施，但近几年来，毒品仍在许多国家进行蔓延。为了人类的发展，禁毒势在必行，迫在眉睫。

据中国国家禁毒委员会发布的《2021 年中国毒情形势报告》显示，我国在 2021 年共缴获海洛因、冰毒、氯胺酮等 3 类滥用人数较多的主流毒品 17.3 吨，其中来源境外 15.3 吨、国内囤积或制造 2 吨。全年摧毁制毒窝点 123 个，缴毒 1.2 吨。全年破获制毒物品案件 230 起，缴获制毒物品 1282 吨。全年破获走私、贩卖、运输毒品案件 4.1 万起，抓获犯罪嫌疑人 6 万名，缴获毒品 21.4 吨。截至 2021 年底，全国现有吸毒人员 148.6 万名，新发现吸毒人员 12.1 万名。

随着我国对毒品打击力度加大，海洛因、吗啡等传统毒品，吸食的人群较前有所减少，但 K 粉、麻古、冰毒、摇头丸等合成毒品"来势凶猛"，呈现"后来居上"的态势。资料显示，目前吸食合成毒品的人员已经超过吸食传统毒品的人员，且不断上升，其中一个重要原因是海洛因价格贵，而合成毒品相对成本较低，甚至一些毒品原料就来自于药店的一些常用药品。药店与监管部门虽采取"限购、登记"等措施，以防止相关药品被用作毒品原料，但仍存在监管盲区。正是由于合成毒品"来得方便"，所以"吸毒面"更大，危害更深，青少年服食合成毒品的不法现象，越来越严重，所以说合成毒品"毒性"更大，正基于此。传统毒品一般是吸食前犯罪，由于对毒品的强烈渴求，为获取毒资而做出非法行为；合成毒品一般是吸食后犯罪，因毒性发作，出现幻觉、妄想症状，不能自主控制精神和身体，而做出非法行为。因此，随着禁毒形势的变化，需要不断调整特殊管理的管制品种和管控政策。

二、特殊管理药品国际管理机构与公约

国际禁毒工作始于 20 世纪初。1909 年在上海召开了"上海国际禁毒会议"；1912 年在海牙缔结《海牙禁止阿片公约》；1931 年 7 月在日内瓦缔结《限制麻醉药品制造、运输公约》。1961 年缔结《1961 年麻醉品单一公约》（简称 1961 年公约），1971 年缔结《1971 年精神药物公约》（简称 1971 年公约），1985 年我国加入以上两个公约，这是目前各国公认的国际公约。公约要求各缔约国：限制麻醉品和精神药品的可获得性；需要者必须持有医师处方；对其包装和广告宣传加以控制；建立监督和许可证制度；对合理医疗和科研应用建立评估和统计制度；限制这类药品的贸易；各国向联合国药品管制机构报送有关资料；加强国家管理，采取有效措施减少药物滥用等。

1987 年，联合国将每年的 6 月 26 日定为"禁止药物滥用和非法贩运国际日（国际禁毒日）"；1988 年 12 月，签署了《联合国禁止非法贩运麻醉药品和精神药物公约》（简称 1988 年公约），以后又制定了"联合国系统麻醉品滥用管制行动计划"和"全球行动纲领"等文件，要求各国政府贯彻执行，联合开展打击非法制毒、贩毒。2005 年，联合国教科文组织联合 100 多个国家缔结、颁布《反对在体育运动中使用兴奋剂国际公约》（简称反兴奋剂国际公约），取得世界反兴奋剂领域中的一项伟大成就。

国际麻醉药品管制机构主要有以下四种。

（1）麻醉品委员会　简称"麻委会"，系联合国经社理事会（ECOSOC）下属六个职能委员会之一。其职权范围是：协助经社理事会对于国际麻醉品公约及协定，行使其所承担的监督权；制定麻醉药品和精神药品的国际管制政策和策略；定期审议各国麻醉药品的走私情况；研究现有的国际麻醉药品管制机构可能需要变动之处，并为此向经社理事会提出提案；遵照经社理事会的指示，办理有关麻醉品的其他事务。1986 年我国加入该委员会，成为其成员国。

（2）麻醉品司　是"麻醉品委员会"的秘书处，也是联合国秘书处经济和社会事务部下属的一个职能机构。该司创建于 1946 年，原设在日内瓦，1979 年 9 月迁到维也纳国际中心。该司出版的期刊有《麻醉品公报》《情况通讯》及一些工作手册等。

（3）国际麻醉品管制局　简称"麻管局"，系根据《1961 年麻醉品单一公约》规定建立的一个独立的机构，有 13 名成员组成，均由联合国经社理事会选举产生。麻管局的总任务是促进各国政府为了整个国际社会的利益，按照麻醉品管制条约办事。其职责主要是负责管理麻醉品和精神药物合法流通，以达到使麻醉品的生产、制造、销售和使用完全限于满足医疗和科研需要；二是与各国政府合作，设法保持正当的供求之间的平衡，以满足对麻醉品和精神药物的合法需求；三是与各国政府合作，努力防止违法或非法种植、生产、制造、贩运和使用麻醉品。

（4）联合国药物滥用管制基金　1971 年设立，其职责是筹集自愿捐款来资助各国政府同非法生产、贩卖和使用麻醉品作斗争。

三、我国特殊管理药品的管理机构及相关法律法规

中华人民共和国成立后，为了保护人民健康，中央人民政府政务院于 1950 年 2 月发布了《关于严禁鸦片烟毒的通令》，严禁吸食、贩卖、种植和私存阿片、吗啡、海洛因等各种毒品，违者严处。同年 11 月颁布了《关于麻醉药品临时登记处理办法的通令》，原卫生部公布了《管理麻醉药品暂行条例》及实施细则。1963 年 5 月，原卫生部会同公安部、化工部、商业部、财政部发出加强麻醉药品管理的通知。1964 年，原卫生部颁布的《管理毒药、限制性剧药暂行规定》，又进一步把易产生依赖性的中枢神经抑制药和兴奋药安眠酮、安钠咖等列入管理范围。

1978 年，国务院颁布了《麻醉药品管理条例》；1979 年，原卫生部颁布了该条例实施细则；1983 年，原卫生部规定精神药物的进出口必须经卫生部核发许可证，目的是既加强管控又能保证医疗需要；1984 年，《中华人民共和国药品管理法》规定：国家对麻醉药品、精神药品、医疗用毒性药品和放射性药品实行特殊管理；1985 年，原卫生部制定了《精神药品管理条例》；1987 年 11 月，国务院修订颁布了《麻醉药品管理办法》；1988 年 11 月，国务院颁布了《精神药品管理办法》《医疗用毒性药品管理办法》；1989 年，国务院颁布了《放射性药品管理办法》；1995 年，国务院颁布《强制戒毒办法》，同年，原卫生部颁布《戒毒药品管理办法》；1998 年，原国家药品监督管理局下发了《罂粟壳管理暂行规定》；1999 年，原国家药品监督管理局颁布《麻黄素管理办法》；2001 年 3 月，原国家药品监督管理局发布了《咖啡因管理规定》，加强第一类精神药品咖啡因的生产经营和使用的管理；2002 年 5 月，原国家药品监督管理局和原卫生部联合下发了《癌症患者申办麻醉药品专用卡的规定》，对癌症患者使用麻醉药品作了明确规定；2004 年，国务院颁布了《反兴奋剂条例》；2005 年，国务院颁布了《易制毒化学品管理条例》，同年 8 月，国务院颁布了《麻醉药品和精神药品管理条例》，对麻醉药品和精神药品研究、生产、经营、使用、运输和贮存作了明确的规定，并要求严格执行，违者追究法律责任，使我国对麻醉药品和精神药品的管理步入了法制化轨道，原国家食品药品监督管理局也相继发布了麻醉药品和精神药品的一系列规章；2010 年，原卫生部颁布了《药品类易制毒化学品管理办法》；2011 年，国务院颁布了《戒毒条例》；2017 年，原国家食品药品监督管理局发布了《蛋白同化制剂和肽类激素进出口管理办法》。围绕特殊管理药品和限制类药品，我国先后颁布的相关法规及规章等多达 30 余部（项）。见表 10-1。

表 10-1　与特殊管理药品相关的国际公约与国内行政法规

国际或国内	名称	颁布(实施)年度
国际公约	《1961 年麻醉品单一公约》	1961 年
	《1971 年精神药物公约》	1971 年
	《联合国禁止非法贩运麻醉药品和精神药物公约》	1988 年
	《反对在体育运动中使用兴奋剂国际公约》	2005 年

国际或国内	名称	颁布(实施)年度
国内 行政法规	《医疗用毒性药品管理办法》	1988 年
	《放射性药品管理办法》	1989 年颁布,2011 年、2017 年两次修订
	《反兴奋剂条例》	2004 年颁布,2011 年、2014 年、2018 年三次修订
	《易制毒化学品管理条例》	2005 年颁布,2014 年、2016 年、2018 年三次修订
	《药品类易制毒化学品管理办法》	2010 年
	《麻醉药品和精神药品管理条例》	2005 年颁布,2013 年、2016 年两次修订
	《戒毒条例》	2011 年颁布,2018 年修订
	《蛋白同化制剂和肽类激素进出口管理办法》	2014 年

我国政府与国际不断加强合作,在麻醉药品、精神药品管制、反兴奋剂等方面逐步与国际接轨,先后加入了"1961 年公约""1971 年公约""1988 年公约"和"反兴奋剂国际公约"。1986 年,我国加入联合国麻醉品委员会。1990 年,中国政府成立由公安部、原卫生部和海关总署等 25 个部门组成的国家禁毒委员会;公安部成立禁毒局,统一领导全国的禁毒工作;1993 年,原卫生部成立中国药物滥用防治协会;2001 年,国务院办公厅《关于转发国家禁毒委员会成员单位主要职责的通知》(国办发〔2001〕4 号)中规定"国家药品监督管理局负责全国药物滥用监测工作",同年,原国家药品监督管理局、公安部、原卫生部、司法部联合下文(国药监安〔2001〕438 号),成立国家药物滥用监测中心,随后,各省(自治区、直辖市)成立了相应的药物滥用监测机构(港、澳、台地区除外),全国形成了防治药物滥用的两级监测网。

第二节　麻醉药品和精神药品的管理

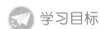

学习目标

知识目标:1. 掌握麻醉药品、精神药品的分类及常用品种。
　　　　　2. 熟悉麻醉药品和精神药品的生产、经营、使用要求。
　　　　　3. 了解麻醉药品的种植、实验等要求。
能力目标:能按照监管法规要求,进行麻醉药品和精神药品的生产、经营和使用。
素质目标:培养对特殊管理药品的安全意识。

药事火花

莫要小看"安眠药"

在社会节奏加快和竞争加剧的今天,很多人都会患上失眠,吃助眠药对许多人来说都已习以为常了。失眠虽不属于危重疾病,但妨碍人们正常生活、工作、学习和健康,可造成注意力不集中、记忆力减退、判断力和日常工作能力下降,并能加重或诱发心悸、胸痹、眩晕、头痛等,严重者可合并焦虑、强迫和抑郁等病症,特别是顽固性失眠,会给病人带来长期的痛苦,严重影响人的心理生理健康,甚至形成对安眠药物的依赖,而长期服用安眠药物又可引起其他医源性疾病。

在针对失眠的治疗药物中,有两种药物名称十分常见,可谓耳熟能详,这就是"安定"和"舒乐安定"。其实,这两种药物并不是普通药品,"安定"就是"地西泮","舒乐安定"就是"艾司唑仑",在我国都属于必须进行特殊管理的第二类精神药品,必须凭医师处方从定点医疗机构或有资质的药店购买使用,其适应症、处方限量、服用剂量等都有严格限制,绝不是随随便便购买和使用的普通药品,患者必须在医师、药师的指导下使用,确保该类药品使用安全合理。

一、麻醉药品和精神药品概述

（一）麻醉药品的定义、种类及危害

1. 麻醉药品的定义和种类

麻醉药品是指具有依赖性潜力，不合理使用或滥用可以产生身体依赖性和精神依赖性（即成瘾性）的药品、药用原植物或者物质，包括天然、半合成、合成的阿片类、可卡因类、大麻类等。

麻醉药品在临床医疗上主要用于镇痛，对外伤、手术、癌症等伴有剧烈疼痛的疾病的治疗具有不可替代的作用。麻醉药品和麻醉药不同，麻醉剂是指医疗上用于全身麻醉和局部麻醉的药品。全身麻醉药，如乙醚、硫喷妥钠等，能暂时地引起不同程度的意识和感觉消失，常用于外科手术；局部麻醉药是指在低浓度时能阻断神经传导，使机体特定部位暂时性可逆性痛觉丧失，以便于医疗处理或进行手术，而不会遗留神经损伤的药物。麻醉药虽然具有麻醉作用，但没有依赖性潜力，不会产生身体依赖性和精神依赖性。

2013 年 11 月，国家食品药品监督管理总局、公安部、国家卫生计生委联合公布了 2013 年版《麻醉药品和精神药品品种目录》。麻醉药品有 121 种，其中我国生产及使用的麻醉药品为可卡因、罂粟浓缩物、二氢埃托啡、地芬诺酯、芬太尼、氢可酮、氢吗啡酮、美沙酮、吗啡、阿片、羟考酮、哌替啶、瑞芬太尼、舒芬太尼、蒂巴因、可待因、右丙氧芬、双氢可待因、乙基吗啡、福尔可定、布桂嗪、罂粟壳，共计 22 种。上述品种包括其可能存在的盐、单方制剂及其可能存在的异构体、酯及醚。

2023 年 4 月，国家药监局、公安部、国家卫生健康委发布《关于调整麻醉药品和精神药品目录的公告（2023 年第 43 号）》，将奥赛利定列入麻醉药品目录。

2. 麻醉药品的危害

滥用或不合理使用麻醉药品易产生身体依赖性和精神依赖性，其主要特征有：①强迫性地要求连续使用该药，并且不择手段地去获得；②有加大剂量的趋势；③停药后有戒断症状，如哈欠连天、涕泪俱下、瞳孔散大、周身酸痛、烦躁不安、冲动、自伤等；④对用药者个人和家庭及社会均产生危害效果。吸食者开始吸食时会产生一种玄妙的、超凡脱俗的、悠悠然般的幻觉，这一闪即逝的幻觉和被兴奋的神经作用，对吸食者有着强烈的诱惑力，他们总是妄想在下次吸食中重新找到它、体会感受它。实际上，幻觉不仅不会再度出现，反而会腐蚀吸食者的心灵和肌体，一旦脱离毒品，吸毒者会产生一种比疼痛还要难以忍受的骨骼刺痒感觉。成瘾者健康水平明显下降，丧失人格，道德沦落；由于长期大量用药，常呈现出中毒症状，如肝炎并发症、局部脓肿、肺炎、败血症等；吸毒者为满足个人解瘾，不惜花费大量金钱购买毒品，导致家庭破裂。此外，吸毒者会不择手段去获取毒品而构成犯罪，从而带来严重的社会治安问题。

（二）精神药品的定义、分类及危害

1. 精神药品的定义和分类

精神药品是指作用于中枢神经系统，使之兴奋或抑制，具有依赖性潜力，不合理使用或者滥用可以产生药物依赖性的药品或物质，包括兴奋剂、致幻剂、镇静催眠剂等。

精神药品在临床上主要用于镇静催眠、兴奋等，是治疗癫痫、失眠、抑郁症等精神疾病的主要药品，在临床医学中应用广泛。依据精神药品使人体产生的依赖性和危害人体健康的程度，精神药品分为两类，即第一类和第二类。第一类精神药品比第二类精神药品更易于产生依赖性，且毒性和成瘾性也更强。

根据《麻醉药品和精神药品品种目录》，精神药品共计 149 种，其中第一类精神药品 68 种，第二类精神药品 81 种。在我国生产及使用的第一类精神药品有哌醋甲酯、司可巴比妥、丁丙诺啡、γ-羟丁酸、氯胺酮、马吲哚、三唑仑，共计 7 种；在我国生产及使用的第二类精神药品有异戊巴比妥、格鲁米特、喷他佐辛、戊巴比妥、阿普唑仑、巴比妥、氯硝西泮、地西泮、艾司唑仑、氟西泮、劳拉西泮、甲丙氨酯、咪达唑仑、硝西泮、奥沙西泮、匹莫林、苯巴比妥、唑吡坦、丁丙诺啡透皮贴剂、布托啡诺及其注射剂、咖啡因、安钠咖、地佐辛及其注射剂、麦角胺咖啡因片、氨酚氢可酮片、曲马多、扎来普隆，共计 27 种。

上述品种包括其可能存在的盐和单方制剂及其可能存在的异构体。2015 年，国家食品药品监督管理总局、公安部、国家卫生计生委联合发布《关于将含可待因复方口服液体制剂列入第二类精神药品管理的公告》，将含可待因复方口服液体制剂列入为第二类精神药品进行严格管理。

2023 年 4 月，国家药监局、公安部、国家卫生健康委发布《关于调整麻醉药品和精神药品目录的公告（2023 年第 43 号）》，将每剂量单位含氢可酮碱大于 5 毫克，且不含其它麻醉药品、精神药品或药品类易制毒化学品的复方口服固体制剂列入第一类精神药品目录；将苏沃雷生、吡仑帕奈、依他佐辛、曲马多复方制剂及每剂量单位含氢可酮碱不超过 5 毫克，且不含其它麻醉药品、精神药品或药品类易制毒化学品的复方口服固体制剂列入第二类精神药品目录。

2. 精神药品的危害

精神药品滥用易产生依赖性，形成所谓的"药瘾"，既损害人体健康，也会导致一系列家庭及社会问题。精神药品产生依赖性，其特征包括：①有连续使用某种药物的趋势（一般为非强迫性）；②加大剂量的趋势较小；③停药后一般不出现戒断症状；④所引起的危害主要是用药者本身。

（三）麻醉药品和精神药品的监督管理

国务院药品监督管理部门负责全国麻醉药品和精神药品的监督管理工作，并会同国务院农业主管部门对麻醉药品药用原植物实施监督管理。国务院公安部门负责对造成麻醉药品药用原植物、麻醉药品和精神药品流入非法渠道的行为进行查处。国务院其他有关主管部门在各自的职责范围内负责与麻醉药品和精神药品有关的管理工作。

麻醉药品药用原植物的种植，麻醉药品和精神药品的实验研究、生产、经营、使用、贮存、运输等活动以及监督管理，要按照国务院《麻醉药品和精神药品管理条例》严格管理。国家对麻醉药品药用原植物以及麻醉药品和精神药品实行管制。除另有规定外，任何单位、个人不得进行麻醉药品药用原植物的种植以及麻醉药品和精神药品的实验研究、生产、经营、使用、贮存、运输等活动。麻醉药品和精神药品的专用标示见图 10-1。

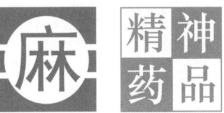

麻醉药品　　　　精神药品
图 10-1　麻醉药品和精神药品
专用标示（见彩图）

二、麻醉药品和精神药品的种植、实验研究和生产

国家根据麻醉药品和精神药品的医疗、国家储备和企业生产所需原料的需要确定需求总量，对麻醉药品药用原植物的种植、麻醉药品和精神药品的生产实行总量控制。国务院药品监督管理部门根据麻醉药品和精神药品的需求总量制定年度生产计划。国务院药品监督管理部门和国务院农业主管部门根据麻醉药品年度生产计划，制定麻醉药品药用原植物年度种植计划。

1. 种植和实验研究

麻醉药品药用原植物种植企业由国务院药品监督管理部门和国务院农业主管部门共同确定，其他单位和个人不得种植麻醉药品药用原植物。麻醉药品药用原植物种植企业应当根据年度种植计划，种植麻醉药品药用原植物，并定期向国务院药品监督管理部门和国务院农业主管部门报告种植情况。

实验研究是指以医疗、科学研究或者教学为目的的临床前药物研究。开展麻醉药品和精神药品实验研究活动应当具备下列条件，并经国务院药品监督管理部门批准：①以医疗、科学研究或者教学为目的；②有保证实验所需麻醉药品和精神药品安全的措施和管理制度；③单位及其工作人员 2 年内没有违反有关禁毒的法律、行政法规规定的行为。

2. 生产

国家对麻醉药品和精神药品实行定点生产制度。国务院药品监督管理部门应当根据麻醉药品和精神药品的需求总量，确定麻醉药品和精神药品定点生产企业的数量和布局，并根据年度需求总量对数量和布局进行调整、公布。从事麻醉药品、精神药品生产的企业，应当经所在地省、自治区、直辖市人民政府药品监督管理部门批准。定点生产企业生产麻醉药品和精神药品，应当依照药品管理法的规定取得药品批准文号，并印有国家药品监督管理部门规定的专有标志。审批时，国家药品监督管理部门应当组织医学、药学、社会学、伦理学和禁毒等方面的专家，对申请首次上市的麻醉药品和精神药品的社会危害性和被滥用的可能性进行评价。

📖 知识链接

麻醉药品和精神药品的定点生产企业应当具备的条件：①有药品生产许可证；②有麻醉药品和精神药品实验研究批准文件；③有符合规定的麻醉药品和精神药品生产设施、贮存条件和相应的安全管理设施；④有通过网络实施企业安全生产管理和向药品监督管理部门报告生产信息的能力；⑤有保证麻醉药品和精神药品安全生产的管理制度；⑥有与麻醉药品和精神药品安全生产要求相适应的管理水平和经营规模；⑦麻醉药品和精神药品生产管理、质量管理部门的人员应当熟悉麻醉药品和精神药品管理以及有关禁毒的法律、行政法规；⑧没有生产、销售假药、劣药或者违反有关禁毒的法律、行政法规规定的行为；⑨符合国务院药品监督管理部门公布的麻醉药品和精神药品定点生产企业数量和布局的要求。

三、麻醉药品和精神药品的经营

国务院《麻醉药品和精神药品管理条例》规定：国家对麻醉药品和精神药品实行管制。国家对麻醉药品和精神药品实行定点经营制度，未经批准，任何单位、个人不得进行麻醉药品和精神药品的经营活动。药品经营企业不得经营麻醉药品原料药和第一类精神药品原料药。

麻醉药品和第一类精神药品定点经营企业分为全国性批发企业和区域性批发企业。全国性批发企业由国家药品监督管理部门批准，并在药品经营许可证核准经营范围；区域性批发企业由所在地省、自治区、直辖市的药品监督管理部门批准，并在药品经营许可证核准经营范围。

麻醉药品和第一类精神药品的经营过程十分明确，即全国性批发企业供应给区域性批发企业，或经过批准也可以向取得麻醉药品和第一类精神药品使用资格的医疗机构以及批准的其他单位销售；区域性批发企业供应给辖区内具有使用资格的医疗机构。

除个人合法购买麻醉药品和精神药品的外，其他禁止使用现金进行麻醉药品和精神药品的交易。麻醉药品和第一类精神药品不得零售。

麻醉药品和精神药品实行政府定价。

📖 知识链接

麻醉药品和精神药品定点批发企业应当具备的条件

①有符合《麻醉药品和精神药品管理条例》规定的麻醉药品和精神药品贮存条件；②有通过网络实施企业安全管理和向药品监督管理部门报告经营信息的能力；③单位及其工作人员2年内没有违反有关禁毒的法律、行政法规规定的行为；④符合国务院药品监督管理部门公布的定点批发企业布局。麻醉药品和第一类精神药品的定点批发企业，还应当具有保证供应责任区域内医疗机构所需麻醉药品和第一类精神药品的能力，并具有保证麻醉药品和第一类精神药品安全经营的管理制度。

关于第二类精神药品的经营，专门从事第二类精神药品批发业务的企业，应当经所在地省、自治区、直辖市人民政府药品监督管理部门批准。全国性批发企业和区域性批发企业可以从事第二类精神药品批发业务。经所在地设区的市级药品监督管理部门批准，实行统一进货、统一配送、统一管理的药品零售连锁企业可以从事第二类精神药品零售业务。第二类精神药品零售企业应当凭执业医师出具的处方，按规定剂量销售第二类精神药品，并将处方保存 2 年备查；禁止超剂量或者无处方销售第二类精神药品；不得向未成年人销售第二类精神药品。

四、麻醉药品和精神药品的使用

1. 麻醉药品、第一类精神药品购用印鉴卡

医疗机构需要使用麻醉药品和第一类精神药品的，应当经所在地设区的市级人民政府卫生主管部门批准，取得麻醉药品、第一类精神药品购用印鉴卡（以下称印鉴卡）。医疗机构取得印鉴卡应当具备下列条件：①有专职的麻醉药品和第一类精神药品管理人员；②有获得麻醉药品和第一类精神药品处方资格的执业医师；③有保证麻醉药品和第一类精神药品安全贮存的设施和管理制度。印鉴卡有效期为三年；有效期满前三个月，医疗机构须向市级卫生行政部门重新提出申请。

2. 处方和调配

执业医师须使用专用处方开具麻醉药品和精神药品，单张处方的最大用量应当符合有关规定。对麻醉药品和第一类精神药品处方，处方的调配人、核对人应当仔细核对，签署姓名，并予以登记；对不符合规定的，处方的调配人、核对人应当拒绝发药。医疗机构应当对麻醉药品和精神药品处方进行专册登记，加强管理。麻醉药品处方至少保存 3 年，精神药品处方至少保存 2 年。罂粟壳必须凭盖有乡镇卫生院以上医疗机构公章的医生处方配方使用，不准生用，严禁单味零售。

开具麻醉药品、精神药品使用专用处方。处方的印刷用纸为淡红色，处方右上角分别标注"麻""精一"；第二类精神药品处方的印刷用纸为白色，处方右上角标注"精二"。麻醉药品、第一类精神药品注射剂处方为一次用量；其他剂型处方不得超过 3 日用量；控缓释制剂处方不得超过 7 日用量。第二类精神药品处方一般不得超过 7 日用量。为癌痛，慢性中、重度非癌痛患者开具的麻醉药品、第一类精神药品注射剂处方不得超过 3 日用量，其他剂型处方不得超过 7 日用量。部分特殊管理药品的处方限量见表 10-2。

表 10-2　部分特殊管理药品的处方限量

分类	剂型	一般患者	癌痛，慢性中、重度非癌痛患者
麻醉药品、第一类精神药品	注射剂	一次常用量，仅限于医疗机构内使用	不得超过 3 日常用量
	其他剂型	不得超过 3 日常用量	不得超过 7 日常用量
	缓控释制剂	不得超过 7 日常用量	不得超过 15 日常用量
第二类精神药品	—	不得超过 7 日常用量	对于慢性病或某些特殊情况的患者，处方用量可以适当延长，医师应当注明理由
医疗用毒性药品	—	不得超过 2 日极量	—
哌醋甲酯	—	不得超过 15 日常用量	用于治疗儿童多动症时
盐酸哌替啶	—	一次常用量	仅限于医疗机构内使用
盐酸二氢埃托啡	—	一次常用量	仅限于二级以上医院内使用

五、麻醉药品和精神药品的贮存

贮存麻醉药品和第一类精神药品的专库，应当符合的要求有：①安装专用防盗门，实行双人双锁管理；②具有相应的防火设施；③具有监控设施和报警装置，报警装置应当与公安机关报警系统联网。麻醉药品定点生产企业应当将麻醉药品原料药和制剂分别存放。

麻醉药品药用原植物种植企业、定点生产企业、全国性批发企业和区域性批发企业、国家设立的麻醉药品贮存单位以及麻醉药品和第一类精神药品的使用单位，应当配备专人负责管理工作，并建立贮存麻醉药品和第一类精神药品的专用账册。药品入库双人验收，出库双人复核，做到账物相符。专用账册的保存期限应当自药品有效期期满之日起不少于 5 年。

第二类精神药品经营企业应当在药品库房中设立独立的专库或者专柜贮存第二类精神药品，并建立专用账册，实行专人管理。专用账册的保存期限应当自药品有效期期满之日起不少于 5 年。

六、麻醉药品和精神药品的运输

托运、承运和自行运输麻醉药品和精神药品的，应当采取安全保障措施，防止麻醉药品和精神药品在运输过程中被盗、被抢、丢失。托运或者自行运输麻醉药品和第一类精神药品的单位，应当向所在地设区的市级药品监督管理部门申请领取运输证明。运输证明有效期为1年。定点生产企业、全国性批发企业和区域性批发企业之间运输麻醉药品、第一类精神药品，发货人在发货前应当向所在地省、自治区、直辖市人民政府药品监督管理部门报送本次运输的相关信息。

七、监督管理与法律责任

药品监督管理部门应当根据规定的职责权限，对麻醉药品药用原植物的种植以及麻醉药品和精神药品的实验研究、生产、经营、使用、贮存、运输活动进行监督检查。公安部门、卫生主管部门、运输管理部门、邮政主管部门等在各自的职责范围内加强对麻醉药品和精神药品的管理。

有关部门或个人违反规定，依法给予行政处分、行政处罚。构成犯罪的，依法追究刑事责任。《中华人民共和国刑法》第355条规定：依法从事生产、运输、管理、使用国家管制的麻醉药品、精神药品的人员，违反国家规定，向吸食、注射毒品的人提供国家规定管制的能够使人形成瘾癖的麻醉药品、精神药品的，处三年以下有期徒刑或者拘役，并处罚金；情节严重的，处三年以上七年以下有期徒刑，并处罚金。向走私、贩卖毒品的犯罪分子或者以牟利为目的，向吸食、注射毒品的人提供国家规定管制的能够使人形成瘾癖的麻醉药品、精神药品的，依照刑法第三百四十七条的规定定罪处罚。单位犯前款罪的，对单位判处罚金，并对其直接负责的主管人员和其他直接责任人员，依照前款的规定处罚。

第三节　医疗用毒性药品

 学习目标

　　知识目标：1. 掌握医疗用毒性药品的分类及常用品种。
　　　　　　　　2. 熟悉医疗用毒性药品的生产、经营、使用要求。
　　　　　　　　3. 了解麻醉药品的相关法规内容。
　　能力目标：能按照监管法规要求，进行医疗用毒性药品的生产、经营和使用。
　　素质目标：培养对特殊管理药品的安全性意识。

 案例分析

生日宴上自制"药酒"造成多人死亡

2018年5月3日，重庆市璧山区来凤街道居民任某过生日，为了热闹，他邀请了亲友、街坊等到饭店吃饭。中午宴席上，有一些客人喝了任某自己泡制的"药酒"，半小时后，有15人先后出现口舌麻木、呕吐不止等中毒症状，被紧急送到璧山区人民医院抢救。重庆市卫生计生委也组织11名专家到璧山去参与抢救，同时通过国家卫生计生委协调，从云南省请来一名治疗药酒中毒的专家进行指导。但不幸的是，15名送医人员中，有5人死亡。

经重庆市食品药品监督管理局和重庆市疾控中心对残留药酒进行分析，该悲剧的中毒原因是，任某根据民间偏方，在自制的药酒中加入了毒性中药材——雪上一枝蒿。雪上一枝蒿含有毒性成分乌头碱，其中毒剂量为0.2mg，致死量一般为2~4mg，中毒症状有口舌、四肢及全身麻木，伴有头痛、语言不清、小便失禁、四肢抽搐、呼吸衰竭等，从而"药酒"变"毒酒"。

为加强对医疗用毒性药品的管理，防止中毒或死亡事故的发生，根据《中华人民共和国药品管理法》的规定，1988年国家出台了《医疗用毒性药品管理办法》（国务院令第23号）。《医疗用毒性药品管理办法》出台后，随着时间推移和药品监管体制的变化，山东、浙江等省份根据《医疗用毒性药品管理办法》《药品流通监督管理办法》（局令第26号）、《关于切实加强医疗用毒性药品监管的通知》（国药监安〔2002〕368号）等法律法规规定，先后出台了《山东省医疗用毒性药品经营管理办法（试行）》《浙江省医疗用毒性药品经营管理办法（试行）》等。

一、医疗用毒性药品的定义和品种

医疗用毒性药品系指毒性剧烈、治疗剂量与中毒剂量相近，使用不当会致人中毒或死亡的药品。医疗用毒性药品（简称毒性药品）分为毒性中药和毒性西药两大类。毒性药品的管理品种，以国家确定并公布的品种目录为准。

1. 毒性中药

毒性中药（包括原药材和饮片）管理的品种有27种，分别是：砒石（红、白）、砒霜、水银、生马钱子、生川乌、生草乌、生白附子、生附子、生半夏、生南星、生巴豆、斑蝥、青娘虫、红娘子、生甘遂、生狼毒、生藤黄、生千金子、生天仙子、闹羊花、雪上一枝蒿、红升丹、白降丹、蟾酥、洋金花、轻粉、雄黄。

2. 毒性西药

毒性西药管理的品种有13种，分别是：去乙酰毛花苷C、阿托品、洋地黄毒苷、氢溴酸后马托品、三氧化二砷、毛果芸香碱、升汞、水杨酸毒扁豆碱、亚砷酸钾、氢溴酸东莨菪碱、士的宁、亚砷酸注射液、A型肉毒毒素及其制剂。其中，除亚砷酸注射液、A型肉毒毒素制剂以外，其他毒性西药品种仅指原料药，不包括制剂。毒性药品的西药品种士的宁、阿托品、毛果芸香碱等包括其盐类化合物。

A型肉毒毒素是一种神经毒素，毒性非常强，在医学上它常用来治疗眼部肌肉痉挛等症，因为其可以松弛肌肉而显示除皱效果，所以被引入美容领域。不当使用注射用A型肉毒毒素，可引起肌肉松弛麻痹、呼吸衰竭、心力衰竭等，会危及生命安全，所以国家从2008年7月起将A型肉毒毒素及其制剂列入毒性药品进行管理。毒性药品的专用标示见图10-2。

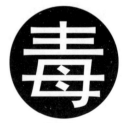

毒性药品

图10-2　毒性药品专用标示（见彩图）

二、医疗用毒性药品的管理

我国政府十分重视对医疗用毒性药品的管理工作。1964年4月，原卫生部、商业部、化工部发布了《管理毒药、限制性剧药暂行规定》；1964年12月，原卫生部、商业部发布了《管理毒药中药的暂行办法》；1979年6月，原卫生部、国家医药管理局发布了《医疗用毒药、限制性剧药管理规定》；1986年10月，原卫生部发布了《关于加强医疗用毒性药品的管理通知》。为了进一步加强医疗用毒性药品的管理，根据《中华人民共和国药品管理法》的规定，国务院制定了《医疗用毒性药品管理办法》，于1988年12月27日颁布、实施。该办法对毒性药品的生产、供应和使用等均作了严格规定。

目前，对医疗用毒性药品管理工作中，面临着这样一个实际情况：现行的《医疗用毒性药品管理办法》，是依据1984年版《药品管理法》制定并发布施行的。受时间的局限，《医疗用毒性药品管理办法》（1988年颁布）与我国现行的市场经济体制和药品监管体制不能完全适应了。为加强对医疗用毒性药品管理，原国家食品药品监督管理局下发了《关于切实加强医疗用毒性药品监管的通知》（国药监安〔2002〕368号），目前也作为毒性药品的管理依据之一。同时，各地对毒性药品的管理，也进行了积极的探讨和实践，有的省还补充了有关规定，如：山东、浙江、吉林等省先后发布了相应的管理办法。这些地方规范性文件，对于各地加强对毒性药品的管理起到了很好的补充和完善的作用。

三、毒性药品的生产、经营和使用

（1）毒性药品年度生产、收购、供应和配制计划，由省、自治区、直辖市药品监督管理部门下达，有关单位不得擅自改变计划。

生产毒性药品及其制剂，必须严格按照国家药品标准进行。严格执行生产工艺操作规程，在本单位药品检验人员的监督下准确投料，并建立完整的生产记录，记录保存 5 年备查。

（2）毒性药品的收购、经营，由各级药品监督管理部门指定的药品经营单位负责，配方用药由零售药店、医疗机构负责。其他任何单位或者个人，未经批准均不得从事毒性药品的收购、经营和配方业务。收购、经营、加工、使用毒性药品的单位必须建立健全保管、验收、领发、核对等制度。严防收假、发错，严禁与其他药品混杂，做到划定仓间或仓位，专柜加锁并由专人保管。毒性药品的包装容器上必须印有毒性标志。在运输毒性药品的过程中，应当采取有效措施，防止事故发生。

（3）医疗机构供应和调配毒性药品，凭医生签名的正式处方。零售药店供应和调配毒性药品，凭盖有医生所在的医疗机构公章的正式处方。每次处方剂量不得超过 2 日极量。

调配处方时，必须认真负责，仔细读方，计量准确，按医嘱注明要求，并由配方人员及具有药师以上技术职务的复核人员签名盖章后方可发出。需要特别注意的是，对处方未注明"生用"的毒性中药，一律附炮制品，避免意外的发生。如发现处方有疑问时，须经原处方医生重新审定后再行调配。处方一次有效，取药后处方保存 2 年备查。

科研和教学单位所需的毒性药品，必须持本单位的证明信，经单位所在地县级以上药品监督管理部门批准后，供应部门方能发售。

群众自配民间单、秘、验方需用毒性药品，购买时须持有本单位或者城市街道办事处、乡（镇）人民政府的证明信，供应部门方可发售。每次购用量不得超过 2 日极量。

对违反毒性药品管理办法的规定，擅自生产、收购、经营毒性药品的单位或者个人，由县以上药品监督管理部门没收其全部毒性药品，并处以警告或按非法所得的 5 至 10 倍罚款。情节严重、致人伤残或死亡、构成犯罪的，依法追究刑事责任。

第四节　放射性药品

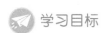 学习目标

知识目标：1. 掌握放射性药品的概念。

2. 熟悉放射性药品的分类及品种。

3. 了解放射性药品的生产、经营等要求。

能力目标：能按照监管法规要求，进行放射性药品的生产、经营和使用。

素质目标：培养对特殊管理药品的安全意识。

为加强放射性药品的管理，国务院发布了《放射性药品管理办法》，对放射性药品的研究、生产、经营、运输等作了具体规定。

一、放射性药品的概念及品种范围

（一）放射性药品的概念

放射性药品是指用于临床诊断或者治疗的放射性核素制剂或者其标记药物。它与其他特殊管理药品的

不同之处在于其分子内或制剂内含有放射性核素，能放射出具有穿透性的射线，当射线穿过人体时，可对人体组织发生电离作用，容易损害人体健康，因此，国家将其纳入特殊管理的药品范围。

（二）放射性药品的品种范围

《中华人民共和国药典》（2020年版）收载的放射性品种有30种，具体见表10-3。

表 10-3　放射性药品品种

序号	品种	序号	品种
1	来昔决南钐[Sm]注射液	16	氯化锶[Sr]注射液
2	氙[Xe]注射液	17	碘[I]密封籽源
3	邻碘[I]马尿酸钠注射液	18	碘[I]化钠口服溶液
4	注射用亚锡亚甲基二磷酸盐	19	诊断用碘[I]化钠胶囊
5	注射用亚锡依替菲宁	20	锝[Tc]双半胱乙酯注射液
6	注射用亚锡喷替酸	21	锝[Tc]双半胱氯酸注射液
7	注射用亚锡植酸钠	22	锝[Tc]甲氧异腈注射液
8	注射用亚锡焦磷酸钠	23	锝[Tc]亚甲基二膦酸盐注射液
9	注射用亚锡聚合蛋白	24	锝[Tc]依替菲宁注射液
10	枸橼酸镓[Ga]注射液	25	锝[Tc]植酸盐注射液
11	氟[F]脱氧葡糖注射液	26	锝[Tc]喷替酸盐注射液
12	胶体磷[P]酸铬注射液	27	锝[Tc]焦磷酸盐注射液
13	高锝[Tc]酸钠注射液	28	锝[Tc]聚合白蛋白注射液
14	铬[Cr]酸钠注射液	29	磷[P]酸钠盐口服溶液
15	氯化亚铊[Tl]注射液	30	磷[P]酸钠盐注射液

二、放射性药品的管理

（一）放射性新药的研制、临床研究和审批管理

研制单位研制的放射性新药，在进行临床试验或者验证前，应当向国家药品监督管理部门提出申请，按规定报送资料及样品，经审批同意后在指定药物临床试验机构进行临床研究。临床研究结束后，向国家药品监督管理部门提出申请，经审核批准发给新药证书。审核批准时应当征求国务院国防科技工业主管部门的意见。

放射性新药投入生产，需由生产单位或者取得放射性药品生产许可证的研制单位，凭新药证书（副本）向国家药品监督管理部门提出生产该药的申请，并提供样品，由国家药品监督管理部门审核发给批准文号。

（二）放射性药品的生产、经营管理

1. 开办放射性药品生产、经营企业的条件

开办放射性药品生产、经营企业，必须具备《药品管理法》规定的条件，符合国家有关放射性同位素安全和防护的规定与标准，并履行环境影响评价文件的审批手续。

2. 开办放射性药品生产、经营企业的审批程序

拟开办放射性药品生产、经营企业，应报所在地省级药品监督管理部门审核，并经所在地省级国防科

技工业主管部门审查同意后，由所在地省级药品监督管理部门发给放射性药品生产许可证、放射性药品经营企业许可证。许可证的有效期为 5 年，期满前 6 个月，向发证部门申请换发新证。

3. 放射性药品生产、经营

国家根据需要，对放射性药品的生产企业实行合理布局。

放射性药品生产企业生产已有国家标准的放射性药品，必须经国家药品监督管理部门征求国务院国防科技工业主管部门意见后审核批准，并发给批准文号。凡是改变已批准的生产工艺路线和药品标准的，生产企业必须按原报批程序提出补充申请，经国家药品监督管理部门批准后生产。

放射性药品生产、经营企业，必须配备与生产、经营放射性药品相适应的专业技术人员，具有安全、防护和废气、废物、废水处理等设施，并建立严格的质量管理制度。必须建立质量检验机构，严格实行生产全过程的质量控制和检验。产品出厂前，须经质量检验。符合国家药品标准的产品方可出厂，不符合标准的产品一律不准出厂。经批准的含有短半衰期放射性核素的药品，可以边检验边出厂，但发现质量不符合国家药品标准时，该药品的生产企业应当立即停止生产、销售，并立即通知使用单位停止使用，同时报告国家药品监督管理、卫生行政、国防科技工业主管部门。

由于放射性药品的销售、供应模式不同于一般药品，一般药品经营企业中无此类药品。目前，我国放射性药品的流通模式是：对取得放射性药品生产许可证生产企业同时核发放射性药品经营许可证，也就是说放射性药品是集生产与经营于一体的。具有放射性药品生产许可证和放射性药品经营许可证的企业，可以向具有放射性药品使用许可证的医疗机构供应放射性药品。

📖 知识链接

我国放射性药品行业情况

近年来，随着放射性化学、核医学、分子生物学技术的发展，放射性药品已成为全球药品研发的热门领域，增幅很快。我国共有放射性药物生产企业 20 多家，市场集中度较高，中国同辐、东诚药业两家企业就占据了市场约六成份额。

目前，我国放射性药物发展水平与欧美发达国家相比存在一定差距。近几年，我国陆续发布了扶持放射性药物发展的一系列政策，比如《国家卫生健康委关于调整 2018—2020 年大型医用设备配置规划的通知》《医用同位素中长期发展规划（2021—2035 年）》《"十四五"医疗装备产业发展规划》等，这些必将有力提升我国未来放射性药物市场的竞争力。

（三）放射性药品的使用管理

医疗机构使用放射性药品必须符合国家放射性同位素安全和防护的规定，须经所在地的省级药品监督管理部门批准，取得相应等级的放射性药品使用许可证。许可证有效期为 5 年。

持有放射性药品使用许可证的医疗机构，必须负责对使用的放射性药品进行临床质量检验，收集药品不良反应等项工作，并定期向所在地药品监督管理、卫生行政部门报告。

医疗机构设置核医学科室（同位素室），必须配备与其医疗任务相适应的并经核医学技术培训的技术人员。非核医学专业技术人员未经培训，不得从事放射性药品使用工作。

放射性药品使用后的废物（包括患者排出物），必须按国家有关规定妥善处置。

（四）放射性药品的进出口管理

进出口放射性药品，应当按照国家有关对外贸易、放射性同位素安全和防护的规定办理进出口手续。

进口的放射性药品品种，必须符合我国的药品标准或者其他药用要求。进口放射性药品，必须经国家药品监督管理部门指定的药品检验机构抽样检验，检验合格的，方准进口。经批准的短半衰期放射性核素药品，在保证安全使用的情况下，可以采取边进口检验、边投入使用的方法。进口检验机构发现药品质量不符合要求时，应当立即通知使用单位停止使用，并报告国家药品监督管理、卫生行政、国防科技工业主管部门。

（五）放射性药品的包装、运输管理

放射性药品的包装必须安全实用，符合放射性药品质量要求，具有与放射性剂量相适应的防护装置；包装必须分内包装和外包装两部分，外包装必须贴有商标、标签、说明书和放射性药品标志（图 10-3），内包装必须贴有标签。标签必须注明药品品名、放射性比活度、装量。

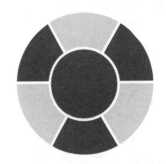

图 10-3　放射性药品标志（见彩图）

放射性药品说明书除注明标签内容外，还须注明生产单位、批准文号、批号、主要成分、出厂日期、放射性核素半衰期、适应证、用法、用量、禁忌证、有效期和注意事项等。

放射性药品的运输，按国家运输、邮政等部门制定的有关规定执行。严禁任何单位和个人随身携带放射性药品乘坐公共交通运输工具。

（六）法律责任

对违反《放射性药品管理办法》规定的单位或者个人，由县级以上药品监督管理、卫生行政部门按照《药品管理法》和有关法规的规定处罚。

第五节　药品类易制毒化学品

🖅 学习目标

知识目标：1. 掌握药品类易制毒化学品的分类及常用品种。
2. 熟悉药品类易制毒化学品的生产、经营、使用要求。
3. 了解药品类易制毒化学品的相关法规内容。
能力目标：能按照监管法规要求，正确进行药品类易制毒化学品的生产、经营和使用。
素质目标：培养对特殊管理药品的安全性意识。

⚙ 案例分析

非法生产、买卖制毒物品案

2015 年 2 月，不法分子曹某、肖某等五人纠集在一起，在福建省泉州市洛江区罗溪镇某偏僻农场建立制毒工厂，非法生产麻黄碱，图谋生产冰毒。4 月，曹某购买溴代苯丙酮等制毒物品。肖某安排人员开始生产麻黄碱。

4 月 14 日，公安机关查获本案制麻黄碱工厂，当场查获麻黄碱 658.35kg，制毒物品溴代苯丙酮 3000kg、盐酸 6540L、甲卡西酮 7100kg 等一批制麻黄碱原料及设备。

曹某等人违反国家规定，非法生产制毒物品麻黄碱，非法买卖溴代苯丙酮等制毒物品，构成非法生产、买卖制毒物品罪。据此，法院判处曹某有期徒刑十四年，并处罚金五十万元；判处肖某有期徒刑十一年，并处罚金三十万元等。其他犯罪分子也都受到了法律应有的惩罚。

1988 年《联合国禁止非法贩运麻醉药品和精神药物公约》中对易制毒化学品的表述为经常用来被非法制造麻醉药品或精神药物的物质。易制毒化学品本身并不是毒品，但其具有双重性，无论是大麻、

可卡因等植物天然毒品还是冰毒、摇头丸等合成化学毒品的加工都离不开易制毒化学品，从某种意义上说，没有易制毒化学品就没有毒品。易制毒化学品既是一般医药、化工的工业原料，又是生产、制造或合成毒品必不可少的化学品。国家对这些物品的生产、运输、销售等制定了相应的管理办法，实行严格管制。

一、易制毒化学品的概念和分类

1. 易制毒化学品的概念

易制毒化学品是指国家规定管制的可用于制造毒品的前体、原料和化学助剂等物质。这些化学品流入非法渠道可用于制造毒品。药品类易制毒化学品是指《易制毒化学品管理条例》中所确定的麦角酸、麻黄素等物质。

2. 易制毒化学品的品种分类

根据《易制毒化学品管理条例》，将易制毒化学品分为三类。第一类是可以用于制毒的主要原料，第二类、第三类是可以用于制毒的化学配剂。药品类易制毒化学品属于第一类易制毒化学品。易制毒化学品分类和品种是由国务院批准调整，涉及药品类易制毒化学品的，是由国家药品监督管理部门负责及时调整并予以公布。目前，药品类易制毒化学品包括麦角酸、麦角胺、麦角新碱和麻黄素类物质（包括麻黄素、伪麻黄素、消旋麻黄素、去甲麻黄素、甲基麻黄素、麻黄浸膏、麻黄浸膏粉等）。

二、药品类易制毒化学品管理的规定

为了加强对易制毒化学品的管理，防止易制毒化学品被用于制造毒品，维护社会安定，我国制定了《药品类易制毒化学品管理办法》，以加强对易制毒化学品的管理。该办法共八章 50 条，包括总则，生产、经营许可，购买许可，购销管理，安全管理，监督管理，法律责任，附则，适用于药品类易制毒化学品的生产、经营、购买以及监督管理。

1. 药品类易制毒化学品的管理部门

国家药品监督管理部门主管全国药品类易制毒化学品生产、经营、购买等方面的监督管理工作。县级以上地方药品监督管理部门负责本行政区域内的药品类易制毒化学品生产、经营、购买等方面的监督管理工作。

2. 药品类易制毒化学品管理的规定

国家对药品类易制毒化学品实行定点生产、定点经营，对药品类易制毒化学品实行购买许可制度。

（1）生产、经营许可　《药品类易制毒化学品管理办法》规定了药品类易制毒化学品生产、经营、购买许可的范围、条件、程序、资料要求和审批时限；明确了药品类易制毒化学品原料药、单方制剂和小包装麻黄碱的购销渠道；规范了生产、经营企业和有关使用单位药品类易制毒化学品安全管理的制度、条件要求。它对于药品类易制毒化学品的源头控制、规范生产经营程序、保证合法使用和防止流入非法渠道起到了很大的作用。

（2）购买许可　购买药品类易制毒化学品的，应当办"药品类易制毒化学品购用证明"（以下简称"购用证明"）。"购用证明"由国家药品监督管理部门统一印制，有效期 3 个月。购买药品类易制毒化学品时必须使用"购用证明"原件，而且只能在有效期内一次使用。"购用证明"不得转借、转让。

（3）购销管理

① 药品生产企业、药品经营企业、外贸出口企业、教学科研单位凭"购用证明"购买；药品类易制毒化学品生产企业应当将药品类易制毒化学品原料药销售给已取得"购用证明"的药品生产企业、药品经营企业和外贸出口企业；药品类易制毒化学品经营企业应当将药品类易制毒化学品原料药销售给本省、自治区、直辖市行政区域内取得"购用证明"的单位；药品类易制毒化学品经营企业之间不得购销药品类易制毒化学品原料药。

② 教学科研单位只能凭"购用证明"从麻醉药品经营企业购买药品类易制毒化学品。

③ 药品类易制毒化学品生产企业应当将药品类易制毒化学品单方制剂和小包装麻黄素销售给麻醉药品全国性批发企业；麻醉药品全国性批发企业、区域性批发企业应当按照《麻醉药品和精神药品管理条例》规定的渠道销售药品类易制毒化学品单方制剂和小包装麻黄素；麻醉药品区域性批发企业之间不得购销药品类易制毒化学品单方制剂和小包装麻黄素。

④ 药品类易制毒化学品禁止使用现金或者实物进行交易。

⑤ 药品类易制毒化学品生产企业、经营企业销售药品类易制毒化学品，应当建立购买方档案。

⑥ 药品类易制毒化学品生产企业、经营企业销售药品类易制毒化学品时，应当核查采购人员身份证明和相关购买许可证明，经核查无误后方可销售，并保存核查记录。

 知识链接

我国药品类易制毒化学品行业情况

现在我国有 100 多家药品类易制毒化学品生产企业。我国是麻黄素和伪麻黄素生产、出口大国之一，年产量约 400t，年出口量 100t 左右。麻黄素主要从麻黄中提取，也有部分企业使用化学合成的方式生产。目前，我国有药品类易制毒化学品原料经营企业 30 多家，药品类易制毒化学品制剂由近 600 家麻醉药品和第一类精神药品经营企业经营。

（4）安全管理　药品类易制毒化学品生产企业、经营企业、使用药品类易制毒化学品的药品生产企业和教学科研单位，应当按规定配备相应仓储安全管理设施，制定相应的安全管理制度；建立药品类易制毒化学品专用账册，账册保存期限应当自药品类易制毒化学品有效期满之日起不少于 2 年；存放药品类易制毒化学品的专库或专柜实行双人双锁管理，药品类易制毒化学品入库应当双人验收，出库应当双人复核，做到账物相符。

第六节　其他限制类药品

学习目标

　　知识目标： 1. 掌握含特殊药品复方制剂的经营要求。

　　　　　　　　2. 熟悉蛋白同化制剂、肽类激素的经营、使用要求。

　　　　　　　　3. 了解含兴奋剂药品种类。

　　能力目标： 能按照监管法规要求，正确进行国家有专门管理要求的药品的生产经营。

　　素质目标： 培养对特殊管理药品的安全意识。

案例分析

甘肃省渭源县市场监管局积极开展含麻黄碱类复方制剂专项检查

为进一步加强含麻黄碱类复方制剂的监督管理，有效遏制和防范含麻黄碱类复方制剂流入非法渠道，2022 年 4 月 27 日，甘肃省渭源县市场监督管理局立足市场监管职责，积极组织执法人员对辖区内的药品零售企业开展含麻黄碱复方制剂类药品专项检查。

此次专项检查，以含麻黄碱类复方制剂为重点品种，一查看药品零售企业是否专人管理、设置专柜销售含麻黄碱类复方制剂；二查看药品零售企业是否凭执业医师开具处方销售含麻黄碱类复方制剂药除麻醉药品、精神药品、医疗用毒性药品、放射性药品及药品类易制毒化学品等须实行特殊管理外，像疫苗、血液制品、含兴奋剂类药品、含特殊药品复方制剂等品种（疫苗，本教材单列章节介绍），国家也实行特殊管制。《药品经营质量管理规范》（2016 版）第 178 条也指出："国家有专门管理要求的药品"是指国家对蛋白同化制剂、肽类激素、含特殊药品复方制剂等品种实施特殊监管措施的药品。为了方便学习和介绍，本章将含兴奋剂类药品、含特殊药品复方制剂等，统称为"限制类药品"。

一、含兴奋剂类药品

兴奋剂是一个约定俗成的体育词汇，是国际体育组织公布的在竞技体育禁止或限制运动员使用的物质，以避免运动员采取不正当的方式提高竞赛能力。兴奋剂事件已被国际上公认为是一种"丑闻"，严重损害国家的形象和声誉。

为了保护人民群众身心健康，特别是为了防止在体育运动中使用兴奋剂，维护体育竞赛的公平竞争，根据《中华人民共和国体育法》和其他有关法律，国务院于 2004 年颁布了《反兴奋剂条例》。

兴奋剂是指兴奋剂目录所列的禁用物质。兴奋剂目录按照联合国教科文组织《反对在体育运动中使用兴奋剂国际公约》和国务院《反兴奋剂条例》的要求，由国家体育总局会同中华人民共和国商务部、中华人民共和国国家卫生健康委员会、中华人民共和国海关总署、国家药品监督管理局制定、调整，并定期公布。目前执行的是《2022 年兴奋剂目录公告》。

1968 年反兴奋剂运动刚开始时，国际奥委会规定的违禁药物为四大类，随后逐渐增加。按其药理作用，可分为以下几类。

1. 刺激剂

这类药物按药理学特点和化学结构可分为以下四类。

（1）精神刺激药　包括苯丙胺和它的相关衍生物及其盐类。

（2）拟交感神经胺类药物　这是一类仿内源性儿茶酚胺的肾上腺素和去甲肾上腺素作用的物质，以麻黄碱和它们的衍生物及其盐类为代表。

（3）咖啡因类　此类又称为黄嘌呤类，因其带有黄嘌呤基团。

（4）杂类中枢神经刺激物质　如胺苯唑、戊四唑、尼可刹米和士的宁等。

刺激剂是最早使用，也是最早禁用的一批兴奋剂，也是最原始意义上的兴奋剂，因为只有这一类兴奋剂对神经肌肉的药理作用才是真正的"兴奋作用"。20 世纪 70 年代以前，运动员所使用的兴奋剂主要都属于这一类。

2. 麻醉止痛剂

这类药物按药理学特点和化学结构可分为两大类。

（1）哌替啶类　包括杜冷丁、安诺丁、二苯哌己酮和美散痛，以及它们的盐类和衍生物，其主要功能性化学基团是哌替啶。

（2）阿片生物碱类　包括吗啡、可待因、狄奥宁（乙基吗啡）、海洛因、羟甲左吗喃和镇痛新，以及它们的盐类和衍生物，化学核心基团是从阿片中提取出来的吗啡生物碱。

3. 合成类固醇类

作为兴奋剂使用的合成类固醇，其衍生物和商品剂型品种特别繁多，多数为雄性激素的衍生物。这是目前使用范围最广，使用频度最高的一类兴奋剂，也是药检中的重要对象。

4. 利尿剂

此类药物的临床效应是通过影响肾脏的尿液生成过程，来增加尿量排出，从而达到减轻体重、加速其他兴奋剂及其他代谢产物的排泄等目的。

5. β-阻断剂

以抑制性为主，这类药物具有镇静的作用，使用范围主要在技能类和准确性运动中，目的是减少心脏的过度兴奋，降低焦虑，稳定情绪。

6. 内源性肽类激素

主要有人体生长激素、胰岛素、红细胞生成素及促性腺素。

根据《反兴奋剂条例》及有关规定，国家对兴奋剂目录所列禁用物质实行严格管理，任何单位和个人不得非法生产、销售、进出口。

2022年兴奋剂目录所列禁用物质属于麻醉药品、精神药品、医疗用毒性药品和易制毒化学品的，其生产、销售、进口、运输和使用，依照药品管理法和有关行政法规的规定实行特殊管理。蛋白同化制剂、肽类激素及其他兴奋剂目录所列禁用物质，严格实行处方药管理。

药品中含有兴奋剂目录所列禁用物质的，生产企业应当在包装标识或者产品说明书上用中文注明"运动员慎用"字样。

蛋白同化制剂、肽类激素等兴奋剂的滥用问题伴随着现代竞技体育运动的发展而出现并日趋严重，又随着人们生活水平的提高和健身运动的普及而向学校体育和社会体育领域蔓延。在欧美国家，青少年滥用兴奋剂成为一个严重的社会问题，我国也出现兴奋剂滥用的苗头。

蛋白同化制剂又称同化激素，俗称合成类固醇，是合成代谢类药物，具有促进蛋白质合成和减少氨基酸分解的特征，可促进肌肉增生，提高动作力度和增强男性的性特征。在生理方面，滥用蛋白同化制剂会引起人体内分泌系统紊乱、肝脏功能损伤、心血管系统疾患甚至引发恶性肿瘤和免疫功能障碍等；在心理方面，滥用会引起抑郁情绪、冲动、攻击性行为等，滥用这类药物会形成强烈的心理依赖。

肽类激素的作用是通过刺激肾上腺皮质生长、红细胞生成等实现促进人体的生长、发育，大量摄入会降低自身内分泌水平，损害身体健康，还可能引起心血管疾病、糖尿病等。同样，滥用肽类激素也会形成较强的心理依赖。

2007年开始，为迎接奥运会，国家加大了对蛋白同化制剂、肽类激素的管理措施。

① 蛋白同化制剂、肽类激素的批发。药品批发企业经营蛋白同化制剂、肽类激素药品，须经省级药品监督管理部门批准取得经营资格后方可经营。根据经营规模须设置专储仓库、专储药柜。需冷藏的蛋白同化制剂、肽类激素应设置符合规定要求的冷库、冰柜（冰箱）和运输车辆等。专储药柜需配置锁具，由专管人员保管。

② 蛋白同化制剂、肽类激素的零售。药品零售企业禁止销售蛋白同化制剂和除胰岛素及其类似物之外的肽类激素。药品零售企业销售胰岛素时，须执行处方药管理的规定。

蛋白同化制剂品种和肽类激素品种目录见《2022年兴奋剂目录公告》。

二、部分含特殊管理药品的复方制剂

（一）含麻黄碱类复方制剂

麻黄碱类是指《易制毒化学品管理条例》（国务院令445号）中，附表《易制毒化学品的分类和品种目录》第一类第12项下的麻黄素、伪麻黄素、消旋麻黄素、去甲麻黄素、甲基麻黄素、麻黄浸膏、麻黄浸膏粉等麻黄素类物质。这里所说的麻黄碱类复方制剂，是指含有上述成分的药品（不包括含麻黄的中成药）。

含麻黄碱类药品属于含兴奋剂类药品，应当按照《反兴奋剂条例》的要求严格监管。近年来，随着毒品形势的变化，含麻黄碱类复方制剂的不法用途又有了新变化，在我国一些地区多次出现含麻黄碱类复方制剂流入非法渠道被用于制造毒品，在国内外造成了较大影响。

麻黄碱类物质具有减轻鼻黏膜充血、扩张支气管的作用，被广泛用于制药领域，但又可利用其制造甲基苯丙胺等苯丙胺类合成毒品。由于麻黄碱类物质原料及其单方制剂被严格管控，不法人员难以直接获得，转而利用麻黄碱类复方制剂提炼后作为制毒原料。麻黄碱类复方制剂大量流入非法渠道，不仅加剧了制毒物品犯罪的蔓延趋势，甚至在个别地方导致药品脱销，扰乱了正常的药品供应秩序。据了解，中国近年来查获的制造甲基苯丙胺犯罪中的制毒原料一半以上是麻黄碱类复方制剂，部分地区甚至已形成"非法买卖含麻黄碱类复方制剂→加工提炼麻黄碱类物质→制造贩卖甲基苯丙胺"的非法产业链。

为此，国家进一步强化了含麻黄碱类复方制剂的管理措施，2008年10月，原国家食品药品监督管理局下发了《关于进一步加强含麻黄碱类复方制剂管理的通知》（国食药监办〔2008〕613号）；2009年8月，又发布了《关于切实加强部分含特殊管理药品复方制剂销售管理的通知》（国食药监安〔2009〕503号），部分省、市也出台了专项整治行动实施方案，有效遏制了此类药品流弊势头，保障了公众安全的用药需求。

为了加大对利用含麻黄碱类复方制剂制造毒品的打击力度，2012年，最高人民法院出台了《关于办理走私、非法买卖麻黄碱类复方制剂等刑事案件适用法律若干问题的意见》，并公布6起典型案例，对于有证据证明行为人以制造毒品或者走私、非法买卖制毒物品为目的，对麻黄碱类复方制剂实施走私、非法买卖、加工提炼等行为的，分别按照制造毒品罪、走私制毒物品罪、非法买卖制毒物品罪定罪处罚。

1. 含麻黄碱类复方制剂的批发

从事含麻黄碱类复方制剂的批发业务，应当注意以下事项。

（1）药品生产企业和药品批发企业经营含麻黄碱类复方制剂时，应当核实购买方资质证明材料、采购人员身份证明等情况，无误后方可销售，并跟踪核实药品到货情况，核实记录保存至药品有效期后一年备查。发现含麻黄碱类复方制剂购买方存在异常情况时，应当立即停止销售，并向当地县级以上公安机关和药品监管部门报告。

（2）药品生产企业和药品批发企业销售含麻黄碱类复方制剂时，禁止使用现金进行含麻黄碱类复方制剂交易。

2. 含麻黄碱类复方制剂的零售

2012年9月，原国家食品药品监督管理局、公安部、原卫生部联合发布《关于加强含麻黄碱类复方制剂管理有关事宜的通知》（国食药监办〔2012〕260号），对含麻黄碱复方制剂的销售管理作出了更严格的规定，主要有以下几个方面。

一是将单位剂量麻黄碱类药物含量大于30mg（不含30mg）的含麻黄碱类复方制剂，列入必须凭处方销售的处方药管理。医疗机构应当严格按照《处方管理办法》开具处方。药品零售企业必须凭执业医师开具的处方销售上述药品。

二是含麻黄碱类复方制剂每个最小包装规格麻黄碱类药物含量口服固体制剂不得超过720mg，口服液体制剂不得超过800mg。

三是药品零售企业销售含麻黄碱类复方制剂，应当查验购买者的身份证，并对其姓名和身份证号码予以登记。除处方药按处方剂量销售外，一次销售不得超过2个最小包装。

药品零售企业不得开架销售含麻黄碱类复方制剂，应当设置专柜由专人管理、专册登记，登记内容包括药品名称、规格、销售数量、生产企业、生产批号、购买人姓名、身份证号码。

四是药品零售企业发现超过正常医疗需求，大量、多次购买含麻黄碱类复方制剂的，应当立即向当地药品监管部门和公安机关报告。

含麻黄碱类复方制剂生产企业应当切实加强销售管理，严格管控产品销售渠道，确保所生产的药品在药用渠道流通。

知识链接

新型冠状病毒感染防控期间的"四类药品"

"四类药品"主要是指在新型冠状病毒感染防控期间的退热药、止咳药、抗生素和抗病毒药品，品种主要包括解热镇痛药、感冒药、镇咳药、抗菌药、抗病毒药，说明书或标签标识的"功能主治""适应证"标明有"散寒、祛寒、止咳、清热、解毒、消炎、抗病毒"等字样的中成药、西药制剂和中西药复方制剂。"四类药品"的功能主治主要针对发热、咳嗽、乏力等，而这些症状和新冠病毒引起的初期症状相似，如果有患者误判病情，甚至隐瞒病情而去药店购买"四类药品"治疗，可以掩盖新型冠状病毒感染者的症状，对疫情防控工作造成困难，给疫情防控造成漏洞。所以有关部门会针对新冠疫情的具体情况，实行对"四类药品"的具体管控措施。

（二）含可待因复方口服液体制剂、阿片复方制剂

前几年，由于含可待因、含阿片等复方制剂未列入特别管制类药品，在部分地区出现了流入非法渠道、被滥用的现象，危害公众健康安全。含可待因复方口服溶液均含有磷酸可待因，且很多品种还含有麻黄碱。含阿片的常见药品有复方甘草片、复方甘草口服溶液。

磷酸可待因、阿片医疗上具有镇咳、镇痛和镇静作用，大量服用会使人体产生欣快感，因为都具有阿片类药物的作用，成瘾之后会对人体带来伤害。国际麻醉局报告，在一些发达国家青少年中出现止咳药水滥用的严重现象，"药水变祸水"，成为社会性问题。近年，我国也出现此类情况，尤其以涉世未深、充满好奇的青少年滥用居多。对此，我国强化了管理措施，一方面，将其列为处方药管理，所有药店必须凭处方销售，严格控制适用范围；另一方面切断非法途径，打击不法之徒，对违法犯罪行为加大打击力度；同时，全社会共同参与，加大对青少年的宣传教育，使其认识危害性，防止猎奇心理，约束自我行为，健康生活，珍爱生命。通过以上手段，有效地遏制了此类药品流入非法渠道和滥用。

1. 批发

取得药品经营许可证并具有相应经营范围的药品经营企业均可经营此类药品。经营中应注意以下事项。

（1）经营含可待因、含阿片等复方制剂时，应当按照要求建立客户档案，核实并留存购销方资质证明复印件。经营含可待因、含阿片等复方制剂时，如发现购买方资质可疑的，应立即报请所在地设区的市级药品监管部门协助核实；发现采购人员身份可疑的，应立即报请所在地县级以上（含县级）公安机关协助核实。

（2）经营含可待因、含阿片等复方制剂时，应当核实购买方资质证明材料、采购人员身份证明等情况，无误后方可销售，并跟踪核实药品到货情况，核实记录保存至药品有效期后一年备查。发现含可待因、含阿片等复方制剂购买方存在异常情况时，应当立即停止销售，并向当地县级以上公安机关和药品监管部门报告。

（3）必须按规定开具、索要销售票据，核实购买付款的单位、金额与销售票据载明的单位、金额相一致，如发现异常应暂停向对方销售含可待因、含阿片等复方制剂并立即向所在地的市级药品监管部门报告。

（4）药品生产企业和药品批发企业禁止使用现金进行含可待因、含阿片等复方制剂交易。

2. 零售

药品零售企业销售含可待因、含阿片等复方制剂时，处方药应当严格按照处方药有关规定执行。

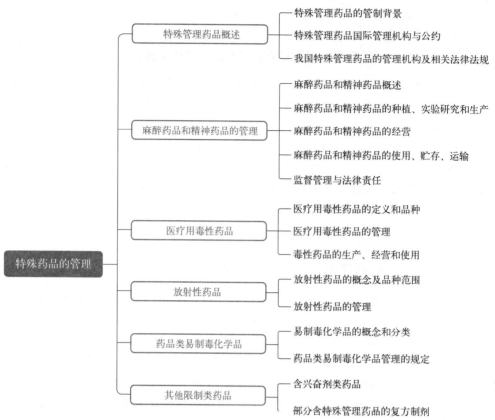

课后检测

一、单项选择题

1. 按照《中华人民共和国刑法》规定，非法种植罂粟 500 株以上不满 3000 株的，处（　　）年以下有期徒刑、拘役或者管制，并处罚金。

A. 1 　　　　　　　　　B. 3 　　　　　　　　　C. 5 　　　　　　　　　D. 10

2. 麻醉药品的片剂处方一次不超过（　　）日用量，麻醉药品控（缓）释制剂处方一次不超过 7 日用量。

A. 1 　　　　　　　　　B. 3 　　　　　　　　　C. 5 　　　　　　　　　D. 7

3. 第二类精神药品，一般每张处方不得超过（　　）日常用量。

A. 1 　　　　　　　　　B. 3 　　　　　　　　　C. 5 　　　　　　　　　D. 7

4. 放射性药品专有标志的颜色是（　　）。

A. 红黄相间 　　　　　B. 红白相间 　　　　　C. 黑白相间 　　　　　D. 红黑相间

5. 下列药品中，按照医疗用毒性药品管理的是（　　）。

A. 川乌 　　　　　　　B. 草乌 　　　　　　　C. 半夏 　　　　　　　D. 洋金花

6.《医疗用毒性药品管理办法》规定，医疗单位调配毒性药品，每次处方剂量不得超过（　　）。

A. 1 日剂量 　　　　　B. 2 日剂量 　　　　　C. 3 日剂量 　　　　　D. 5 日剂量

7. 麻醉药品和第一类精神药品的处方印刷用纸的颜色是（　　）。

A. 淡红色 　　　　　　B. 淡绿色 　　　　　　C. 淡蓝色 　　　　　　D. 淡黄色

8. 属于第一类精神药品的是（　　）。

A. 可卡因 　　　　　　B. 三唑仑 　　　　　　C. 麻黄碱 　　　　　　D. 芬太尼

9. 下列属于麻醉药品的是（　　）。

A. 地西泮   B. 罂粟壳   C. 苯海拉明   D. 利多卡因

10. 麻醉药品、第一类精神药品购用印鉴卡有效期为（ ）。

A. 1年   B. 2年   C. 3年   D. 5年

11. 以下不属于药品类易制毒化学品的物质是（ ）。

A. 麦角酸   B. 三氧化二砷   C. 麻黄素   D. 麻黄浸膏

12. 含有兴奋剂目录所列禁用物质的药品，药品生产企业应当在包装标识上，必须用中文特别注明（ ）字样。

A. 精神药品   B. 兴奋剂   C. 运动员慎用   D. 凭处方购买

13. 药品零售企业销售含麻黄碱类复方制剂，除应当查验购买者的身份证、登记信息外，一次销售不得超过（ ）个最小包装。

A. 1   B. 2   C. 3   D. 5

二、多项选择题

1. 根据《药品管理法》规定，国家对（ ）实行特殊管理。

A. 麻醉药品   B. 精神药品   C. 医疗用毒性药品

D. 放射性药品   E. 药品类易制毒化学品

2. 按照我国有关规定要求，药品零售连锁企业可以申请零售（ ）。

A. 麻醉药品   B. 第一类精神药品   C. 第二类精神药品

D. 医疗用毒性药品   E. 放射性药品

3. 按照有关规定，在我国按照第二类精神管理的药品有（ ）。

A. 苯巴比妥   B. 阿普唑仑   C. 地西泮

D. 艾司唑仑   E. 含可待因复方口服液体制剂

4. 按照有关要求，贮存麻醉药品和第一类精神药品的仓库，应当符合的要求有（ ）。

A. 安装专用防盗门

B. 必须实行双人双锁管理

C. 具有相应的防火设施

D. 具有相应的监控设施

E. 监控报警装置应当与公安机关报警系统联网

5. 下列药品中，按照医疗用毒性药品管理的是（ ）。

A. 阿托品   B. 洋地黄毒苷   C. 毛果芸香碱

D. 士的宁   E. A型肉毒毒素及其制剂

6. 在国际禁毒方面，主要的国际公约有（ ）。

A. 《1961年麻醉品单一公约》

B. 《1971年精神药物公约》

C. 《联合国禁止非法贩运麻醉药品和精神药物公约》

D. 《反对在体育运动中使用兴奋剂国际公约》

E. 日内瓦公约

7. 按照有关要求，药店销售含麻黄碱复方制剂的，须遵从的管理包括（ ）。

A. 单位剂量麻黄碱类药物含量大于30mg的，列入处方药管理

B. 含麻黄碱类复方制剂最小包装规格，麻黄碱类药物含量口服固体制剂不得超过720mg

C. 销售含麻黄碱类复方制剂，应当查验购买者的身份证，并对其姓名和身份证号码予以登记

D. 除处方药按处方剂量销售外，一次销售不得超过2个最小包装

E. 药品零售企业不得开架销售含麻黄碱类复方制剂，应当设置专柜由专人管理、专册登记，登记内容包括药品名称、规格、销售数量、生产企业、生产批号、购买人姓名、身份证号码

8. 根据《麻醉药品和精神药品管理条例》，关于罂粟壳叙述正确的是（   ）。

A. 可以单味零售

B. 炮制后配方使用

C. 处方保存 3 年

D. 凭盖有乡镇卫生院以上医疗机构公章的医生处方配方使用

E. 凭一般处方购买使用

9. 以下为含特殊药品复方制剂的是（   ）。

A. 含可待因的复方口服液体制剂

B. 复方地芬诺酯片

C. 复方甘草片

D. 含麻黄碱类的复方制剂

E. 麦角酸

10. 关于药品类易制毒化学品，叙述正确的是（   ）。

A. 药品类易制毒化学品可以使用现金或者实物进行交易

B. 药品类易制毒化学品生产企业应当将药品类易制毒化学品单方制剂和小包装麻黄素销售给麻醉药品全国性批发企业

C. 国家对药品类易制毒化学品实行定点生产、定点经营，对药品类易制毒化学品实行购买许可制度

D. 药品生产企业、药品经营企业、外贸出口企业、教学科研单位凭"购用证明"购买

E. 药品类易制毒化学品生产企业、经营企业销售药品类易制毒化学品时，应当核查采购人员身份证明和相关购买许可证明

参考答案

一、单项选择题

1. C；2. B；3. D；4. A；5. D；6. B；7. A；8. B；9. B；10. C；11. B；12. C；13. B

二、多项选择题

1. ABCDE；2. CD；3. ABCDE；4. ABCDE；5.   ABCDE；6. ABCD；7. ABCDE；8. BCD；9. ABCD；10. BCDE

第十一章　中药管理

[内容简介]

　　中药是我国的传统药物，有着数千年的发展历史，保护了中国人民几千年健康，也对世界医学作出了重大贡献。由于中药的特殊性，在中药的种植养殖、生产、经营、使用等各个方面又与化学药、生物药物有明显不同，所以单列一章进行讲解。本章着重介绍了中药分类、中药材管理、中药饮片管理、中成药管理及中药品种保护等内容。

[学习要求]

1. 掌握　中药的概念及其分类；野生药材资源保护分类；中药品种保护等级划分。

2. 熟悉　中药材专业市场管理；中药饮片、中药配方颗粒的管理规定；中药保护品种的保护措施。

3. 了解　《中医药法》的主要内容；进口药材管理规定。

案例导入

央视曝光中药材市场掺假

　　2018年5月，中央电视台曝光了全国最大的中药材集散地——安徽亳州中药材市场存在中药材掺假、售假等问题。记者报道，为降低成本，个别不良商家在"覆盆子"中掺入山莓、树莓，"元胡"用山药替代等，此外还涉及连翘、板蓝根等多种药材以及多家药企。由于药监部门只是抽查，很难检查到市场中全部中药材质量，不良商家就趁机销售价廉质劣的中药材，个别药厂甚至故意采购"药渣"，以获取非法利益。这并非央视首次曝光中药材质量问题，2013年就曾对安徽亳州的川贝母、珍珠粉、藏红花等药材的质量和价格乱象进行过报道。中药材市场上的中药材质量问题屡现，充分说明了中药的复杂性和对其监管工作的艰巨性。

摘自央视《新闻直播间》，2018.5.9

第一节　中药与中药传承创新

学习目标

知识目标：1. 掌握中药的概念及其分类。

2. 熟悉中医药法相关内容。

3. 了解中药创新和发展的相关政策。

能力目标：能运用中医药法的有关知识，对中药进行正确认知。

素质目标：培养文化自信的意识。

药事火花

青蒿素与屠呦呦

2015年，85岁的屠呦呦因发现治疗疟疾的新药——青蒿素，获得诺贝尔生理学或医学奖。自此，屠呦呦的名字便和青蒿素紧紧联系在一起。

"呦呦鹿鸣，食野之蒿"。1930年，屠呦呦出生于浙江宁波，1951年被北京大学医学院录取。1969年，屠呦呦所在的中医研究院接到国家"523项目"（疟疾防控全国性大协作项目）任务，开始了征服疟疾的艰难历程。受中草药古籍葛洪的《肘后备急方》中"青蒿一握，以水二升渍，绞取汁，尽服之"启发，屠呦呦科研团队用低温乙醚回流提取青蒿素获成功。21世纪以来，青蒿素类复方药成为治疗疟疾的主流药物。据世界卫生组织2015年9月发布《实现关于疟疾的千年发展目标》报告，全球疟疾新增感染人数下降37%，死亡率下降60%，相当于620万人的生命被拯救。

青蒿素是传统中医药送给世界的礼物，诺贝尔奖是中国科技工作者为祖国捧回的一件礼物。青蒿素的发现及使用，充分彰显了我国传统中医药的价值和旺盛生命力，弘扬了中华优秀传统文化，增强了我们的民族自信和文化自信。

中医药学是中华民族的伟大创造，是中国古代科学的瑰宝，也是打开中华文明宝库的钥匙，为中华民族繁衍生息作出了巨大贡献，对世界文明进步产生了积极影响。中药是中华民族特有的传统药物，是中华民族几千年临床医疗实践的结晶，具有成分多样、疗效确切、毒性较低等特点。长期以来，党和政府一直非常关注和重视中医药工作，通过制定法律法规和一系列的方针政策，保护和促进中医药事业的发展。《中华人民共和国药品管理法》第4条规定："国家发展现代药和传统药，充分发挥其在预防、医疗和保健中的作用。国家保护野生药材资源和中药品种，鼓励培育道地中药材。"《中华人民共和国中医药法》（以下简称《中医药法》）也强调："继承和弘扬中医药，保障和促进中医药事业发展，保护人民健康"，这为加强中药管理、发展中医药提供了法律保证。

一、中药与中药分类

中药是以中医药学理论体系的术语表述药物性能、功效和使用规律，并在中医药理论指导下所应用的药物。中药具有独特的理论体系和形式，充分反映了我国历史、文化、自然资源等方面的特点，它是中医药理论体系中的重要组成部分，除遵循中医药理论外，还有着独特的理论内涵和实践基础。

中药材、中药饮片和中成药，被称为中药的"三大支柱"。

中药材是指药用植物、动物、矿物的药用部分采收后经产地初加工形成的原料药材。

中药饮片简称"饮片"，是指在中医药理论指导下，根据辨证施治和调剂、制剂的需要，对中药材进行特殊加工炮制后的成品。

中成药简称"成药"，是根据疗效确切、应用范围广泛的处方、验方或秘方，具备一定质量规格，批量生产供应的药物。在"成药"生产中，为有别于西药，故称之为"中成药"。

民族药是指我国某些地区少数民族经长期医疗实践的积累并用少数民族文字记载的药品，如藏药、蒙药、苗药、白族药、彝族药、维吾尔族药等，在使用上有一定的地域性。各民族医药是中华民族传统医药的组成部分，应不断发掘、整理、总结，充分发挥其保护各族人民健康的作用。

二、中医药立法

《中华人民共和国中医药法》是第一部全面、系统体现中医药特点的综合性法律，于 2016 年 12 月 25 日由十二届全国人大常委会第二十五次会议通过，并于 2017 年 7 月 1 日起正式实施，将党和国家关于发展中医药的方针政策用法律形式固定下来，对于中医药行业发展具有里程碑意义。

（一）立法背景

中华人民共和国成立以后，改革开放以来，党中央国务院高度重视中医药工作，制定了一系列政策措施推动中医药事业发展。2003 年，国务院制定了《中华人民共和国中医药条例》，对促进和规范中医药事业发展发挥了重要作用。但是，随着经济社会的快速发展，中医药事业发展面临一些新的问题和挑战，为了在法律制度上解决这些问题，《中共中央国务院关于深化医药卫生体制改革的意见》和《国务院关于扶持和促进中医药事业发展的若干意见》明确要求加快中医药立法工作。为了落实党中央、国务院有关文件的精神，解决当前存在的突出问题，需要在现行《中华人民共和国中医药条例》的基础上制定《中医药法》，依法保障中医药事业的发展，促进健康中国建设。

（二）重大意义

《中医药法》以保护、扶持、发展中医药为宗旨，着眼继承和弘扬中医药，强化政策支持与保障，坚持规范与扶持并重，注重体制机制和制度创新，在很大程度上解决了制约中医药发展的重点、难点问题，有利于促进中医药的继承和发展，有利于建设中国特色医药卫生制度、推进健康中国建设，有利于充分发挥中医药在经济社会中的重要作用，有利于保持我国作为传统医药大国在世界传统医药发展中的领先地位。

（三）主要内容

《中医药法》共分 9 章 63 条，主要内容如下。

1. 明确了中医药事业的重要地位和发展方针

《中医药法》规定中医药事业是我国医药卫生事业的重要组成部分，国家大力发展中医药事业，实行中西医并重的方针。发展中医药事业应当遵循中医药发展规律，坚持继承和创新相结合，保持和发挥中医药特色和优势。国家鼓励中医西医相互学习，相互补充，协调发展，发挥各自优势，促进中西医结合。

2. 建立符合中医药特点的管理制度

中医药是反映中华民族对生命、健康和疾病的认识，具有悠久历史传统和独特理论及技术方法的医药学体系。正因为中医药具有鲜明的特色，所以需要建立符合中医药特点的管理制度。《中医药法》在中医诊所、中医医师准入、中药管理等多个方面对现有的管理制度进行了改革创新，规定了适应中医药发展规律，符合中医药特点的管理制度。

（1）中医诊所由许可管理改为备案管理。

（2）以师承方式学习中医和经多年实践，医术确有专长的人员，经实践技能和效果考核合格即可取得中医医师资格。

（3）允许医疗机构根据临床需要，凭处方炮制市场上没有供应的中药饮片，或者对中药饮片进行再加工。对医疗机构仅应用传统工艺配制的中药制剂品种和委托配制中药制剂，由现行的许可管理改为备案管理。同时，明确生产符合国家规定条件的来源于古代经典名方的中药复方制剂，在申请药品批准文号时，可以仅提供非临床安全性研究资料等。

3. 加大对中医药事业的扶持力度

我国中医药事业发展取得了显著成就，但是与人民群众的中医药服务需求相比，中医药资源总量仍然不足，中医药服务能力仍然薄弱。为此，《中医药法》明确以下规定。

（1）县级以上政府应当将中医药事业纳入国民经济和社会发展规划，建立健全中医药管理体系，将中医药事业发展经费纳入财政预算，为中医药事业发展提供政策支持和条件保障，统筹推进中医药事业发展。

（2）将中医医疗机构建设纳入医疗机构设置规划，举办规模适宜的中医医疗机构，扶持有中医药特色和优势的医疗机构发展。

（3）合理确定中医医疗服务的收费项目和标准，将符合条件的中医医疗机构、中医药项目分别纳入医保定点机构范围和医保支付范围。

（4）发展中医药教育，加强中医药科学研究，促进中医药传承与文化传播。

（5）国家采取措施，加大对少数民族医药传承创新、应用发展和人才培养的扶持力度。

4. 坚持扶持与规范并重，加强对中医药的监管

针对中医药行业中存在的服务不规范、中药材质量下滑等问题，《中医药法》作了以下有针对性的规定。

（1）明确开展中医药服务应当符合中医药服务基本要求，加强对中医医疗广告管理。

（2）明确国家制定中药材种植养殖、采集、贮存和初加工的技术规范、标准，加强对中药材生产流通全过程的质量监督管理，保障中药材质量安全。加强中药材质量监测，建立中药材流通追溯体系和进货查验记录制度。鼓励发展中药材规范化种植养殖，严格管理农业投入品的使用，禁止在中医药种植过程中使用剧毒、高毒农药等。

5. 加大对中医药违法行为的处罚力度

针对中医诊所和中医医师非法执业，医疗机构违法炮制中药饮片、违法配制中药制剂、违法发布中医医疗广告等违法行为规定了明确的法律责任，特别是对在中药材种植过程中使用剧毒、高毒农药的违法行为，明确了严厉的处罚：除依照有关法律、法规规定给予处罚外，情节严重的，可以对直接负责的主管人员和其他直接责任人员处五日以上十五日以下拘留，以加大对危害中药材质量安全行为的惩处力度，保证人民群众用药安全。

三、国家关于中药创新和发展的相关政策

中华人民共和国成立以来，党和政府高度重视中医药工作。党的十八大以来，以习近平同志为核心的党中央把中医药工作摆在更加突出的位置，中医药改革发展取得显著成绩。同时也看到，中西医并重方针仍需全面落实，遵循中医药规律的治理体系亟待健全，中医药发展基础和人才建设还比较薄弱，中药材质量良莠不齐，中医药传承不足、创新不够、作用发挥不充分，迫切需要深入实施中医药法，采取有效措施解决以上问题，切实把中医药这一祖先留给我们的宝贵财富继承好、发展好、利用好。

传承创新和发展中医药是新时代中国特色社会主义事业的重要内容，是中华民族伟大复兴的大事，对于坚持中西医并重、打造中医药和西医药相互补充协调发展的中国特色卫生健康发展模式，发挥中医药原创优势，推动我国生命科学实现创新突破，弘扬中华优秀传统文化，增强民族自信和文化自信，促进文明互鉴和民心相通，推动构建人类命运共同体具有重要意义。

2009年5月，国务院出台《关于扶持和促进中医药事业发展的若干意见》（国发〔2009〕22号），这是《中共中央、国务院关于深化医药卫生体制改革的意见》的重要配套文件，强调了中医药在深化医疗卫

生体制改革中的重要作用。文件从宏观层面指明中医药产业发展方向，并强调要按照中医药的特点和规律管理和发展中医药，并坚持中西医结合、并重、相互补充、协调发展。自此，中医药传承创新发展开始加速，国家层面陆续颁布中医药产业相关政策，各省市、各部门也纷纷响应。

2016年2月，国务院印发的《中医药发展战略规划纲要（2016—2030年）》（国发〔2016〕15号）提出要坚持中西医并重，落实中医药与西医药的平等地位，遵循中医药发展规律，以推进继承创新为主题，以提高中医药发展水平为中心，以完善符合中医药特点的管理体制和政策机制为重点，以增进和维护人民群众健康为目标，拓展中医药服务领域，促进中西医结合，统筹推进中医药事业振兴发展。到2030年，中医药服务领域实现全覆盖，中医药健康服务能力显著增强，对经济社会发展作出更大贡献。

为更好地促进中医药传承创新发展，中共中央、国务院2019年10月提出的《关于促进中医药传承创新发展的意见》指出要坚持中西医并重，推动中医药和西医药相互补充、协调发展，是我国卫生与健康事业的显著优势。要健全中医药服务体系，推动中医药事业和产业高质量发展，加强中医药人才队伍建设，促进中医药传承和开放创新发展，改革完善中医药管理体制机制，发挥中医药在疾病治疗和预防中的特殊作用。

2020年12月，国家药品监督管理局出台的《关于促进中药传承创新发展的实施意见》（以下简称《意见》）全面落实"四个最严"的要求，从深化改革、传承精华、坚守底线、创新发展四个方面，促进中医药创新发展。《意见》指出，在坚持守正创新的基础上，在多方协调联动的顶层设计下，以中药安全监管为质量保障的前提，改革完善中药审评审批机制，健全符合中药特点的审评审批体系，促进中药守正创新，推动古代经典名方中药复方制剂研制，鼓励二次开发，支持运用符合产品特点的新技术、新工艺以及体现临床应用优势和特点的新剂型改进已上市中药品种，并积极推动中医药走出去，加快中药国际化进程。

2021年1月，国务院办公厅发布的《关于加快中医药特色发展的若干政策措施》强调，要夯实中医药人才基础，提高中医药教育整体水平，坚持发展中医药师承教育，加强中医药人才评价和激励。要提高中药产业发展活力，优化中药审评审批管理，完善中药分类注册管理。要增强中医药发展动力，保障落实政府投入，多方增加社会投入，加强融资渠道支持。要完善中西医结合制度，创新中西医结合医疗模式，健全中西医协同疫病防治机制，完善西医学习中医制度，提高中西医结合临床研究水平。要实施中医药发展重大工程，实施中医药特色人才培养工程，加强中医医疗服务体系建设，加强中医药科研平台建设，实施名医堂、中医药产学研医政联合攻关工程和道地中药材提升工程，建设国家中医药综合改革示范区，实施中医药开放发展工程。要提高中医药发展效益，完善中医药服务价格政策，健全中医药医保管理措施，合理开展中医非基本服务。要营造中医药发展良好环境，加强中医药知识产权保护，优化中医药科技管理，加强中医药文化传播，提高中医药法制化水平，加强对中医药工作的组织领导。

2021年12月，国家医保局等联合发布的《关于医保支持中医药传承创新发展的指导意见》提出将符合条件的中医医药机构纳入医保定点、完善中医药服务价格管理、将适宜的中药和中医医疗服务项目纳入医保支付范围、完善适合中医药特点的支付政策等具体举措。

2022年1月，国家中医药管理局发布的《推进中医药高质量融入共建"一带一路"发展规划（2021—2025年）》中强调深化科技创新合作，着力塑造中医药发展新优势；深化健康产业合作，着力扩大中医药发展规模；深化区域国际合作，着力推进中医药开放发展。

2022年3月，国务院办公厅印发《"十四五"中医药发展规划》（国办发〔2022〕5号，以下简称《规划》），彰显了中医药事业在国家经济社会发展大局中的战略地位和作用。《规划》提出到2025年，坚持中西医并重，传承精华、守正创新，实施中医药振兴发展重大工程，补短板、强弱项、扬优势、激活力，推进中医药和现代科学相结合，推动中医药和西医药相互补充、协调发展，推进中医药现代化、产业化，中医药健康服务能力明显增强，中医药高质量发展政策和体系进一步完善，中医药振兴发展取得积极成效，推动中医药高质量发展和走向世界，在健康中国建设中的独特优势得到充分发挥。

随着中医药产业的蓬勃发展，国家利好政策举措不断推出，中医药产业迎来巨大的发展前景。根据发布的中医药发展创新政策，主要聚焦于五大重点方向。一是注重中西医协同，充分发挥中医药的疾病防治作用、保健康复作用以及在公共卫生事件应急处置中的作用。二是加强中药信息化溯源，并以信息化支撑中医药服务体系建设，重点巩固中医药基层服务阵地。三是加强中医药质量控制，包括上游种植、中游生产制造、下游流通，将从注册管理、上市评价、信息追溯等全方位监测药品质量。四是强调人才是中医药传承创新发展的第一要素，重视人才队伍的建设。五是积极推动中医药文化的海内外传播，通过交流与合作加速中药国际化进程。因此，在机遇和挑战并存的时代背景下，中医药产业通过不断地传承与创新，必将实现伟大振兴，为健康中国做出更大贡献。

第二节 中药材管理

 学习目标

知识目标：1. 掌握野生药材物种的分级。
　　　　　　2. 熟悉中药材专业市场管理要求。
　　　　　　3. 了解进口药材管理的相关要求。
能力目标：能运用中药有关药事知识，依法依规进行中药材的生产经营活动。
素质目标：培养依法经营的法律法规意识。

 案例分析

非法收购出售野生动物制品涉案逾亿元

2016 年至 2019 年间，北京某药业有限公司（成立于 2011 年，经营范围为分装加工中药饮片、批发药品等）骗取野生动物主管部门的行政许可，伪造大量野生动物制品专用标识，共计非法收购售卖穿山甲甲片 9890 余千克、羚羊角制品 960 余千克，谋取非法利益。

2021 年 5 月 11 日，北京市西城区人民法院以非法收购、出售珍贵、濒危野生动物制品罪，判处北京某药业公司罚金 200 万元，判处 7 名被告人有期徒刑 2 年至 12 年不等，并处罚金 2 万元至 12 万元不等。

摘自《法治日报》，2021.5.19

中药材是中医药的重要组成部分。加强中药材管理、保障中药材质量安全，对于维护公众健康、促进中药材产业持续健康发展、推动中医药事业繁荣壮大，具有重要意义。

一、中药材生产、经营和使用管理

中药材生产作为中药产业发展的基础部分，直接制约着中药其他产业的发展。中药材是中药饮片和中成药生产的原料，中药材生产关系到中药材的供应、质量和临床疗效。因此，搞好中药材生产和质量是中药产业发展的关键。

（一）中药材种植养殖管理

1. 中药材资源的保护和利用

各地要高度重视中药材资源的保护、利用和可持续发展，加强中药材野生资源的采集和抚育管理，采集使用国家保护品种，要严格按规定履行审批手续。严禁非法贩卖野生动物和非法采挖野生中药材资源。

2. 中药材规范化种植养殖

各地要在全国中药材资源普查的基础上结合本地中药材资源分布、自然环境条件、传统种植养殖历史和道地药材特性，加强中药材种植养殖的科学管理，按品种逐一制定并严格实施种植养殖和采集技术规范，统一建立种子种苗繁育基地，合理使用农药和化肥，按年限、季节和药用部位采收中药材，提高中药材种植养殖的科学化、规范化水平。禁止在非适宜区种植养殖中药材，严禁使用高毒、剧毒农药，严禁滥用农药、抗生素、化肥，特别是动物激素类物质、植物生长调节剂和除草剂。

3. 加强中药材质量控制

加快技术、信息和供应保障服务体系建设，完善中药材质量控制标准以及农药、重金属等有害物质限量控制标准；加强检验检测，防止不合格的中药材流入市场。鼓励和引导中药饮片、中成药生产企业逐步使用可追溯的中药材为原料，在传统主产区建立中药材种植养殖和生产加工基地，保证中药材质量稳定。

（二）中药材产地初加工管理

产地初加工是指在中药材产地对中药材进行洁净、除去非药用部位、干燥等处理，是防止霉变和虫蛀、便于贮存运输、保障中药材质量的重要手段。各地要结合地产中药材的特点，加强对中药材产地初加工的管理，逐步实现初加工规范化、集中化、产业化。

1. 道地药材应按传统方法进行加工

如有改动，应提供充分试验数据，不得影响药材质量。要对地产中药材逐品种制定产地初加工规范，统一质量控制标准，改进加工工艺，提高中药材产地初加工水平，避免粗制滥造导致中药材有效成分流失、质量下降。严禁滥用硫黄熏蒸等方法，二氧化硫等物质残留必须符合国家规定。严厉打击产地初加工过程中掺杂使假、染色增重、污染霉变、非法提取等违法违规行为。

2. 野生或半野生药用动植物的采集应坚持"最大持续产量"原则

确定适宜的采收时间和方法，有计划地进行野生抚育、轮采与封育，以利生物的繁衍与资源的更新。根据产品质量及植物单位面积产量或动物养殖数量，并参考传统采收经验等因素确定适宜的采收时间，包括采收期、采收年限，以及采收方法。

3. 对药用部分采收后的要求

药用部分采收后，经过拣选、清洗、切制或修整等适宜的加工，需干燥的应采用适宜的方法和技术迅速干燥，并控制温度和湿度，使中药材不受污染，有效成分不被破坏。鲜用药材可采用冷藏、砂藏、罐贮、生物保鲜等适宜的保鲜方法，尽可能不使用保鲜剂和防腐剂。如必须使用时，应符合国家对食品添加剂的有关规定。采收及初加工过程中应尽可能排除非药用部分及异物，特别是杂草及有毒物质，剔除破损、腐烂变质的部分。

（三）中药材自种自采自用的管理规定

自种自采自用中草药是指乡村中医药技术人员自己种植、采收、使用，不需特殊加工炮制的植物中草药。《中共中央、国务院关于进一步加强农村卫生工作的决定》提出了在规范农村中医药管理和服务的基础上，允许乡村中医药技术人员自种自采自用中草药的要求。

为了加强乡村中医药技术人员自种自采自用中草药的管理，规范其服务行为，切实减轻农民医药负担，保障农民用药安全有效，2006 年 7 月 31 日，卫生部、国家中医药管理局发布《关于加强乡村中医药技术人员自种自采自用中草药管理的通知》。通知要求自种自采自用中草药的人员应同时具备以下条件：①熟悉中草药知识和栽培技术、具有中草药辨识能力；②熟练掌握中医基本理论、技能和自种自采中草药的性味功用、临床疗效、用法用量、配伍禁忌、毒副反应、注意事项等。

乡村中医药技术人员不得自种自采自用以下中草药：①国家规定需特殊管理的医疗用毒性中草药；②国家规定需特殊管理的麻醉药品原植物；③国家规定需特殊管理的濒稀野生植物药材。根据当地实际工作需要，乡村中医药技术人员自种自采自用的中草药，只限于其所在的村医疗机构内使用，不得上市流通，不得加工成中药制剂。自种自采自用的中草药应当保证药材质量，不得使用变质、被污染等影响人体安全、药效的药材。对有毒副反应的中草药，乡村中医药技术人员应严格掌握其用法用量，并熟悉其中毒的预防和救治。发现可能与用药有关的毒副反应，应按规定及时向当地主管部门报告。乡村民族医药技术人员自种自采自用民族草药的管理参照上述条款执行。

（四）中药材生产质量管理规范

《中药材生产质量管理规范》，又称为中药材 GAP，是中药材规范化生产和管理的基本要求，适用于中药材生产企业规范生产中药材的全过程管理。涉及的中药材是指来源于药用植物、药用动物等资源，经规范化的种植（含生态种植、野生抚育和仿野生栽培）、养殖、采收和产地加工后，用于生产中药饮片、中药制剂的药用原料。中药材生产企业包括具有企业性质的种植、养殖专业合作社或联合社。制定中药材GAP 的目的是推进中药材规范化生产，保证中药材质量，促进中药高质量发展。

《中药材生产质量管理规范（试行）》自 2002 年 6 月 1 日起施行，共 10 章 57 条，对中药材的栽培、养殖、采收、加工、包装、运输与贮藏等质量管理作出了明确的规定。2018 年 7 月 23 日，国家市场监督管理总局发布《中药材生产质量管理规范（征求意见稿）》。2022 年 3 月，国家药监局等四部门联合发布《中药材生产质量管理规范》，全文共 14 章 144 条，包含质量管理、基地选址、种子种苗或其他繁殖材料、种植与养殖、采收与产地加工、质量检验等章节。

由于中药材本身的特殊性、复杂性以及历史原因，中药材质量参差不齐、鱼龙混杂现象长期存在。中药标准化是中药现代化和走向国际的基础条件，没有中药材标准化就没有中药饮片和中成药的标准化。中药材的标准化有赖于中药材生产的规范化，药材的生产是中医药高质量发展的源头。《中药材生产质量管理规范》对于中药材的具体要求如下。

1. 明确了影响中药材质量关键环节的管理要求

（1）《中药材生产质量管理规范》对基地选址、种子种苗或其他繁殖材料、种植与养殖、采收与产地加工等进行了专章规定，明确根据中药材生长发育习性和对环境条件的要求，制定产地和种植地块或者养殖场所的选址标准并实施，同时强调生态环境保护；明确种子种苗或其他繁殖材料的具体要求和管理措施，保证中药材基原和种质纯正；明确种植、养殖的技术规程、管理要求，及肥料、农药等使用要求，禁止使用剧毒、高毒、高残留农药等，禁止使用壮根灵、膨大素等生长调节剂；禁止使用有毒、有害物质用于防霉、防腐、防蛀，禁止违规使用硫黄熏蒸。

（2）《中药材生产质量管理规范》要求对中药材生产企业质量控制实行"六统一"：统一规划生产基地，统一供应种子种苗或其他繁殖材料，统一肥料、农药或者饲料、兽药等投入品管理措施，统一种植或者养殖技术规程，统一采收与产地加工技术规程，统一包装与贮存技术规程。

（3）"六统一"有利于更好地推进中药材生产规范化、集约化和高标准、高质量发展，强化中药材生产企业主体责任。

2. 建立有效的生产基地单元监督管理机制

（1）生产基地选址和建设应当符合国家和地方生态环境保护要求。

（2）企业应当按照生产基地选址标准进行环境评估，确定产地，明确生产基地规模、种植地块或者养殖场所布局。

（3）企业在一个中药材生产基地应当只使用一种经鉴定符合要求的物种，防止与其他种质混杂；鼓励企业提纯复壮种质，优先采用经国家有关部门鉴定，性状整齐、稳定、优良的选育新品种。

3. 配备与生产基地相适应的人员、设施、设备

（1）企业负责人对中药材质量负责；生产、质量的管理负责人应当有中药学、药学或者农学等相关专业大专及以上学历并有中药材生产、质量管理三年以上实践经验，或者有中药材生产、质量管理五年以上的实践经验，且均须经过本规范的培训。

（2）企业应当建设必要的设施，包括种植或者养殖设施、产地加工设施、中药材贮存仓库、包装设施等；贮存中药材的仓库应当符合贮存条件要求；根据需要建设控温、避光、通风、防潮和防虫、防鼠禽畜等设施。

（3）生产设备、工具的选用与配置应当符合预定用途，便于操作、清洁、维护。

4. 明确中药材的生产批次

企业应当明确中药材生产批次，保证每批中药材质量的一致性和可追溯。

5. 建立中药材生产质量追溯体系

企业应当建立中药材生产质量追溯体系，保证从生产地块、种子种苗或其他繁殖材料、种植养殖、采收和产地加工、包装、储运到发运全过程关键环节可追溯；鼓励企业运用现代信息技术建设追溯体系。

6. 制定主要环节生产技术规程

企业应当按照规范要求，结合生产实践和科学研究情况，制定如下主要环节的生产技术规程。

（1）生产基地选址。

（2）种子种苗或其他繁殖材料要求。

（3）种植（含生态种植、野生抚育和仿野生栽培）、养殖。

（4）采收与产地加工。

（5）包装、放行与储运。

此外，国家还明确了中药材相关各部门的作用，要求农业农村部门牵头做好中药材种子种苗及种源提供、田间管理、农药和肥料使用、病虫害防治等指导。林业和草原部门牵头做好中药材生态种植、野生抚育、仿野生栽培，以及属于濒危管理范畴的中药材种植、养殖等指导。中医药管理部门协同做好中药材种子种苗、规范种植、采收加工以及生态种植等指导。药品监督管理部门对相应的中药材生产企业开展延伸检查，做好药用要求、产地加工、质量检验等指导。要求各省相关管理部门配合和协助中药材产地做好中药材规范化发展工作，完善中药材产业高质量发展工作机制；制定中药材产业发展规划；细化推进中药材规范化发展的激励政策；建立中药材生产企业及其生产基地台账和信用档案，实施动态监管；建立中药材规范化生产追溯信息化平台等。

鼓励中药饮片生产企业、中成药上市许可持有人等中药生产企业在中药材产地自建、共建符合《中药材生产质量管理规范》的中药材生产企业及生产基地，将药品质量管理体系延伸到中药材产地。鼓励中药生产企业优先使用符合规范要求的中药材。使用符合《中药材生产质量管理规范》要求的中药材，相关中药生产企业可以参照药品标签管理的相关规定，在药品标签中适当位置标示"药材符合GAP要求"，可以依法进行宣传。

省级药品监督管理部门要加强监督检查，对应当使用或者标示使用符合《中药材生产质量管理规范》的中药生产企业，必要时对相应的中药材生产企业开展延伸检查。发现不符合规范要求的，依法严厉查处，责令中药生产企业限期改正、取消标示等。

二、中药材专业市场管理

《药品管理法》第60条规定："城乡集市贸易市场可以出售中药材，国务院另有规定的除外。"凡自采、自种、自销中药材的个人可以进入城乡集贸市场经营中药材，并可免持药品经营许可证。除此之外，其他单位和个人进入城乡集贸市场经营中药材，均应取得药品经营许可证，方可从事经营中药材业务。进入集贸市场的自采、自种、自销中药材，必须是国家允许的品种。

（一）进入中药材专业市场经营中药材应具备的条件

（1）具有与所经营中药材规模相适应的药学技术人员，或有经县级以上药品监督管理部门认定的，熟悉并能鉴别所经营中药材药性的人员，经营者必须了解国家有关法规、中药材商品规格标准和质量标准。

（2）申请在中药材专业市场固定门店从事中药材批发业务的企业和个体工商户，须经中药材专业市场所在地省、自治区、直辖市药品监督管理部门审查批准并发给药品经营许可证，准予进入中药材专业市场固定门店从事中药材批发业务。

（3）申请在中药材专业市场租用摊位从事自产中药材业务的经营者，必须经所在地中药材专业市场管理机构审查批准后，方可经营中药材。

（二）中药材专业市场管理的措施

（1）禁止开办非法中药材市场　除现有 17 个中药材专业市场外，各地一律不得开办新的中药材专业市场。

（2）明确市场管理责任　中药材专业市场所在地人民政府要按照"谁开办，谁管理"的原则，承担起管理责任，明确市场开办主体及其责任。

（3）逐步建立公司化经营模式　中药材专业市场要建立健全交易管理部门和质量管理机构，完善市场交易和质量管理的规章制度，逐步建立起公司化的中药材经营模式。

（4）提高市场电子、信息、物流水平　要构建中药材电子交易平台和市场信息平台，建设中药材流通追溯系统，配备使用具有药品现代物流水平的仓储设施设备，提高中药材仓储、养护技术水平，切实保障中药材质量。

（三）中药材专业市场禁止进场交易的品种

（1）需要经过炮制加工的中药饮片。

（2）中成药。

（3）化学原料药及其制剂、抗生素、生化药品、放射性药品、血清疫苗、血液制品、诊断用药和有关医疗器械。

（4）罂粟壳、27 种毒性中药材。

（5）国家重点保护的 42 种野生动植物药材品种。

（6）国家法律、法规明令禁止上市的其他药品。

知识链接

我国中药材专业市场

我国目前经批准开设的中药材专业市场共 17 个，分别是：安徽亳州中药材市场、河北安国中药材市场、河南禹州中药材市场、江西樟树中药材市场、重庆解放路中药材市场、山东鄄城县舜王城药材市场、广州清平中药材市场、哈尔滨三棵树中药材市场、广西玉林中药材市场、湖北省蕲州中药材专业市场、湖南岳阳花板桥中药材市场、湖南省邵东县药材专业市场、广东省普宁中药材专业市场、昆明菊花园中药材专业市场、成都市荷花池药材专业市场、西安万寿路中药材专业市场、兰州市黄河中药材专业市场。其中安徽亳州中药材市场、河北安国中药材市场、江西樟树中药材市场、河南禹州中药材市场这 4 家，都有着悠久的历史，传统上被称为"四大药都"。

三、进口药材管理

2005 年 11 月，国家食品药品监督管理局发布了《进口药材管理办法（试行）》，自 2006 年 2 月 1 日起施行；2019 年 5 月，国家市场监督管理总局发布《进口药材管理办法》，自 2020 年 1 月 1 日起施行，《进口药材管理办法（试行）》同时废止。

《进口药材管理办法》共 7 章 35 条，对进口药材申请、审批、备案、口岸检验以及监督管理作了相应规定。

1. 管理职责

国家药品监督管理局主管全国进口药材监督管理工作。国家药品监督管理局委托省、自治区、直辖市药品监督管理部门（以下简称省级药品监督管理部门）实施首次进口药材审批，并对委托实施首次进口药材审批的行为进行监督指导。省级药品监督管理部门依法对进口药材进行监督管理，并在委托范围内以国家药品监督管理局的名义实施首次进口药材审批。允许药品进口的口岸或者允许药材进口的边境口岸所在地负责药品监督管理的部门（以下简称口岸药品监督管理部门）负责进口药材的备案，组织口岸检验并进行监督管理。

2. 药材进口单位资质

药材进口单位是指办理首次进口药材审批的申请人或者办理进口药材备案的单位。药材进口单位，应当是中国境内的中成药上市许可持有人、中药生产企业，以及具有中药材或者中药饮片经营范围的药品经营企业。

3. 首次进口药材审批

首次进口药材，是指非同一国家（地区）、非同一申请人、非同一药材基原的进口药材。首次进口药材，申请人应当向所在地省级药品监督管理部门申报，其所在地省级药品检验机构承担样品检验工作。符合要求的，发给一次性进口药材批件。进口药材批件编号格式为：（省、自治区、直辖市简称）药材进字＋4位年号＋4位顺序号。

4. 进口药材备案

对于首次进口药材，申请人应当在取得进口药材批件后1年内，从进口药材批件注明的到货口岸组织药材进口。首次和非首次进口药材，进口单位均应向口岸药品监督管理部门办理进口药材备案，领取进口药品通关单。

5. 口岸检验

药材应当从国务院批准的允许药品进口的口岸或者允许药材进口的边境口岸进口。进口单位在办理进口药材备案时，可选择相应的口岸药品检验机构。口岸药品检验机构将在规定的时间内与进口单位商定现场抽样时间，进行现场抽样，完成检验工作后出具进口药材检验报告书。经口岸检验合格的进口药材方可销售使用。

6. 监督管理

中成药上市许可持有人、中药生产企业和药品经营企业采购进口药材时，应当查验口岸药品检验机构出具的进口药材检验报告书复印件和注明"已抽样"并加盖公章的进口药品通关单复印件，严格执行药品追溯管理的有关规定。

进口药材的包装必须适合进口药材的质量要求，方便贮存、运输以及进口检验。在每件包装上，必须注明药材中文名称、批件编号（非首次进口药材除外）、产地、唛头号、进口单位名称、出口商名称、到货口岸、重量以及加工包装日期等。

进口的药材应当符合国家药品标准。中国药典现行版未收载的品种，应当执行进口药材标准；中国药典现行版、进口药材标准均未收载的品种，应当执行其他的国家药品标准。少数民族地区进口当地习用的少数民族药药材，尚无国家药品标准的，应当符合相应的省、自治区药材标准。

目前我国进口药材主要品种有龙眼、西洋参、鹿茸、西红花、乳香、没药、血竭、番红花、人参、甘草等。

四、野生药材资源保护管理

近年来，我国药用野生资源破坏极其严重，多种野生中药资源急剧减少，大量物种濒于枯竭。其中，冬虫夏草、川贝母、川黄连、麻黄等野生资源破坏严重，人参、三七、杜仲、天麻的野生个体已很难发现。野生中药材的滥采乱挖，导致了大面积植被被毁、生态环境日趋恶化。因此，加强对野生药材资源的保护和管理刻不容缓。

《中华人民共和国药品管理法》第4条规定："国家保护野生药材资源和中药品种，鼓励培育道地中药材。"为保护和合理利用野生药材资源，适应人民医疗保健事业的需要，1987年10月30日国务院发布了《野生药材资源保护管理条例》，明确了对野生药材资源保护的原则、物种三级分类管理、采收、经营及违反条例应承担的责任等具体规定。

（一）国家对野生药材资源管理的原则

国家对野生药材资源实行保护、采猎相结合的原则，并创造条件开展人工种养。

（二）野生药材物种的分级

国家重点保护的野生药材物种分以下三级。

一级保护野生药材物种，系指濒临灭绝状态的稀有珍贵野生药材物种。国家重点保护的野生药材物种名录中收载了4种，包括4种野生药材，具体品种有虎骨、豹骨、羚羊角、梅花鹿茸。

二级保护野生药材物种，系指分布区域缩小、资源处于衰竭状态的重要野生药材物种。国家重点保护的野生药材物种名录中收载了28种，包括17种野生药材，具体品种有鹿茸（马鹿茸）、麝香（3个品种）、熊胆（2个品种）、穿山甲、蟾酥（2个品种）、哈蟆油、金钱白花蛇、乌梢蛇、蕲蛇、蛤蚧、甘草（3个品种）、黄连（3个品种）、人参、杜仲、厚朴（2个品种）、黄柏（2个品种）、血竭。

三级保护野生药材物种，系指资源严重减少的主要常用野生药材物种。国家重点保护的野生药材物种名录中收载了45种，包括22种野生药材，具体品种有川贝母（4个品种）、伊贝母（2个品种）、刺五加、黄芩、天冬、猪苓、龙胆（4个品种）、防风、远志（2个品种）、胡黄连、肉苁蓉、秦艽（4个品种）、细辛（3个品种）、紫草（2个品种）、五味子（2个品种）、蔓荆子（2个品种）、诃子（2个品种）、山茱萸、石斛（5个品种）、阿魏（2个品种）、连翘、羌活（2个品种）。

（三）野生药材资源保护管理的具体办法

1. 对一级保护野生药材物种的管理

禁止采猎一级保护野生药材物种。一级保护野生药材物种属于自然淘汰的，其药用部分由各级药材公司负责经营管理，但不得出口。

2. 对二、三级保护野生药材物种的管理

采猎、收购二、三级保护野生药材物种的，必须按照批准的计划执行。采猎二、三级保护野生药材物种的，必须持有采药证，不得在禁止采猎区、禁止采猎期进行采猎，不得使用禁用工具进行采猎。

二、三级保护野生药材物种属于国家计划管理的品种，由中国药材公司统一经营管理；其余品种由产地县药材公司或其委托单位按照计划收购。二、三级保护野生药材物种的药用部分，除国家另有规定外，实行限量出口。

👥 课堂互动

> 国家为什么要对野生药材资源实行保护制度？国家如何对重点保护的野生药材物种进行分级管理？

（四）法律责任

（1）对擅自采收野生药材物种者的处罚　违反采猎、收购野生药材物种规定的单位或个人，由当地县以上医药管理部门会同同级有关部门没收其非法采猎的野生药材及使用工具，并处以罚款。

（2）对擅自进入野生药材资源保护区者的处罚　进入野生药材资源保护区从事科研、教学、旅游等活动者，必须经该保护区管理部门批准。进入设在国家或地方自然保护区范围内野生药材资源保护区的，还须征得该自然保护区主管部门的同意。对于违反规定者，当地县以上医药管理部门和自然保护区主管部门有权制止；造成损失的，必须承担赔偿责任。

（3）对擅自经营野生药材物种者的处罚　对违反收购、经营、出口管理规定者，市场监督管理部门或有关部门没收其野生药材和全部违法所得，并处以罚款。

（4）对保护野生药材资源管理部门工作人员的处罚　保护野生药材资源管理部门工作人员徇私舞弊的，由所在单位或上级管理部门给予行政处分；造成野生药材资源损失的，须承担赔偿责任。

（5）对破坏野生药材资源情节严重者的处罚　情节严重构成犯罪者，由司法机关依法追究刑事责任。

📖 知识链接 ────────

按照传统既是食品又是中药材物质目录（110种）

2002年2月，卫生部发布既是食品又是中药材物质名单，共87种：丁香、八角茴香、刀豆、小茴香、小蓟、山药、山楂、马齿苋、乌梢蛇、乌梅、木瓜、火麻仁、代代花、玉竹、甘草、白芷、白果、白扁豆、白扁豆花、龙眼肉（桂圆）、决明子、百合、肉豆蔻、肉桂、余甘子、佛手、杏仁（甜、苦）、沙棘、牡蛎、芡实、花椒、赤小豆、阿胶、鸡内金、麦芽、昆布、枣（大枣、酸枣、黑枣）、罗汉果、郁李仁、金银花、青果、鱼腥草、姜（生姜、干姜）、枳椇子、枸杞子、栀子、砂仁、胖大海、茯苓、香橼、香薷、桃仁、桑叶、桑椹、橘红、桔梗、益智仁、荷叶、莱菔子、莲子、高良姜、淡竹叶、淡豆豉、菊花、菊苣、黄芥子、黄精、紫苏、紫苏籽、葛根、黑芝麻、黑胡椒、槐米、槐花、蒲公英、蜂蜜、榧子、酸枣仁、鲜白茅根、鲜芦根、蝮蛇、橘皮、薄荷、薏苡仁、薤白、覆盆子、藿香。

2014年新增8种：人参、山银花、芫荽、玫瑰花、松花粉、粉葛、布渣叶、夏枯草。

2018年新增9种：党参、肉苁蓉、铁皮石斛、西洋参、黄芪、灵芝、天麻、山茱萸、杜仲叶。

2019年新增6种：当归、山柰、西红花、草果、姜黄、荜茇。

第三节　中药饮片管理

✈ 学习目标 ────────

知识目标：1. 掌握中药饮片生产经营要求。
　　　　　2. 熟悉中药配方颗粒的监督管理。
能力目标：能运用有关药事管理知识，正确生产经营中药饮片。
素质目标：培养依法经营的法律法规意识。

⊗ 案例分析 ────────

销售不合格瓜蒌被罚款111万元

2019年1月22日，福建某医药有限公司购进中药饮片"瓜蒌"，先后销售给203家（次）涉药单位。2019年9月26日，福州市永泰县市场监督管理局在抽查中发现该中药饮片异常并送检，检验结论为"结果不符合规定"。其间，该医药公司未停止销售该批次"瓜蒌"。2020年1月2日，福州稽查办立案调查。

经查，福建某医药有限公司销售案涉"瓜蒌"中药饮片的行为，自2019年1月23日持续至2019年12月30日，正处于《药品管理法》新旧法交替时期。因此，2020年7月14日，福州稽查办对福建某医药有限公司作出行政处罚决定：没收劣药瓜蒌中药饮片43.254kg；没收销售劣药瓜蒌中药饮片违法所得4460.86元；违法行为发生在2019年12月1日以前的，处违法销售劣药货值金额1.3倍罚款共计6442.63元；违法行为发生在2019年12月1日以后的，处违法销售劣药货值（注：药品货值金额不足十万元的，按十万元计算）金额11倍罚款计110万元，合计罚没款1110903.49元。

摘自《中国审判》"2021年度十大典型案例"

中药饮片生产是以中医理论为指导的我国特有的制药技术。中药饮片既可根据中药处方直接调配煎汤（剂）服用，又可作为中成药生产的原料供制药企业使用，其质量好坏直接影响中医临床疗效，直接关系到公众用药安全和中药现代化的进程。

一、中药饮片生产经营管理

1. 中药饮片质量标准

《药品管理法》第44条规定："中药饮片应当按照国家药品标准炮制；国家药品标准没有规定的，应当按照省、自治区、直辖市人民政府药品监督管理部门制定的炮制规范炮制。省、自治区、直辖市人民政府药品监督管理部门制定的炮制规范应当报国务院药品监督管理部门备案。不符合国家药品标准或者不按照省、自治区、直辖市人民政府药品监督管理部门制定的炮制规范炮制的，不得出厂、销售。"

中药饮片炮制是中药生产的特色工艺，具有地域差异性。中药饮片质量标准包括《中华人民共和国药典》《全国中药材炮制规范》和地方中药材炮制规范。

2. 中药饮片审批管理的规定

《药品管理法》第24条规定："在中国境内上市的药品，应当经国务院药品监督管理部门批准，取得药品注册证书；但是，未实施审批管理的中药材和中药饮片除外。实施审批管理的中药材、中药饮片品种目录由国务院药品监督管理部门会同国务院中医药主管部门制定。"

3. 中药饮片包装规定

生产中药饮片，应选用与药品性质相适应及符合药品质量要求的包装材料和容器。严禁选用与药品性质不相适应和对药品质量可能产生影响的包装材料。中药饮片的包装必须印有或者贴有标签。中药饮片的标签注明品名、规格、产地、生产企业、产品批号、生产日期，实施批准文号管理的中药饮片还必须注明批准文号。发运中药材应当有包装。在每件包装上，应当注明品名、产地、日期、供货单位，并附有质量合格的标志。对不符合上述要求的中药饮片，一律不准销售。

4. 加强中药饮片生产经营管理

中药饮片生产经营必须依法取得许可证照，按照法律法规及有关规定组织开展生产经营活动。严禁未取得合法资质的企业和个人从事中药饮片生产、中药提取活动。各地要坚决取缔无证生产经营中药饮片的非法窝点，严厉打击私切滥制等非法加工、变相生产中药饮片的行为。要加强对药品生产经营企业的管理，严厉打击药品生产经营企业出租出借许可证照、将中药饮片生产转包给非法窝点或药农、购买非法中药饮片改换包装出售等违法行为。鼓励和引导中药饮片、中成药生产企业逐步使用可追溯的中药材为原料，在传统主产区建立中药材种植养殖和生产加工基地，保证中药材质量稳定。严禁生产企业外购中药饮片半成品或成品进行分包装或改换包装标签行为。严禁经营企业从事饮片分包装、改换标签等活动；严禁从中药材市场或其他不具备饮片生产经营资质的单位或个人采购中药饮片。

 课堂互动

药农可以将自己加工的中药饮片直接卖给零售药店吗？药农应该如何依法出售自己的中药饮片？

二、中药配方颗粒的管理

中药配方颗粒是由单味中药饮片经水提、分离、浓缩、干燥、制粒而成的颗粒，在中医药理论指导下，按照中医临床处方调配后，供患者冲服使用。中药配方颗粒是对传统中药饮片的补充，纳入中药饮片管理范畴。由于中药配方颗粒结合现代制剂新技术，选定最佳工艺，采用工业化生产，其组方灵活，满足了中医"辨证论治，随证加减"的特点。中药配方颗粒产业链相较于中药饮片可以实现从田间到车间的全程化、过程化控制，并结合优质标准在市场上检验，在药材来源、饮片炮制、加工工艺、质量检测、产品的销售流通等环节，可实现标准化管理。智能配药机能够按医生处方所需的用药剂量、味、剂数等配方参数，实时自动将配方颗粒组成小包，计量精度高、动作快捷、使用安全，从而实现替代部分中成药的效果。

中药配方颗粒是由单味中药饮片制作而成的颗粒剂，在中医处方时提供除中药饮片之外的剂型选择。在 20 世纪 50 年代，便有针对中药配方颗粒的研究尝试；1987 年，卫生部发布了《关于加强中药剂型研制工作的意见》，推进中药剂型研制工作；1993 年，广东一方和天江药业被国家中医药管理局批准为"全国中药饮片剂型改革试点单位"；2001 年，国家药品监督管理局发布《中药配方颗粒管理暂行规定》，正式将该新剂型的命名规范为"中药配方颗粒"。

为加强中药配方颗粒的监督管理，确保人民用药安全有效，我国对中药配方颗粒发展采取了比较审慎的态度，规定在未启动实施批准文号管理前仍属科学研究阶段，该阶段采取选择试点企业研究、生产，试点临床医院使用。广东一方制药厂、江苏江阴天江药业、广东三九药业、四川新绿色药业、北京康仁堂药业和培力（南宁）药业 6 家企业成为了国家级中药配方颗粒试点企业。

2013 年 6 月，国家食品药品监督管理总局办公厅发布《关于严格中药饮片炮制规范及中药配方颗粒试点研究管理等有关事宜的通知》，严格中药饮片炮制规范和中药配方颗粒试点研究管理。指出中药配方颗粒仍处于科研试点研究，国家药品监管部门将会同相关部门推进中药配方颗粒试点研究工作，发现问题，总结经验，适时出台相关规定。出台新规定前，各省级药品监督管理部门不得以任何名义自行批准中药配方颗粒生产。

经过充分试点，为加强对中药配方颗粒的管理，引导产业健康发展，更好满足中医临床需求，2015年 12 月，食品药品监管总局发布了《中药配方颗粒管理办法（征求意见稿）》，向社会公开征求意见。《中药配方颗粒管理办法（征求意见稿）》发布以来，河北、浙江、黑龙江、吉林、安徽、陕西、河南、山东、江西、广东等多个省份先后出台文件，以科研专项、试点研究、临床试点、技改专项等多种名义批准了多家中药配方颗粒试点企业，在省内开展中药配方颗粒科研生产试点及医疗机构临床使用。据统计，全国获得中药配方颗粒试点资质的企业超过 60 家。根据《中药饮片行业发展研究蓝皮书》数据显示，国内中药配方颗粒的市场规模从 2010 年的 20 亿元增长到 2018 年的 151 亿元，8 年的复合增长率高达33.48％。工信部发布的数据显示，2018 年度中药饮片市场规模约 2200 亿元，其中，中药配方颗粒占比约 8.4％。

2019 年 11 月，国家药品监督管理局发布了《中药配方颗粒质量控制与标准制定技术要求（征求意见稿）》，向社会公开征求意见。同日国家药典委员会发布的"关于中药配方颗粒品种试点统一标准的公示"，公布了 160 个品种的试点统一标准。此举标志着行业将从试点走向正式生产、市场逐渐放开的发展趋势。

2020 年 2 月初，国家药品监督管理局、国家中医药局等四部门联合发布《关于结束中药配方颗粒试点工作的公告》（以下简称《公告》），决定结束中药配方颗粒试点工作，中药配方颗粒品种实施备案管理，不实施批准文号管理，在上市前由生产企业报所在地省级药品监督管理部门备案。中药配方颗粒备案号格式为：2位省级区位代码＋4位年号＋4位顺序号＋3位变更顺序号（首次备案3位变更顺序号为000），同时《公告》对中药配方颗粒的生产、经营、使用等环节作出规范。11月，国家中医药管理局发布了《关于规范医疗机构中药配方颗粒临床使用的通知》，增加了中药配方颗粒的销售渠道，大幅拓宽中药配方颗粒的销售范围。

2020年2月24日，国家药典委员会发布《有关中药配方颗粒药品标准制定的通知》，将进一步加快组织中药配方颗粒药品国家标准审核的步伐，引入了"标准汤剂"的概念，明确鼓励企业参与国家药品标准的制修订。2021年4月，国家药监局批准颁布了第一批中药配方颗粒国家药品标准（160个），10月，国家药监局又批准颁布了第二批中药配方颗粒国家药品标准（36个）。2022年5月，国家药典委批准颁布了2022年第一期中药配方颗粒药品标准（50个），至此已批准颁布的中药配方颗粒国家药品标准有246个。同时，各省也陆续制定发布了各自的省级中药配方颗粒质量标准，比如到2022年7月，山东省已公布实施了五批山东省中药配方颗粒标准，江苏省也公布了五批江苏省中药配方颗粒标准。

截止到2022年7月，全国已获得备案的中药配方颗粒共计1301个。

第四节　中成药管理

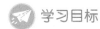学习目标

　　知识目标：1. 掌握中药保护品种的等级、品种及保护措施。

　　　　　　　2. 熟悉中成药生产经营的管理要求。

　　　　　　　3. 了解中药品种保护条例相关内容。

　　能力目标：能运用有关知识，正确生产经营中成药。

　　素质目标：培养依法保护意识。

案例分析

国家药监局关于中药保护品种的公告（延长保护期第2号）

（2019年第81号）

　　根据《中药品种保护条例》第十六条及有关规定，经国家中药品种保护审评委员会组织的委员审评、国家药品监督管理局核准，对山东凤凰制药股份有限公司生产的天丹通络胶囊、武汉联合药业有限责任公司生产的生血宁片共2个中药保护品种继续给予2级保护，其保护期限、保护品种号分别为2019年10月09日—2024年11月05日、ZYB20720190040以及2019年10月09日—2026年03月20日、ZYB20720190050。

　　特此公告。

国家药监局，2019.10.9

一、中成药生产经营的管理要点

　　中成药有两种概念：一种是狭义的中成药，它主要是指用一定的配方将中药加工或提取后制成具有一定规格，可以直接用于防病治病的一类药品，如各种丸剂、散剂、冲剂等，这便是生活中人们常

说的中成药；另一种是广义的中成药，它除包括狭义中成药的概念外，还包括一切经过炮制加工而成的中药饮片。

狭义中成药其优点是现成可用、适应急需、存贮方便，能随身携带，省去了煎剂煎煮过程，消除了中药煎剂服用时特有的异味和不良刺激等。狭义中成药也有一定缺点，主要是成药成分组成、药量配比一成不变，由于配方既定，药已制成，故而中成药往往不能像煎剂方药那样表现得灵活多变，随证加减，这使中成药的实际应用受到了一定的限制。

国家对中成药的监管主要依据《药品管理法》《药品管理法实施条例》、GMP、GSP 等通用法规开展，由于中药的特殊性，国家在中药监管实践中针对出现的问题，作出了针对性的要求。

2002 年 3 月，国家药品监督管理局下发了《关于加强中药前处理和提取监督管理工作的通知》，就加强对中药前处理和提取的管理，保证中药产品质量，鼓励企业向集约化、规模化发展，避免资源浪费和重复建设，保证中药生产企业顺利实施 GMP 作出了要求。

随着中药注射剂的广泛使用，"鱼腥草注射液""刺五加注射液""炎毒清注射液""复方蒲公英注射液""鱼金注射液"等多个品种的中药注射剂先后发生严重不良事件或存在严重不良反应，被暂停销售使用。2008 年 12 月，卫生部、国家食品药品监督管理局、国家中医药管理局联合下发了《关于进一步加强中药注射剂生产和临床使用管理的通知》，就进一步加强中药注射剂生产和临床使用管理作出了规定，要求加强对中药注射剂不良反应的报告和监测，中药注射剂临床使用要严格按照药品说明书，严格掌握功能主治和禁忌证。

2012 年 7 月，国家食品药品监督管理局下发了《关于规范中药生产经营秩序，严厉查处违法违规行为的通知》，就一些中药生产经营企业降低要求，放任不规范行为，为制假售假提供方便，甚至直接参与违法活动，严重干扰中药生产经营秩序，直接影响公众用药安全有效等行为，要求中成药生产企业应严格按照 GMP 组织生产，严把原料、中间产品和成品质量关，切实承担起第一质量责任人的职责。严厉查处中成药生产过程中的违法违规行为，重点查处使用增重染色、被污染或提取过的假劣中药材及饮片投料生产，非法使用中药提取物替代中药材投料生产，购入无国家标准或未通过 GMP 检查的中药提取物投料生产，偷工减料、不按处方投料、不按规定进行前处理、违反生产工艺生产、不按规定检验等违法违规行为，将提取药渣废料销售给不法分子，导致药渣回流药品市场等违法行为。

2014 年 7 月，国家食品药品监督管理总局下发了《关于加强中药生产中提取和提取物监督管理的通知》，主要针对中药提取物的异地提取、委托加工或外购等作出了明确要求。2017 年 8 月，食品药品监管总局又开展了对中药提取物的专项检查。

2016 年 12 月，我国颁布了《中华人民共和国中医药法》，国家鼓励和支持中药新药的研制和生产。国家保护传统中药加工技术和工艺，支持传统剂型中成药的生产，鼓励运用现代科学技术研究开发传统中成药。

2019 年 10 月，国务院发布了《关于促进中医药传承创新发展的意见》，要求加强中成药质量控制，促进现代信息技术在中药生产中的应用；加大中成药上市后评价工作力度，建立中药材、中药饮片、中成药生产流通使用全过程追溯体系；强化中成药质量监管及合理使用，加强上市产品市场抽检，严厉打击中成药非法添加化学品违法行为；加强中药注射剂不良反应监测等。

2022 年 3 月，国务院发布了《"十四五"中医药发展规划》，要求优化中药临床证据体系，建立中医药理论、人用经验和临床试验"三结合"的中药注册审评证据体系，积极探索建立中药真实世界研究证据体系。加快中药制造业数字化、网络化、智能化建设，加强技术集成和工艺创新，提升中药装备制造水平，加速中药生产工艺、流程的标准化和现代化，提升中药产业发展水平。推动中药类产品海外注册和应用。明确了儿童用中成药创新研发，建立中成药监测、预警、应急、召回、撤市、淘汰的风险管理长效机制，加强中药说明书和标签管理，提升说明书临床使用指导效果。

中药注射剂

中药注射剂是指将中药材进行提取、纯化后制成的可以注入人体内的溶液、乳状液，或是溶液粉末等。中药注射剂是传统医药理论与现代生产工艺相结合的产物，突破了中药传统的给药方式，是中药现代化的重要产物。与其他中药剂型相比，注射剂具有生物利用度高、疗效确切、作用迅速的特点。

中药注射剂源自中药，1940年前后，八路军一二九师首创了"柴胡注射液"。1954年武汉制药厂对柴胡注射剂批量生产，成为中国工业化生产的第一个中药注射剂品种。目前我国中药注射剂有100多个品种。

中药注射剂成分非常复杂，质量控制难度大，易引起人体发热、发冷、战栗、恶心呕吐、体温上升等不良反应，严重者危及生命。2017年中药不良反应/事件报告中，注射剂所占比例是54.6%；严重不良反应/事件报告静脉注射给药占84.1%，其他注射给药占1.0%。目前我国对中药注射剂监管非常严格，要求全面提高中药注射剂的质量可控性、安全性、有效性，控制中药注射剂风险。加快推进中药注射剂上市后再评价工作，对于临床多年实践有效且经过安全评价的中药注射剂，应该予以积极推广使用。

二、中药品种保护

《药品管理法》明确规定国家实行中药品种保护制度。为了提高中药品种的质量，保护中药生产企业的合法权益，促进中药事业的发展，1992年10月国务院发布了《中药品种保护条例》，自1993年1月1日起施行，2018年9月对部分条款进行了修改。国家市场监督管理总局食品审评中心（国家中药品种保护审评委员会）负责中药品种保护的注册、备案的受理、技术审评等，国家药品监督管理局负责全国中药品种保护的监督管理工作。

（一）中药保护品种的范围及等级划分

1. 中药保护品种的范围

《中药品种保护条例》适用于中国境内生产制造的中药品种，包括中成药、天然药物的提取物及其制剂和中药人工制成品。申请专利的中药品种，依照《专利法》的规定办理，不适用《中药品种保护条例》。

受保护的中药品种，必须是列入国家药品标准的品种。经国务院药品监督管理部门认定，列为省、自治区、直辖市药品标准的品种，也可以申请保护。

2. 中药保护品种的等级划分

《中药品种保护条例》规定，国家鼓励研制开发临床有效的中药品种，对质量稳定、疗效确切的中药品种实行分级保护制度。

受保护的中药品种分为一、二级。

（1）申请中药一级保护品种应具备的条件　符合下列条件之一的中药品种，可以申请一级保护：对特定疾病有特殊疗效的；相当于国家一级保护野生药材物种的人工制成品；用于预防和治疗特殊疾病的。

对特定疾病有特殊疗效，是指对某一疾病在治疗效果上能取得重大突破性进展。例如，对常见病、多发病等疾病有特殊疗效；对既往无有效治疗方法的疾病能取得明显疗效；或者对改善重大疑难疾病、危急重症或罕见疾病的终点结局（病死率、致残率等）取得重大进展。

相当于国家一级保护野生药材物种的人工制成品，是指列为国家一级保护物种药材的人工制成品；或目前虽属于二级保护物种，但其野生资源已处于濒危状态物种药材的人工制成品。

用于预防和治疗特殊疾病中的特殊疾病，是指严重危害人民群众身体健康和正常社会生活经济秩序的重大疑难疾病、危急重症、烈性传染病和罕见病。如恶性肿瘤、终末期肾病、脑卒中、急性心肌梗死、艾滋病、重症急性呼吸综合征、人禽流感、苯酮尿症、地中海贫血等疾病。用于预防和治疗重大疑难疾病、危急重症、烈性传染病的中药品种，其疗效应明显优于现有治疗方法。

（2）申请中药二级保护品种应具备的条件　符合下列条件之一的中药品种，可以申请二级保护：符合上述一级保护的品种或者已经解除一级保护的品种；对特定疾病有显著疗效的；从天然药物中提取的有效物质及特殊制剂。

对特定疾病有显著疗效，是指能突出中医辨证用药的理法特色，具有显著临床应用优势，或对主治的疾病、证候或症状的疗效优于同类品种。

从天然药物中提取的有效物质及特殊制剂，是指从中药、天然药物中提取的有效成分、有效部位制成的制剂，且具有临床应用优势。

（二）中药保护品种的保护措施

1. 中药一级保护品种的保护措施

（1）该品种的处方组成、工艺制法在保护期内由获得中药保护品种证书的生产企业和有关的药品监督管理部门、单位和个人负责保密，不得公开。负有保密责任的有关部门、企业和单位应按照国家有关规定，建立必要的保密制度。

（2）向国外转让中药一级保护品种的处方组成、工艺制法，应当按照国家有关保密的规定办理。

（3）中药一级保护品种的保护期限分别为 30 年、20 年、10 年。因特殊情况需要延长保护期的，由生产企业在该品种保护期满前 6 个月，依照中药品种保护的申请办理程序申报。由国家药品监督管理部门确定延长的保护期限，不得超过第一次批准的保护期限。

2. 中药二级保护品种的保护措施

中药二级保护品种的保护期限为 7 年。中药二级保护品种在保护期满后可以延长保护期限，时间为 7 年，由生产企业在该品种保护期满前 6 个月，依据条例规定的程序申报。

3. 其他规定

（1）申请办理中药品种保护的程序　中药生产企业对其生产的符合规定的中药品种，可以向所在地省级药品监督管理部门提出申请，经初审签署意见后，报国务院药品监督管理部门。国务院药品监督管理部门委托国家中药品种保护审评委员会负责对申请保护的中药品种进行审评并作出审评结论。批准保护的中药品种，由国务院药品监督管理部门发给中药保护品种证书。

（2）保护期内的生产规定　被批准保护的中药品种在保护期内仅限于已获得中药保护品种证书的企业生产。但是，对临床用药紧缺的中药保护品种，经国务院药品监督管理部门批准并发给批准文号后可进行仿制。仿制企业应当付给持有中药保护品种证书并转让该中药品种的处方组成、工艺制法的企业合理的使用费，其数额由双方商定；双方不能达成协议的，由国务院药品监督管理部门裁决。

对已批准保护的中药品种，如果在批准前是由多家企业生产的，其中未申请中药保护品种证书的企业应当自公告发布之日起六个月内向国务院药品监督管理部门申报，并依照规定提供有关资料，由指定药品检验机构对该申报品种进行同品种的质量检验。对达到国家药品标准的，补发中药保护品种证书；对未达到国家药品标准的，依照药品管理的法律、行政法规的规定撤销该中药品种的批准文号。

生产中药保护品种的企业应当根据省、自治区、直辖市人民政府药品监督管理部门提出的要求，改进生产条件，提高品种质量。

中药保护品种在保护期内向国外申请注册的，须经国务院药品监督管理部门批准。

知识导图

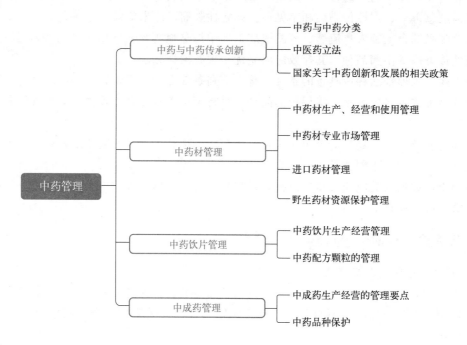

目标检测

一、单项选择题

1. 国家重点保护的野生药材物种分为（　　　）级。

A. 一　　　　　　　　　　B. 二　　　　　　　　　C. 三　　　　　　　　　D. 四

2. 下列属于二级保护野生药材物种的是（　　　）。

A. 杜仲　　　　　　　　　B. 川贝母　　　　　　　C. 梅花鹿茸　　　　　　D. 罂粟壳

3. 中药饮片生产企业必须取得（　　　）。

A. 医疗机构制剂许可证　　　　　　　　　B. 药品生产许可证

C. 药品经营许可证　　　　　　　　　　　D. 进口药品注册证

4. 中药饮片的标签上无须注明的内容是（　　　）。

A. 品名、规格　　　　B. 产地、生产企业　　　C. 产品批号、生产日期　　　D. 功能主治

5. 不适用《中药品种保护条例》的中药品种是（　　　）。

A. 中成药　　　　　　　　　　　　　　　B. 天然药物的提取物及其制剂

C. 中药人工制成品　　　　　　　　　　　D. 申请专利的中药品种

6. 中药二级保护品种的保护期限为（　　　）年。

A. 30　　　　　　　　　B. 20　　　　　　　　　C. 10　　　　　　　　　D. 7

7. 下列不属于濒临灭绝状态的稀有珍贵野生药材物种的是（　　　）。

A. 马鹿茸　　　　　　　B. 豹骨　　　　　　　　C. 羚羊角　　　　　　　D. 虎骨

8. 下列品种可以在中药材专业市场进行交易的是（　　　）。

A. 阿司匹林片　　　　　B. 罂粟壳　　　　　　　C. 柴胡　　　　　　　　D. 生半夏

9. 下列符合一级保护品种条件的是（　　　）。

A. 已经解除一级保护的品种　　　　　　　B. 对特定疾病有特殊疗效的

C. 从天然药物中提取的有效物质及特殊制剂　　D. 对特定疾病有显著疗效的

10. 首次进口药材，应当经（　　　）批准，发给一次性进口药材批件。

A. 国家药品监督管理部门　　　　　　　　B. 省级药品监督管理部门

C. 市级药品监督管理部门　　　　　　　　D. 县级药品监督管理部门

11. 中药配方颗粒纳入（　　）管理。

A. 中药材　　　　　　　　　B. 中药饮片　　　　　　　　C. 中成药　　　　　　　　D. 中药颗粒剂

二、多项选择题

1. 中药的"三大支柱"是（　　）。

A. 中药材　　　　　　　　　B. 中药饮片　　　　　　　　C. 中成药

D. 生化药品　　　　　　　　E. 疫苗

2. 关于《中医药法》，下列说法正确的是（　　）。

A. 国家采取中西医并重的方针

B. 中医诊所由许可管理改为备案管理

C. 医疗机构根据临床需要，可以凭处方炮制市场上没有供应的中药饮片，或者对中药饮片进行再加工

D. 禁止在中医药种植过程中使用剧毒、高毒农药

E. 县级以上政府应当将中医药事业纳入国民经济和社会发展规划

3. 关于野生药材资源保护管理，下列说法正确的是（　　）。

A. 国家对野生药材资源实行保护、采猎相结合的原则

B. 国家重点保护的野生药材物种分为三级管理

C. 禁止采猎一级保护野生药材物种

D. 一级保护野生药材物种属于自然淘汰的，其药用部分由各级药材公司负责经营管理，但不得出口

E. 二、三级保护野生药材物种的药用部分，除国家另有规定外，实行限量出口

4. 依据《中药保护品种条例》，申请二级保护的条件是（　　）。

A. 符合一级保护的品种或者已经解除一级保护的品种

B. 对特定疾病有特殊疗效的

C. 对特定疾病有显著疗效的

D. 从天然药物中提取的有效物质及特殊制剂

E. 相当于国家一级保护野生药材物种的人工制成品

5. 中药一级保护品种的保护期限分别为（　　）。

A. 30 年　　　　　　　　　　B. 20 年　　　　　　　　　　C. 15 年

D. 10 年　　　　　　　　　　E. 7 年

6. 按照有关规定，可以进入城乡集贸市场经营，并可免持药品经营许可证的是（　　）中药材。

A. 自采　　　　　　　　　　B. 自种　　　　　　　　　　C. 自销

D. 自购　　　　　　　　　　E. 外购

7. 禁止进入中药材专业市场交易的品种有（　　）。

A. 中药饮片　　　　　　　　B. 中成药　　　　　　　　　C. 抗生素

D. 医疗器械　　　　　　　　E. 罂粟壳

8. 我国规定中药饮片的包装必须印有或者贴有标签，标签上须注明（　　）等内容。

A. 品名　　　　　　　　　　B. 规格　　　　　　　　　　C. 产地、生产企业

D. 产品批号　　　　　　　　E. 生产日期

9. 中药配方颗粒是由单味中药饮片经（　　）而成的颗粒，在中医药理论指导下，按照中医临床处方调配后，供患者冲服使用。

A. 水提　　　　　　　　　　B. 分离　　　　　　　　　　C. 浓缩

D. 干燥　　　　　　　　　　E. 制粒

10. 我国对中药保护品种的等级划分有（　　）。

A. 一级保护　　　　　　　　B. 二级保护　　　　　　　　C. 三级保护

D. 四级保护　　　　E. 五级保护

参考答案

一、单项选择题

1. C；2. A；3. B；4. D；5. D；6. D；7. A；8. C　9. B；10. B；11. C

二、多项选择题

1. ABC；2. ABCDE；3. ABCDE；4. ACD；5. ABD；6. ABC；7. ABCDE；8. ABCDE；9. ABCDE；

10. AB

第十二章　医疗器械管理

[内容简介]

医疗器械作为近代科学技术的产品，被广泛应用于疾病的治疗、保健和康复过程，成为现代医学领域不可或缺的重要手段，并在现代医疗服务中占有越来越重要的地位，将来也一定会为我国大健康产业做出越来越重要的贡献。本章着重介绍了医疗器械基本知识、医疗器械的备案、注册、生产、经营及使用监督管理的有关知识等内容。

[学习要求]

1. 掌握　医疗器械基本知识和重点医疗器械的管理。

2. 熟悉　医疗器械的备案、注册、生产、经营及使用监督管理的有关知识。

3. 了解　医疗器械质量管理规范有关内容。

✹ 案例导入

成都新冠肺炎疫情期间的"假医用口罩"案

2020年1月28日，金牛区市场监管局接到群众举报，称四川某公司售卖假冒伪劣口罩。经查，四川某公司利用疫情暴发期间的"口罩商机"，从山西某公司和个人手中，购进了"一次性使用口罩"和"一次性使用医用口罩"101万只，货值金额130万元，销往湖南、重庆等地，非法牟利50余万元。该口罩假冒"×安"和"××安"商标且检验为不合格的产品。3月23日，对于当事人擅自更改经营地址且未及时变更备案、从不具有资质的经营企业购进医疗器械及经营未经依法注册的第二类医疗器械的违法行为，金牛区市场监管局向当事人下达了行政处罚：没收违法所得、没收假冒伪劣口罩，罚没款合计达1413万元。

2月6日，最高法、最高检、公安部、司法部联合发布《关于依法惩治妨害新型冠状病毒感染肺炎疫情防控违法犯罪的意见》指出，生产不符合保障人体健康、不符合国家标准和行业标准的医用口罩、护目镜等医用器材，或者销售明知是不符合标准的医用器材，足以严重危害人体健康的，以生产、销售不符合标准的医用器材罪定罪处罚，最高可判处无期徒刑，并处没收个人全部财产。对疫情期间制假售假等恶劣行为，需加大惩处力度，切实维护公众安全健康。

摘自中国质量检验协会《中国质量网》，2020.3.26

第一节 医疗器械认知

📨 **学习目标**

　　知识目标：1. 掌握医疗器械的种类。

　　　　　　　2. 熟悉重点监管的医疗器械。

　　　　　　　3. 了解医疗器械行业产业概况。

　　能力目标：能运用风险管理的原则，对医疗器械正确进行分类。

　　素质目标：1. 具有风险管理的意识。

　　　　　　　2. 培养大国工匠精神。

🌐 **药事火花** —————————————————————————

致力大国制造的中国医疗器械

　　在医疗器械医疗影像行业，国外巨头有 G（GE 医疗）P（Philips 医疗）S（Siemens 医疗）三家，排名第四的是 Toshiba（东芝医疗）。国内医疗器械行业有迈瑞、理邦、安科、东软、万东、乐普、鱼跃、新华、蓝韵等佼佼者。其中，安科是家神奇的公司，"中国现代医械发展史，绕不开深圳医械；深圳医械发展史，绕不开安科"。安科开创了中国大型医疗影像设备领域的多个第一：中国第一台磁共振、中国第一台螺旋 CT、中国首台移动 CT、中国第一台高端口腔 CT、中国第一台乳腺 X 线机、中国第一台神经外科手术导航系统等，在深圳近千家生产型医疗器械企业中，半数与安科有各种渊源，要么是企业创始人出自安科，要么是核心技术人才出自安科，要么是为安科提供部件配套服务。安科医疗就像是一个医疗器械行业孵化器，培养了许多医疗器械行业的杰出人才，"安科系"诞生了深圳迈瑞生物医疗电子有限公司、深圳理邦精密仪器股份有限公司等多家上市公司，极大地提高了我国现代医疗器械的生产制造水平。

　　医疗器械和药品一样，是用于人类疾病预防、诊断、治疗、监护的特殊产品，其产品质量直接关系到使用者身体健康和生命安全，其安全性、有效性必须加以控制。

　　医疗器械行业发展迅速，医疗器械产品具有数量大、品种多、涉及门类广、学科多、跨领域的特征，它将现代计算机技术、精密机械技术、激光技术、放射技术、核技术、磁技术、检测传感技术、化学检测技术、生物医学技术和信息技术结合在一起，是现代高新技术的结晶。因此，国家通过制定专门的法律法规，加大对医疗器械的监管力度，使医疗器械的生产、经营和使用等越来越规范化，从而保障了公众的身体健康和生命安全。

　　目前，随着人工智能、物联网等技术的日趋成熟，在医用机器人、大型医疗设备、应急救援医疗设备、生物 3D 打印技术和可穿戴医疗设备等方面都取得了巨大飞跃，医疗器械正朝着移动化、智能化方向发展，未来智慧医疗发展潜力巨大。

一、医疗器械的概念

　　医疗器械，是指直接或者间接用于人体的仪器、设备、器具、体外诊断试剂及校准物、材料以及其他类似或者相关的物品，包括所需要的计算机软件。其效用主要通过物理等方式获得，不是通过药理学、免疫学或者代谢的方式获得，或者虽然有这些方式参与但是只起辅助作用。其目的是：①疾病的诊断、预防、监护、治疗或者缓解；②损伤的诊断、监护、治疗、缓解或者功能补偿；③生理结构或者生理过程的检验、替代、调节或者支持；④生命的支持或者维持；⑤妊娠控制；⑥通过对来自人体的样本进行检查，为医疗或者诊断目的提供信息。

二、医疗器械的分类管理

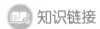 知识链接

我国医疗器械行业产业概况

近年来，随着国民生活质量的不断提高，以及人们医疗保健意识的增强，我国医疗器械行业得到了迅猛发展，行业产业规模持续扩大，企业数量不断增长。数据显示，2017 年至 2021 年，中国医疗器械行业市场规模不断增加，从 4435 亿元增长至 9640 亿元，复合增长率为 21.47%。预计 2022 年，中国医疗器械行业市场规模将达到 1.15 万亿元，行业发展将迈上新台阶。2021 年中国医疗器械行业生产企业数量为 28278 家，其中，Ⅰ类医疗器械生产企业 18997 家，Ⅱ类医疗器械生产企业 13714 家，Ⅲ类医疗器械生产企业 2004 家。医疗器械作为健康服务业的基础支撑行业，显示了巨大的发展潜力和空间。但由于我国医疗装备整体水平还较低，同发达国家相比还存在一定差距，特别是在高端医疗器械产品方面。此外，在发达国家中，医疗器械产业和药品产业的规模比例基本在 1∶1 左右，而我国医疗器械产业规模为药品产业规模的 1/3 左右，产业发展潜力巨大。目前中国医疗器械行业已经具有了许多加快发展的有利条件，未来 10 年将是中国医疗器械行业快速发展的"黄金时期"。

依据不同的分类方法，医疗器械可以有不同的分类。如，依据产品结构特征的不同，医疗器械可以分为无源医疗器械和有源医疗器械；依据是否接触人体，医疗器械可分为接触人体器械和非接触人体器械，等等。为了规范医疗器械分类，2015 年国家食品药品监督管理总局颁布了《医疗器械分类规则》，通过医疗器械的结构特征、使用形式、使用状态、是否接触人体等因素，对医疗器械进行综合分类判定。

2016 年，国家食品药品监督管理总局对《医疗器械分类目录》（2002 年制定，当时将医疗器械分为 43 个大类，每个大类又包括若干小类）进行修订。2017 年 9 月国家发布了新修订的《医疗器械分类目录》，自 2018 年 8 月 1 日起实施。《医疗器械分类目录》将医疗器械分为 22 个子目录，子目录又由一级产品类别、二级产品类别、产品描述、预期用途、品名举例和管理类别组成，其框架和内容有较大调整。2020 年开始，根据《医疗器械监督管理条例》《医疗器械分类目录动态调整工作程序》，国家药品监督管理局开始对于医疗器械分类目录进行动态调整，先后发布了《需进行临床试验审批的第三类医疗器械目录》（2020 年修订版）、国家药监局关于调整《医疗器械分类目录》部分内容的公告（2022 年第 25 号）等，对医疗器械的注册、生产、经营、使用等各环节都将产生较大影响。

《医疗器械监督管理条例》第六条规定，为加强对医疗器械的监督管理，强化风险管理，"国家对医疗器械按照风险程度实行分类管理"，即对不同风险的医疗器械产品采取宽严有别的监督管理措施。按照风险程度由低到高，医疗器械管理类别依次为第一类、第二类和第三类。具体如下。

第一类是风险程度低，实行常规管理可以保证其安全、有效的医疗器械。常见的有：基础外科用的刀、钳、镊、夹等，听诊器、负压罐、物理降温设备、医用棉球棉签、纱布绷带、创口贴、医用放大镜、检查手套、病人推床等风险较低的医疗器械产品。

第二类是具有中度风险，需要严格控制管理以保证其安全、有效的医疗器械。常见的有：血压计、体温计、血糖仪、针灸针、医用口罩、医用手套、医用防护服、助听器、避孕套、肠道插管、真空采血管、内窥镜、心电图机、B超、胃镜、生化分析仪、病人监护仪、高压蒸汽灭菌器等有一定风险的医疗器械产品。

第三类是具有较高风险，需要采取特别措施严格控制管理以保证其安全、有效的医疗器械。常见的有：一次性无菌注射器、一次性使用输液器、骨钉、骨板、人工心脏瓣膜和血管内支架、含活细胞的组织

工程医疗产品、植入式心脏节律管理设备（起搏器、除颤器等）、可吸收四肢长骨内固定植入器械、植入式药物输注设备、人工食道、CT、核磁共振、加压氧舱等风险较高的医疗器械产品。

三、国家重点监管的医疗器械目录

为加强医疗器械生产监管，2002 年国家公布了《国家重点监管医疗器械目录》，2009 年、2014 年又先后对其进行了修订。包括以下内容。

（1）一次性使用输血、输液、注射用医疗器械。一次性使用无菌注射器（含自毁式、胰岛素注射、高压造影用）；一次性使用无菌注射针（含牙科、注射笔用）；一次性使用输液器（含精密、避光、压力输液等各形式）；一次性使用静脉输液针；一次性使用静脉留置针；一次性使用真空采血器；一次性使用输血器；一次性使用塑料血袋；一次性使用麻醉穿刺包。

（2）植入材料和人工器官类医疗器械。普通骨科植入物（含金属、无机、聚合物等材料的板、钉、针、棒、丝、填充、修复材料等）；脊柱内固定器材；人工关节；人工晶体；血管支架（含动静脉及颅内等中枢及外周血管用支架）；心脏缺损修补或封堵器械；人工心脏瓣膜；血管吻合器械（含血管吻合器、动脉瘤夹）；组织填充材料（含乳房、整形及眼科填充等）。

（3）同种异体医疗器械。

（4）动物源医疗器械。

（5）计划生育用医疗器械。宫内节育器；避孕套（含天然胶乳橡胶和人工合成材料）。

（6）体外循环及血液处理医疗器械。人工心肺设备辅助装置（含接触血液的管路、滤器等）；血液净化用器具（含接触血液的管路、过滤或透析或吸附器械）；透析粉、透析液；氧合器；人工心肺设备；血液净化用设备。

（7）循环系统介入医疗器械。血管内造影导管；球囊扩张导管；中心静脉导管；外周血管套管；动静脉介入导丝、鞘管；血管内封堵器械（含封堵器、栓塞栓子、微球）。

（8）高风险体外诊断试剂。人间传染高致病性病原微生物（第三、四类危害）检测相关的试剂；与血型、组织配型相关的试剂。

（9）其他。角膜接触镜（含角膜塑形镜）；医用可吸收缝线；婴儿保育设备（含各类培养箱、抢救台）；麻醉机/麻醉呼吸机；生命支持用呼吸机；除颤仪；心脏起搏器；医用防护口罩、医用防护服；一次性使用非电驱动式输注泵；电驱动式输注泵。

需要注意的是，对于一次性使用的医疗器械，不得重复使用。对使用过的，应当按照国家有关规定销毁并记录。

第二节　医疗器械的监督管理

 学习目标

知识目标：1. 掌握对医疗器械生产经营的监管要求。
　　　　　 2. 熟悉医疗器械监管的法规体系。
　　　　　 3. 了解医疗器械规定的法律责任。
能力目标：具备分析违法生产经营医疗器械案例的能力。
素质目标：1. 尊崇法律、敬畏法律的意识。
　　　　　 2. 培养规矩和规范意识。

未经许可从事第三类医疗器械经营活动案

2021年12月2日，广西玉林市玉州区市场监督管理局会同玉林市公安局玉州分局对王某辉经营的小卖部进行检查。经查，当事人未经许可经营一次性使用无菌注射器，货值金额共810元，违法所得共92.95元。当事人未经许可从事第三类医疗器械经营活动，违反了《医疗器械监督管理条例》第四十二条规定，依据《医疗器械监督管理条例》第八十一条第一款第三项规定，玉州区市场监督管理局责令当事人立即停止违法行为，并处以没收涉案的647支一次性使用无菌注射器，没收违法所得92.95元，罚款10万元的行政处罚。此案例的查处彰显了监管部门贯彻落实药品安全"四个最严"要求，打击医疗器械领域违法经营行为和保障人民群众用械安全的坚定决心。

摘自国家药监局网站"国家药监局公布5起药品安全专项整治典型案例"，2022.4.20

一、我国医疗器械监管的法规体系

在医疗器械监管法规体系建设方面，我国已形成了由行政法规、行政规章、规范性文件等构成的层级清晰、互为补充的法规体系。

1. 行政法规

医疗器械监管行政法规是指国务院颁布的《医疗器械监督管理条例》，这是我国医疗器械监督管理法规体系的核心，它对医疗器械监督管理各方面的问题作出了基本规定，其内容涉及医疗器械的研制、生产、经营、使用活动及其监督管理等全过程。

2. 行政规章

围绕着《医疗器械监督管理条例》的贯彻实施，国家药品监督管理局及相关部门先后制定了相应的配套规章，主要包括《医疗器械注册管理办法》《医疗器械生产监督管理办法》《医疗器械经营监督管理办法》《医疗器械使用质量监督管理办法》《医疗器械临床试验质量管理规范》《医疗器械分类规则》《医疗器械通用名称命名规则》《医疗器械说明书和标签管理规定》《医疗器械召回管理办法》《医疗器械不良事件监测和再评价管理办法》《医疗器械广告审查办法》等，这些行政规章对医疗器械的研制、分类、临床试验、注册、生产、经营、使用、广告宣传、不良事件监测和再评价等方面作出了具体规定，构成了医疗器械监管法规体系的主体。

3. 规范性文件

医疗器械监管规范性文件是指除行政法规及规章外，医疗器械监管部门在法定职权内依法制定的针对医疗器械的公告、通告、通知等。这类法规文件数量多、内容丰富、形式多样，是对医疗器械监管行政法规和行政规章的重要补充，比如：《关于深化审评审批制度改革鼓励药品医疗器械创新的意见》《关于发布第一类医疗器械产品目录的通告》《医疗器械生产企业分类分级监督管理规定》《国家重点监管医疗器械目录》《医疗器械标准规划（2018—2020年）》《关于贯彻落实"证照分离"改革措施进一步推进医疗器械审评审批制度改革的通知》《关于印发医疗器械检验工作规范的通知》《关于印发2018年严厉打击违法违规经营使用医疗器械专项整治工作方案的通知》《关于扩大医疗器械注册人制度试点工作的通知》等。

医疗器械行政法规、行政规章、规范性文件构成了医疗器械监督管理的法规体系，其中行政法规是核心，行政规章是主体，规范性文件是重要补充。

目前我国现行的医疗器械监管主要法规文件见表12-1。

表12-1　现行的医疗器械监管主要法规文件

序号	名称	颁布形式	施行时间	备注
1	《医疗器械监督管理条例》	国务院令第739号	2021年6月1日	2000年公布，2014年、2017年、2020年修订

序号	名称	颁布形式	施行时间	备注
2	《医疗器械注册与备案管理办法》	国家市场监督管理总局令第47号	2021年10月1日	
3	《医疗器械生产监督管理办法》	国家市场监督管理总局令第53号	2022年5月1日	2014年公布,2017年、2022年修订
4	《体外诊断试剂注册与备案管理办法》	国家市场监督管理总局令第48号	2021年10月1日	
5	《医疗器械经营监督管理办法》	国家市场监督管理总局令第54号	2022年5月1日	2014年公布,2017年、2022年修订
6	《医疗器械网络销售监督管理办法》	国家食品药品监督管理总局令第38号	2018年3月1日	
7	《医疗器械使用质量监督管理办法》	国家食品药品监督管理总局令第18号	2016年2月1日	
8	《医疗器械临床试验质量管理规范》	国家药监局 国家卫生健康委2022年第28号公告	2022年5月1日	
9	《医疗器械分类规则》	国家食品药品监督管理总局令第15号	2016年1月1日	
10	《医疗器械标准管理办法》	国家食品药品监督管理总局令第33号	2017年7月1日	
11	《医疗器械通用名称命名规则》	国家食品药品监督管理总局令第19号	2016年4月1日	
12	《医疗器械说明书和标签管理规定》	国家食品药品监督管理总局令第6号	2014年10月1日	
13	《医疗器械召回管理办法》	国家食品药品监督管理总局令第29号	2017年5月1日	
14	《医疗器械不良事件监测和再评价管理办法》	国家市场监督管理总局令第1号	2019年1月1日	

二、医疗器械监督管理条例简介

2000年4月,国务院颁布实施了《医疗器械监督管理条例》(国务院令第276号)(以下简称《条例》),标志着我国医疗器械监督管理走上依法监管新阶段。2014年国家对《条例》做了修订(国务院令第650号),2017年对《条例》部分条款进行了修改(国务院令第680号)。医疗器械关系社会大众身体健康和生命安全,2020年遵循"最严谨的标准、最严格的监管、最严厉的处罚、最严肃的问责"原则,我国对《条例》进行修改(国务院令第739号),自2021年6月1日起施行。

现行的《医疗器械监督管理条例》共8章,107条。包括:总则、医疗器械产品注册与备案、医疗器械生产、医疗器械经营与使用、不良事件的处理与医疗器械的召回、监督检查、法律责任、附则。

(一) 总则

(1) 立法目的、适用范围与监督管理机构。为保证医疗器械的安全、有效,保障人体健康和生命安全,《条例》规定了在中华人民共和国境内凡从事医疗器械的研制、生产、经营、使用活动及其监督管理的,都应当遵照条例要求。我国的医疗器械监督管理由国家药品监督管理局(NMPA)负责,具体由医疗器械注册管理司和医疗器械监督管理司负责。县级以上地方人民政府负责药品监督管理的部门负责本行政区域的医疗器械监督管理工作。

(2) 国家对医疗器械实行分类管理。根据其风险程度分为三类,即低风险的一类医疗器械、中等风险的二类医疗器械和较高风险的三类医疗器械。

（3）医疗器械产品应当符合医疗器械强制性国家标准；尚无强制性国家标准的，应当符合医疗器械强制性行业标准。

课堂互动

我国为什么对第一类医疗器械实行产品备案管理，却对第二类、第三类医疗器械必须实行产品注册管理？

（二）医疗器械产品注册与备案

为了强化对医疗器械的监督管理，我国建立了医疗器械注册人、备案人制度。医疗器械注册人、备案人，是指取得医疗器械注册证或者办理医疗器械备案的企业或者研制机构。《条例》第13条规定：医疗器械注册人、备案人应当加强医疗器械全生命周期质量管理，对研制、生产、经营、使用全过程中医疗器械的安全性、有效性依法承担责任。第一类医疗器械实行产品备案管理，第二类、第三类医疗器械实行产品注册管理。

本条例还规定了产品注册备案应提交的资料、药品监管部门审批的程序及要求。

（三）医疗器械生产

（1）规定了从事医疗器械生产活动应当具备的条件。

（2）规定了开办医疗器械生产企业的程序及生产医疗器械的要求。

（3）根据医疗器械产品类别，分步实施医疗器械唯一标识制度，对医疗器械全生命周期监管，构建监管大数据，实现来源可查、去向可追、责任可究，实现智慧监管。

（4）对医疗器械通用名称、说明书和标签作了规定。

（四）医疗器械经营与使用

（1）规定了开办医疗器械经营企业的条件、程序及经营医疗器械的要求。

（2）对医疗器械网络销售作出了规定。

（3）对医疗器械使用单位购进和使用医疗器械作出了规定。

（4）对进口医疗器械的相关规定。

（五）不良事件的处理与医疗器械的召回

（1）不良事件监测制度　国家建立医疗器械不良事件监测制度，对医疗器械不良事件及时进行收集、分析、评价、控制。医疗器械注册人、备案人应当建立医疗器械不良事件监测体系，配备与其产品相适应的不良事件监测机构和人员，对其产品主动开展不良事件监测，并按照国务院药品监督管理部门的规定，向医疗器械不良事件监测技术机构报告调查、分析、评价、产品风险控制等情况。医疗器械生产经营企业、使用单位应当协助医疗器械注册人、备案人对所生产经营或者使用的医疗器械开展不良事件监测；发现医疗器械不良事件或者可疑不良事件，应当按照国务院药品监督管理部门的规定，向医疗器械不良事件监测技术机构报告。医疗器械不良事件监测技术机构应当加强医疗器械不良事件信息监测，主动收集不良事件信息。药品监督管理部门应当根据医疗器械不良事件评估结果及时采取发布警示信息以及责令暂停生产、进口、经营和使用等控制措施。

（2）医疗器械再评价和召回制度　医疗器械注册人、备案人应当主动开展已上市医疗器械再评价，并根据再评价结果，采取相应控制措施。省级以上人民政府药品监督管理部门根据医疗器械不良事件监测、评估等情况，对已上市医疗器械开展再评价。再评价结果表明已上市医疗器械不能保证安全、有效的，应当注销医疗器械注册证或者取消备案。医疗器械注册人、备案人发现生产的医疗器械不符合强制性标准、经注册或者备案的产品技术要求，或者存在其他缺陷的，应当立即停止生产，通知相关经营企业、使用单位和消费者停止经营和使用，召回已经上市销售的医疗器械，采取补救、销毁等措施，记录相关情况，发布相关信息，并将医疗器械召回和处理情况向负责药品监督管理的部门和卫生主管部门报告。

（六）监督管理

（1）规定了药品监督管理部门对医疗器械监督检查的组织、内容、职权及采取的措施。

（2）规定了医疗器械抽查检验制度。药品监督管理部门应当加强对医疗器械生产经营企业和使用单位生产、经营、使用的医疗器械的抽查检验。经国家药品监督管理等有关部门认定的检验机构，方可对医疗器械实施检验。省级以上药品监督管理部门应当根据抽查检验结论及时发布医疗器械质量公告。卫生行政部门应当对大型医用设备的使用状况进行监督和评估。

（3）对医疗器械广告、咨询、投诉、举报等作出了规定。

（七）法律责任

医疗器械产品质量的优劣，直接影响到对疾病的诊断、治疗效果和公众的身体健康。为了加强对医疗器械的监管，本《条例》有"宽进、严管、重罚"的特点，对待违法生产、经营医疗器械行为处罚较原《条例》明显加重，比如未取得医疗器械注册证而从事第二类、第三类医疗器械生产、经营活动，或未经许可从事第二类、第三类医疗器械生产活动，或未经许可从事第三类医疗器械经营活动，没收其违法所得、违法生产经营的医疗器械和用于违法生产经营的工具、设备、原材料等物品；违法生产经营的医疗器械货值金额不足 1 万元的，并处 5 万元以上 15 万元以下罚款；货值金额 1 万元以上的，并处货值金额 15 倍以上 30 倍以下罚款；情节严重的，责令停产停业，吊销医疗器械生产许可证或者医疗器械经营许可证，10 年内不受理相关责任人以及单位提出的医疗器械许可申请。对违法单位的法定代表人、主要负责人、直接负责的主管人员和其他责任人员，没收违法行为发生期间自本单位所获收入，并处所获收入 30％以上 3 倍以下罚款，终身禁止其从事医疗器械生产经营活动。

其他违反国家医疗器械法律法规的不同情形，由县级以上药品监督管理部门根据情节轻重，分别给予责令改正，警告，没收违法产品及违法所得，罚款，责令停产停业整顿，吊销医疗器械生产、经营许可证。违法单位的法定代表人、主要负责人、直接负责的主管人员和其他责任人员，可以采取没收本人收入、罚款、一定期限内禁止其从事医疗器械生产经营活动等。构成犯罪的，依法追究刑事责任。造成人身、财产或者其他损害的，依法承担赔偿责任。

县级以上人民政府药品监督管理部门或者其他有关部门不履行医疗器械监督管理职责或者滥用职权、玩忽职守、徇私舞弊的，由监察机关或者任免机关对直接负责的主管人员和其他直接责任人员依法给予处分。

（八）附则

明确了医疗器械、医疗器械注册人及备案人、医疗器械使用单位及大型医用设备的定义，规定了医疗器械产品注册收费、为应对突发公共卫生事件而研制的医疗器械、中医医疗器械管理、军队医疗器械使用管理等方面的内容。

第三节　医疗器械研制、生产、经营管理

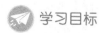 学习目标

知识目标： 1. 掌握三类医疗器械生产经营的注册、许可监管要求。

2. 熟悉三类医疗器械研制的注册、许可监管要求。

3. 了解医疗器械研制生产经营的备案监管要求。

能力目标：具备运用医疗器械监管知识，合法生产经营医疗器械的能力。

素质目标：1. 具有尊崇法律意识。

2. 培养规矩和规范意识。

🌐 药事火花

2020年11月，国家对冠状动脉支架组织了集中带量采购，冠状动脉支架价格从均价1.3万元左右大幅度下降至700元左右，平均降价93％，按意向采购量计算，预计能节约109亿元。自2021年1月相关医疗机构即采用国家集采降价后的中选产品。

长期以来，由于冠状动脉支架价格昂贵，导致许多患者用不起该类产品，心脏疾病也得不到相应治疗。国家组织冠状动脉支架集中带量采购，是我国人民至上的民本思想的具体体现，此举除了能显著降低患者支架手术费用、惠及更多低收入人群外，还能为国家节省大量医保基金，以满足更多患者的医疗需求。

一、医疗器械的注册与备案管理

医疗器械作为关系到公众身体健康和生命安全的特殊产品，为了规范医疗器械注册与备案行为，保证医疗器械的安全、有效和质量可控，根据《医疗器械监督管理条例》，2021年8月国家市场监督管理总局颁布了《医疗器械注册与备案管理办法》（局令第47号），自2021年10月1日起施行。

（一）医疗器械注册、备案的分类管理

国家对第一类医疗器械实行产品备案管理，对第二类、第三类医疗器械实行产品注册管理。

医疗器械注册是指医疗器械注册申请依照法定程序和要求提出医疗器械注册申请，药品监督管理部门依据法律法规，基于科学认知，进行安全性、有效性和质量可控性等审查，决定是否同意其申请的活动。医疗器械备案是指医疗器械备案人依照法定程序和要求向药品监督管理部门提交备案资料，药品监督管理部门对提交的备案资料存档备查的活动。

境内第一类医疗器械备案，备案人向设区的市级负责药品监督管理的部门提交备案资料。境内第二类医疗器械由省、自治区、直辖市药品监督管理部门审查，批准后发给医疗器械注册证。境内第三类医疗器械由国家药品监督管理局审查，批准后发给医疗器械注册证。

进口第一类医疗器械备案，备案人向国家药品监督管理局提交备案资料。进口第二类、第三类医疗器械由国家药品监督管理局审查，批准后发给医疗器械注册证。

（二）医疗器械备案

第一类医疗器械生产前，应当进行产品备案。备案人应当按照《医疗器械监督管理条例》的规定向药品监督管理部门提交备案资料，获取备案编号。备案信息表中登载内容及备案的产品技术要求发生变化的，备案人应当向原备案部门变更备案，并提交变化情况的说明以及相关文件。已备案的医疗器械管理类别调整为第二类或者第三类医疗器械的，应当申请注册。

（三）医疗器械注册

1. 产品研制

申请人应当编制符合相关要求的医疗器械产品技术要求、产品说明书和标签等，应当根据产品适用范围和技术特征开展非临床研究。

2. 临床评价

工作机理明确、设计定型、生产工艺成熟、已上市的同品种医疗器械临床应用多年且无严重不良事件记录、不改变常规用途的或其他通过非临床评价能够证明该医疗器械安全、有效的情形，可不进行临床评价。除以上情形外的医疗器械产品注册、备案，应当进行临床评价。

3. 注册体系核查

境内第三类医疗器械质量管理体系核查，由国家局医疗器械技术审评中心通知申请人所在地的省、自治区、直辖市药品监督管理部门开展。境内第二类医疗器械质量管理体系核查，由申请人所在地的省、自治区、直辖市药品监督管理部门组织开展。省、自治区、直辖市药品监督管理部门按照医疗器械生产质量管理规范的要求开展质量管理体系核查，重点对申请人是否按照医疗器械生产质量管理规范的要求建立与产品相适应的质量管理体系，以及与产品研制、生产有关的设计开发、生产管理、质量控制等内容进行核查。

4. 产品注册

申请人在完成医疗器械注册的安全性、有效性研究，并做好接受质量管理体系核查的准备后，提出医疗器械注册申请。对符合安全、有效、质量可控要求的，准予注册，发给医疗器械注册证，经过核准的产品技术要求以附件形式发给申请人。对不予注册的，应当书面说明理由，并同时告知申请人享有依法申请行政复议或者提起行政诉讼的权利。医疗器械注册证有效期为 5 年。

对用于治疗罕见疾病、严重危及生命且尚无有效治疗手段的疾病和应对公共卫生事件等急需的医疗器械，药品监督管理部门可以作出附条件批准决定，并在医疗器械注册证中载明有效期、上市后需要继续完成的研究工作及完成时限等相关事项。

5. 特殊注册程序

我国对于国内外领先水平创新产品、疾病治疗急需或突发公共卫生事件应急所需的医疗器械产品，实行特殊注册程序，依次为创新产品注册程序、优先注册程序、应急注册程序。

6. 其他注册要求

已注册的第二类、第三类医疗器械产品，其设计、原材料、生产工艺、适用范围、使用方法等发生实质性变化，有可能影响该医疗器械安全、有效的，注册人应当向原注册部门申请办理变更注册。医疗器械注册证有效期届满需要延续注册的，注册人应当在医疗器械注册证有效期届满 6 个月前，向原注册部门申请延续注册。

📖 **知识链接**

医疗器械注册证和备案证的格式

医疗器械注册证和备案证格式由国家药品监督管理局统一制定。药品监督管理部门制作的医疗器械注册证、变更注册文件电子文件与纸质文件具有同等法律效力。

1. 注册证编号的编排方式为：×1械注×2××××3×4××5××××6。

×1为注册审批部门所在地的简称：境内第三类医疗器械、进口第二类、第三类医疗器械为"国"字；境内第二类医疗器械为注册审批部门所在地省、自治区、直辖市简称。

×2为注册形式："准"字适用于境内医疗器械；"进"字适用于进口医疗器械；"许"字适用于香港、澳门、台湾地区的医疗器械。

××××3为首次注册年份。

×4为产品管理类别。

××5为产品分类编码。

××××6为首次注册流水号。

延续注册的，××××3和××××6数字不变。产品管理类别调整的，应当重新编号。

2. 第一类医疗器械备案编号的编排方式为：×1械备××××2××××3。

×1为备案部门所在地的简称：进口第一类医疗器械为"国"字；境内第一类医疗器械为备案部门所在地省、自治区、直辖市简称加所在地设区的市级行政区域的简称（无相应设区的市级行政区域时，仅为省、自治区、直辖市的简称）。

××××2为备案年份。

××××3为备案流水号。

二、医疗器械的生产管理

医疗器械作为对安全和质量要求非常严格的特殊产品，需要对其生产环节进行严格管理，规范生产行为，从而保证医疗器械的安全、有效。2014年7月，国家食品药品监督管理总局颁布了《医疗器械生产监督管理办法》，2017年做了修正；2022年对《医疗器械生产监督管理办法》做了全面修订，2022年3月10日以国家市场监督管理总局令第53号公布，自2022年5月1日起施行。

（一）开办医疗器械生产企业的条件

（1）有与生产的医疗器械相适应的生产场地、环境条件、生产设备以及专业技术人员。

（2）有能对生产的医疗器械进行质量检验的机构或者专职检验人员以及检验设备。

（3）有保证医疗器械质量的管理制度。

（4）有与生产的医疗器械相适应的售后服务能力。

（5）符合产品研制、生产工艺文件规定的要求。

（二）医疗器械生产的分类管理

根据医疗器械风险程度，我国对医疗器械的生产实施分类管理。

从事第二类、第三类医疗器械生产活动，应当经所在地省、自治区、直辖市药品监督管理部门批准，依法取得医疗器械生产许可证；从事第一类医疗器械生产活动，应当向所在地设区的市级负责药品监督管理的部门办理医疗器械生产备案。

（三）医疗器械生产的备案与许可

生产第一类医疗器械，生产企业向所在地设区的市级医疗器械监督管理部门办理第一类医疗器械生产备案。符合规定条件予以备案的，发给第一类医疗器械生产备案编号。

生产第二类、第三类医疗器械的，生产企业须向所在地省级药品监督管理部门提出生产许可申请，并提交所生产医疗器械注册证及相关证明资料等。经审核和现场核查，符合规定条件予以许可的，发给《医疗器械生产许可证》。

《医疗器械生产许可证》由国家药品监督管理局统一样式，由省、自治区、直辖市药品监督管理部门印制。《医疗器械生产许可证》载明许可证编号、企业名称、统一社会信用代码、法定代表人（企业负责人）、住所、生产地址、生产范围、发证部门、发证日期和有效期限等事项。《医疗器械生产许可证》有效期为5年，有效期届满需延续的，应在有效期届满前90个工作日至30个工作日期间提出延续申请。

（四）医疗器械生产质量管理规范

为加强医疗器械生产监督管理，建立健全与生产医疗器械相适应的质量管理体系，根据《医疗器械监督管理条例》和相关法规规定，2014年12月国家食品药品监督管理总局颁布《医疗器械生产质量管理规范》，2015年9月公布了《医疗器械生产质量管理规范现场检查指导原则》。

《医疗器械生产质量管理规范》和《医疗器械生产质量管理规范现场检查指导原则》从医疗器械生产企业的机构与人员、厂房与设施、设备、文件管理、设计与开发、采购、生产管理、质量控制、销售和售后服务、不合格品控制、不良事件监测分析改进等方面对其质量体系作出了具体规定。医疗器械生产企业必须按照规范要求组织生产，切实保证医疗器械产品质量。

> **知识链接**
>
> **近几年与医疗器械行业紧密相关、影响较大的几项行业政策**
>
> 一是集中采购。2018年医疗器械集中采购出现了"直接挂网＋议价""动态联动""联盟采购""捆绑招标""谈判"等新特点，随着国家"4＋7"带量采购的深化和"国采平台"建设，高值医用耗材也逐步进入国家集中带量采购，目前已集采了心脏支架、人工髋关节、膝关节等。二是分级诊疗。2019年国家卫健委提出"四个分开"，加速推进分级诊疗，使基层医疗器械需求增长旺盛。三是两票制。2018年国家鼓励公立医疗机构实行医用耗材购销"两票制"，加强流通环节监管。四是取消加成。2017年国家发改委《关于全面深化价格机制改革的意见》明确进一步取消医用耗材加成，实行零差率销售。五是严管设备捐赠、叫停"设备＋试剂"捆绑。2018年国家要求医疗机构等单位不得擅自接受企业捐赠赞助的设备、耗材、试剂、经费等。此外，营改增、金税三期、"互联网＋医疗"等政策，也将对医疗器械行业的未来发展产生重要的影响。

三、医疗器械的经营管理

医疗器械经营是指以购销的方式提供医疗器械产品的行为，包括采购、验收、贮存、销售、运输、售后服务等。经营形式分为批发和零售。

医疗器械批发是指将医疗器械销售给医疗器械生产企业、医疗器械经营企业、医疗器械使用单位或者其他有合理使用需求的单位的医疗器械经营行为。医疗器械零售是指将医疗器械直接销售给消费者个人使用的医疗器械经营行为。

为了加强医疗器械经营监督管理，规范医疗器械经营流通行为，根据《医疗器械监督管理条例》和相关法规规定，原国家食品药品监督管理总局制定了一系列规章和规范性文件，主要有《医疗器械经营监督管理办法》《医疗器械经营质量管理规范》《医疗器械经营质量管理规范现场检查指导原则》《医疗器械经营企业分类分级监督管理规定》《医疗器械经营环节重点监管目录及现场检查重点内容》等。2022年3月，国家市场监督管理总局对《医疗器械经营监督管理办法》进行了修订（局令第54号），自2022年5月1日起施行。

（一）开办经营医疗器械企业的条件

（1）有与经营范围和经营规模相适应的质量管理机构或者质量管理人员，质量管理人员应当具有相关专业学历或者职称。

（2）有与经营范围和经营规模相适应的经营场所。

（3）有与经营范围和经营规模相适应的贮存条件。

（4）有与经营的医疗器械相适应的质量管理制度。

（5）有与经营的医疗器械相适应的专业指导、技术培训和售后服务的质量管理机构或者人员。

从事第三类医疗器械经营的企业还应当具有符合医疗器械经营质量管理制度要求的计算机信息管理系统，保证经营的产品可追溯。鼓励从事第一类、第二类医疗器械经营的企业建立符合医疗器械经营质量管理制度要求的计算机信息管理系统。

（二）医疗器械经营的分类管理

我国规定，按照医疗器械风险程度，医疗器械经营实施分类管理。

经营第三类医疗器械实行许可管理，经营第二类医疗器械实行备案管理，经营第一类医疗器械不需要许可和备案。对产品安全性、有效性不受流通过程影响的第二类医疗器械，可以免予经营备案。

(三) 医疗器械经营的备案与许可管理

经营第二类医疗器械，经营企业应当向所在地设区的市级负责药品监督管理的部门备案，填写第二类医疗器械经营备案表并提交相关证明资料。医疗器械监管部门对申请备案企业提交资料的完整性进行核对，符合规定的获取经营备案编号。

经营第三类医疗器械，经营企业应当向所在地设区的市级负责药品监督管理的部门提出申请经营许可并提交相关证明资料。医疗器械监管部门对申请人提出的第三类医疗器械经营许可申请，经审核符合规定条件的，设区的市级医疗器械监督管理部门依法发给医疗器械经营许可证。医疗器械经营许可证有效期为5年，载明许可证编号、企业名称、统一社会信用代码、法定代表人、企业负责人、住所、经营场所、经营方式、经营范围、库房地址、发证部门、发证日期和有效期限等事项。

(四) 医疗器械经营质量管理规范

医疗器械经营企业众多，但普遍存在经营企业规模小、管理不规范的问题，导致经营过程中不规范的经营和违法违规行为较多，这些不规范经营行为给公众安全带来很大威胁。因此，2014年12月国家食品药品监督管理总局发布了《医疗器械经营质量管理规范》，还有与之配套的《医疗器械经营质量管理规范现场检查指导原则》。

《医疗器械经营质量管理规范》明确了医疗器械经营企业质量管理体系的内容，对医疗器械经营企业职责与制度、人员与培训、设施与设备提出了明确要求，对经营过程中的采购、收货、验收、入库、贮存、检查、销售、出库、运输和售后服务等环节作了详细规定。《医疗器械经营质量管理规范现场检查指导原则》包括一般项目和关键项目，适用于医疗器械监管部门对第三类医疗器械经营企业经营许可的现场核查、第二类医疗器械经营企业经营备案后的现场核查和医疗器械经营企业的各类监督检查。

(五) 医疗器械的网络销售

2017年12月，国家食品药品监督管理总局颁布了《医疗器械网络销售监督管理办法》（局令第38号），对医疗器械网络销售和医疗器械网络交易服务行为作出了规定。

从事医疗器械网络销售的企业应当是依法取得医疗器械生产许可、经营许可或者办理备案的医疗器械生产经营企业，通过自建网站或者医疗器械网络交易服务第三方平台开展医疗器械网络销售活动。通过自建网站开展医疗器械网络销售的企业，应当依法取得《互联网药品信息服务资格证书》。医疗器械批发企业应当销售给具有资质的医疗器械经营企业或者使用单位。医疗器械零售企业应当销售给消费者。

从事医疗器械网络销售的企业应当记录医疗器械销售信息，记录应当保存至医疗器械有效期后2年；无有效期的，保存时间不得少于5年；植入类医疗器械的销售信息应当永久保存。相关记录应当真实、完整、可追溯。

📖 **知识链接**

医疗器械经营企业分类分级监督管理

我国医疗器械经营企业众多，据统计许可企业已超过23万家，还有备案企业62万余家。为落实习近平总书记提出的"四个最严"要求以及《国务院关于加强和规范事中事后监管的指导意见》，国家药监局对医疗器械依法依规实行全覆盖的重点监管。2015年8月，国家食品药品监督管理总局颁布了《医疗器械经营企业分类分级监督管理规定》，对医疗器械经营企业采取分类分级监管模式，即根据经营产品风险程度、质量管理水平和信用信息等因素，将医疗器械经营企业分为不同的类别，并按照属地监管的原则，实施分级动态管理。目前我国将医疗器械经营企业分为三种情况进行监管，即三级监管：最高监管级别，主要是对医疗器械重点监管目录涉及的经营企业、为其他医疗器械生产经营企业提供贮存和配送服务的经营企业、上一年度受到行政处罚且整改不到位和存在不良信用记录的经营企业进行的监管；二级监管：主要是对除三级监管外的第二、三类医疗器械批发企业进行的监管；一级监管：最低监管级别，主要是对除二、三级监管外的其他医疗器械经营企业进行的监管。

四、医疗器械说明书、标签管理

医疗器械说明书是由医疗器械注册人或者备案人制作，随产品提供给用户，涵盖该产品安全有效的基本信息，用以指导正确安装、调试、操作、使用、维护、保养的技术文件。医疗器械标签，是指在医疗器械或者其包装上附有的用于识别产品特征和标明安全警示等信息的文字说明及图形、符号。

医疗器械说明书、标签是反映医疗器械安全有效和主要技术特征等基本信息的载体，直接关系到使用医疗器械的安全性和有效性。为规范医疗器械说明书和标签，2014 年 7 月国家食品药品监督管理总局颁布了《医疗器械说明书和标签管理规定》，要求医疗器械说明书和标签的内容应当科学、真实、完整、准确，说明书内容应当与其他注册或者备案资料相符合，医疗器械标签的内容应当与说明书有关内容相符合。同时，还要求医疗器械说明书和标签不得有下列内容。

（1）含有"疗效最佳""保证治愈""包治""根治""即刻见效""完全无毒副作用"等表示功效的断言或者保证的。

（2）含有"最高技术""最科学""最先进""最佳"等绝对化语言和表示的。

（3）说明治愈率或者有效率的。

（4）与其他企业产品的功效和安全性相比较的。

（5）含有"保险公司保险""无效退款"等承诺性语言的。

（6）利用任何单位或者个人的名义、形象作证明或者推荐的。

（7）含有误导性说明，使人感到已经患某种疾病，或者使人误解不使用该医疗器械会患某种疾病或者加重病情的表述，以及其他虚假、夸大、误导性的内容。

（8）法律、法规规定禁止的其他内容。

五、医疗器械不良事件监测与召回管理

医疗器械不良事件是指获准上市的质量合格的医疗器械在正常使用情况下发生的，导致或者可能导致人体伤害的各种有害事件。医疗器械不良事件监测，是对医疗器械不良事件的发现、报告、评价和控制的过程。为加强对医疗器械不良事件监测和再评价，及时、有效控制医疗器械上市后风险，2018 年 8 月国家市场监督管理总局和国家卫生健康委员会联合颁布了《医疗器械不良事件监测和再评价管理办法》（国家市场监督管理总局令第 1 号），明确了医疗器械上市许可持有人的监测主体责任，完善了不良事件监测制度，强化了风险控制要求，建立了重点监测制度，完善了再评价制度，强化了监督检查。

🏫 课堂互动

在实施医疗器械召回时，医疗器械生产企业、医疗器械经营企业及使用单位分别应承担怎样的召回责任？

医疗器械召回，是指医疗器械生产企业按照规定的程序对其已上市销售的某一类别、型号或者批次的存在缺陷的医疗器械产品，采取警示、检查、修理、重新标签、修改并完善说明书、软件更新、替换、收

回、销毁等方式进行处理的行为。医疗器械生产企业发现其生产的医疗器械不符合强制性标准、经注册或者备案的产品技术要求或者存在其他缺陷的，应当立即停止生产，并通知相关生产经营企业、使用单位和消费者停止经营和使用，主动召回已经上市销售的医疗器械，采取补救、销毁等措施，记录相关情况，发布相关信息，并将医疗器械召回和处理情况向药品监督管理部门和卫生行政部门报告。

为控制存在缺陷的医疗器械产品，消除安全隐患，保证医疗器械的安全、有效，2017年1月国家食品药品监督管理总局颁布了《医疗器械召回管理办法》。根据医疗器械缺陷的严重程度，医疗器械召回分为：①一级召回：使用该医疗器械可能或者已经引起严重健康危害的；②二级召回：使用该医疗器械可能或者已经引起暂时的或者可逆的健康危害的；③三级召回：使用该医疗器械引起危害的可能性较小但仍需要召回的。

六、医疗器械广告管理

为加强医疗器械广告监督管理，规范广告审查工作，维护广告市场秩序，保护消费者合法权益，2019年12月24日国家市场监督管理总局颁布了《药品、医疗器械、保健食品、特殊医学用途配方食品广告审查管理暂行办法》（局令第21号），自2020年3月1日起施行。

省、自治区、直辖市市场监督管理部门、药品监督管理部门负责医疗器械广告审查。医疗器械广告的内容应当以药品监督管理部门批准的注册证书或者备案凭证、注册或者备案的产品说明书内容为准。医疗器械广告涉及医疗器械名称、适用范围、作用机理或者结构及组成等内容的，不得超出注册证书或者备案凭证、注册或者备案的产品说明书范围。推荐给个人自用的医疗器械的广告，应当显著标明"请仔细阅读产品说明书或者在医务人员的指导下购买和使用"。医疗器械产品注册证书中有禁忌内容、注意事项的，广告应当显著标明"禁忌内容或者注意事项详见说明书"。

➡ 知识导图

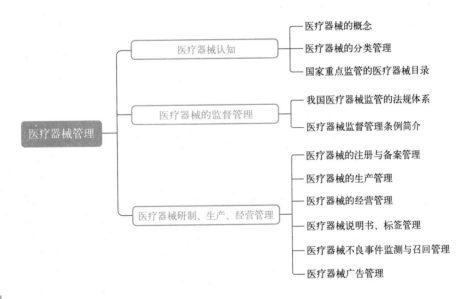

🖊 目标检测

一、单项选择题

1. 国家按照风险程度对医疗器械实行分类管理，其中风险程度最高的是（   ）医疗器械。

A. 第一类　　　　　　　　B. 第二类　　　　　　　　C. 第三类　　　　　　　　D. 第四类

2. 按照医疗器械的管理分类，医用口罩属于（   ）医疗器械。

A. 第一类　　　　　　　　B. 第二类　　　　　　　　C. 第三类　　　　　　　　D. 第四类

3. 按照2017年修订的《医疗器械分类目录》，将医疗器械分为（   ）个子目录。

A. 15　　　　　　　　　　B. 17　　　　　　　　　　C. 22　　　　　　　　　　D. 42

4. 在我国医疗器械监督管理法规体系中，处于核心地位的是（　　）。

A. 《医疗器械监督管理条例》 B. 《医疗器械注册管理办法》

C. 《医疗器械生产监督管理办法》 D. 《医疗器械经营监督管理办法》

5. 《医疗器械注册证》有效期为（　　）年，有效期届满需要延续注册。

A. 2 B. 3 C. 5 D. 10

6. 在我国，目前对医疗器械生产实行备案管理的是（　　）医疗器械。

A. 第一类 B. 第二类 C. 第三类 D. 全部是

7. 在我国，生产医疗器械必须依照（　　）相关要求进行。

A. 《医疗器械生产质量管理规范》 B. 《医疗器械经营质量管理规范》

C. 《医疗器械使用质量管理规范》 D. 《医疗器械临床试验质量管理规范》

8. 在我国，目前对医疗器械经营实行许可管理的是（　　）医疗器械。

A. 第一类 B. 第二类 C. 第三类 D. 全部是

9. 以下不属于国家重点监管的医疗器械的是（　　）。

A. 一次性输液器 B. 血液净化用设备 C. 麻醉呼吸机 D. 核磁共振

10. 按照有关规定，我国医疗器械广告的审批由（　　）负责。

A. 县级市场监督管理部门 B. 市级市场监督管理部门

C. 省级药品监督管理部门 D. 国家药品监督管理部门

11. 按照我国有关规定，对于一次性使用的医疗器械，不得重复使用。对使用过的，应当按照有关规定（　　）并记录。

A. 回收至生产企业 B. 销毁 C. 可改作他用 D. 做废品卖出

二、多项选择题

1. 在以下医疗器械中，属于第三类医疗器的是（　　）。

A. CT B. 一次性注射器 C. 一次性输液器

D. 骨板 E. 血管支架

2. 我国对医疗器械实行产品注册管理的是（　　）医疗器械。

A. 第一类 B. 第二类 C. 第三类

D. 全都是 E. 全不是

3. 我国对医疗器械生产实行许可管理的是（　　）医疗器械。

A. 第一类 B. 第二类 C. 第三类

D. 全都是 E. 全不是

4. 医疗器械注册是药品监督管理部门对医疗器械进行（　　）等审查，决定是否同意其申请的活动。

A. 安全性 B. 有效性 C. 质量可控性

D. 经济性 E. 功能性

5. 我国开办经营医疗器械企业的条件是（　　）。

A. 与经营范围和经营规模相适应的质量管理机构或者质量管理人员，质量管理人员应当具有相关专业学历或者职称

B. 与经营范围和经营规模相适应的经营场所

C. 与经营范围和经营规模相适应的贮存条件

D. 与经营的医疗器械相适应的质量管理制度

E. 与经营的医疗器械相适应的专业指导、技术培训和售后服务的质量管理机构或者人员

6. 医疗器械说明书和标签不得有的内容是（　　）。

A. 含有"最高技术""最科学""最先进""最佳"等绝对化语言和表示的

B. 说明治愈率或者有效率的

C. 与其他企业产品的功效和安全性相比较的

D. 含有"保险公司保险""无效退款"等承诺性语言的

E. 利用任何单位或者个人的名义、形象作证明或者推荐的

7. 已注册的第二类、第三类医疗器械产品,其( )等发生实质性变化,有可能影响该医疗器械安全、有效的,注册人应当向原注册部门申请办理变更注册。

A. 设计　　　　　　　B. 原材料　　　　　　　C. 生产工艺

D. 适用范围　　　　　E. 使用方法

8. 医疗器械不良事件监测是指对医疗器械不良事件( )的过程。

A. 发现　　　　　　　B. 报告　　　　　　　C. 评价

D. 控制　　　　　　　E. 以上全是

9. 我国开办医疗器械生产企业的条件是( )。

A. 有与生产的医疗器械相适应的生产场地、环境条件、生产设备以及专业技术人员

B. 有能对生产的医疗器械进行质量检验的机构或者专职检验人员以及检验设备

C. 有保证医疗器械质量的管理制度

D. 有与生产的医疗器械相适应的售后服务能力

E. 符合产品研制、生产工艺文件规定的要求

10. 以下属于国家重点监管的医疗器械的是( )。

A. 一次性无菌注射器　　　B. 人工晶体　　　　　　C. 组织填充材料

D. 避孕套　　　　　　　　E. 医用防护口罩

参考答案

一、单项选择题

1. C;2. B;3. C;4. A;5. C;6. A;7. A;8. C;9. D;10. C;11. B

二、多项选择题

1. ABCDE;2. BC;3. BC;4. ABC;5. ABCDE;6. ABCDE;7. ABCDE;8. ABCDE;9. ABCDE;

10. ABCDE

参考文献

［1］ 李洁玉，杨冬梅，卞晓霞．药事管理与法规．北京：高等教育出版社，2019．

［2］ 段立华，李群．药事管理实务．北京：化学工业出版社，2017．

［3］ 张琳琳，沈力．药事管理实务．北京：中国医药科技出版社，2015．

［4］ 沈力，吴美香．药事管理与法规．3 版．北京：中国医药科技出版社，2017．

［5］ 杨世民．药事管理与法规．3 版．北京：高等教育出版社，2021．

［6］ 田侃，吕雄文．药事管理学．北京：中国医药科技出版社，2016．

［7］ 李淑霞．药事管理学．7 版．济南：山东人民出版社，2018．

［8］ 张文玉，邹延昌．药事管理学．2 版．济南：泰山出版社，2011．

［9］ 巩海涛，蒋琳，边虹铮．药事管理与法规．广州：世界图书出版公司，2020．

［10］ 杨世民．药事管理学．6 版．北京：人民卫生出版社，2016．

［11］ 国家药品监督管理局执业药师资格认证中心．药事管理与法规（国家执业药师职业资格考试指南）．8 版．北京：中国医药科技出版社，2021．

［12］ 徐景和．药事管理与法规．7 版．北京：中国医药科技出版社，2015．

［13］ 方宇，丁锦希．药事管理与法规．西安：西安交通大学出版社，2012．

［14］ 何柳艳，刘叶飞．药事管理与法规．4 版．郑州：河南科学技术出版社，2017．

［15］ 巩海涛，田洋．药事法规概论．3 版．北京：中国医药科技出版社，2020．

［16］ 符秀华．药事管理与法规．2 版．北京：科学出版社，2021．

［17］ 杨林．药事管理与法规．北京：科学出版社，2015．

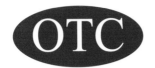

甲类非处方药

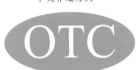

乙类非处方药

麻醉药品

精神药品

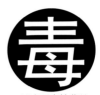

医疗用毒性药品

放射性药品

外用药品

图 6-4　部分药品的规定标志

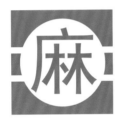

麻醉药品

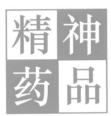

精神药品

图 10-1　麻醉药品和精神药品专用标示

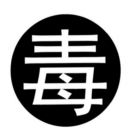

毒性药品

图 10-2　毒性药品专用标示

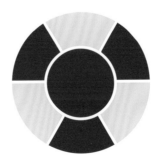

图 10-3　放射性药品标志